栄養科学シリーズ
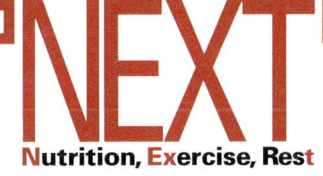
Nutrition, Exercise, Rest

食品学

食べ物と健康

辻 英明・小西洋太郎／編

日本食品標準成分表2015年版（七訂）準拠

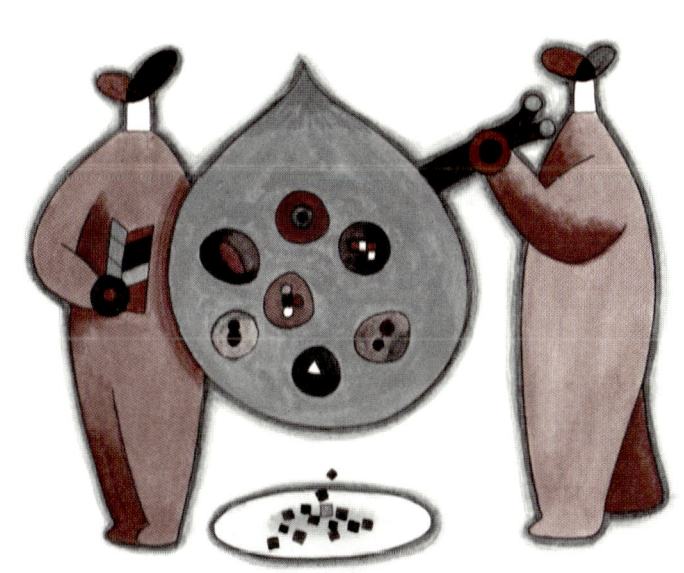

講談社サイエンティフィク

シリーズ総編集

中坊	幸弘	京都府立大学 名誉教授
山本	茂	十文字学園女子大学大学院人間生活学研究科 教授

シリーズ編集委員

海老原	清	愛媛大学 名誉教授
加藤	秀夫	東北女子大学家政学部 教授
河田	光博	佛教大学保健医療技術学部 教授
木戸	康博	金沢学院大学人間健康学部 教授
小松	龍史	同志社女子大学生活科学部 教授
武田	英二	徳島健祥会福祉専門学校 校長
辻	英明	岡山県立大学 学長

執筆者一覧

和泉	秀彦	名古屋学芸大学管理栄養学部管理栄養学科 教授(5)
伊藤	知子	帝塚山大学現代生活学部食物栄養学科 教授(4.3)
海老原	清	大阪青山大学健康科学部健康栄養学科 特任教授(3)
大谷	八峯	元四国大学生活科学部管理栄養士養成課程 教授(9)
金谷	建一郎	横浜薬科大学薬学部 非常勤講師(8)
木本	眞順美	岡山県立大学 名誉教授(2)
後藤	昌弘	神戸女子大学家政学部管理栄養士養成課程 教授(6.1, 6.2)
小西	洋太郎＊	畿央大学健康科学部健康栄養学科 特任教授(1, 4.2)
近藤（比江森）	美樹	徳島文理大学人間生活学部食物栄養学科 准教授(6.3)
辻	英明＊	岡山県立大学 学長(1, 2)
中島	伸佳	岡山県立大学大学院保健福祉学研究科 教授(4.5)
橋本	博行	大阪国際大学短期大学部ライフデザイン総合学科 教授(4.1)
渕上	倫子	岡山県立大学 名誉教授(7)
山下	広美	岡山県立大学保健福祉学部栄養学科 教授(4.1, 4.3)
渡辺	克美	近畿大学農学部食品栄養学科 教授(4.4)
渡邊	浩幸	高知県立大学健康栄養学部健康栄養学科 教授(4.6)

（五十音順，＊印は編者，かっこ内は担当章・節）

まえがき

　2001年，健康増進法が施行され，栄養士，管理栄養士養成のカリキュラムの改正が行われた．「栄養科学シリーズNEXT」では，食品学関連科目として食品学総論，食品学各論，食品加工学，調理学が既に刊行されている．その改正に伴い，本書はこれらの分野の内容を大幅に見直し，一つにまとめ，その続巻として刊行するものである．

　食品学，食品加工学，食品衛生学，調理学など食品学関連分野は，改正カリキュラムでは，専門基礎分野の「食べ物と健康」という科目区分に分類され，履修すべき単位数は，従来の必要履修単位数と比べて大きく削減された．しかし，栄養学を学ぶためには食品学関連科目の知識は必須であり，食品に関する基礎知識なくしては栄養学を十分理解できず，充実した栄養教育を行うことはできない．

　近年，栄養士，管理栄養士が学ぶべき栄養学の知識は増大の一途をたどっているが，これらの知識を限られた時間内で学習するには，効率的な学習システムの構築が求められる．これまで，食品に関する分野において，食品の素材，食品成分・機能性成分，保蔵・加工，調理は，それぞれの分野として独立して取り扱われ，そのため，内容の詳細化や重複化が認められ，非効率的な栄養学教育を行ってきた．本書は，これらの分野を有機的に統合し，内容を充実させるとともに効率的な栄養学教育を可能にする構成としたものである．

　本書では，食品成分の理解を前提として，5大栄養成分を軸として，それぞれの栄養成分に富む食品素材を網羅的ではなく，代表的なものに焦点を絞り，それらの食材の基礎的な特性が十分に理解できるように配慮している．また，食品成分間反応についても，保蔵・加工ならびに調理過程の変化とも関連づけて取り上げている．このように，本書は一冊の教科書で食品全体を理解できるように工夫されており，大学，短期大学，専門学校などで食品学の領域の教科書，参考書として活用されることが期待される．

　2007年8月

編者　辻　　英明

小西洋太郎

＊2017年4刷より日本食品標準成分表2015年版（七訂）準拠

栄養科学シリーズNEXT
続巻刊行にあたって

　「栄養科学シリーズNEXT」全20巻の刊行後，栄養士法が改正されて，2002年から栄養士・管理栄養士養成の新カリキュラムが実施されることになりました．このたび，新カリキュラムに対応して「栄養科学シリーズNEXT」の当初の編集方針はそのままに，新しい科目の教科書をシリーズに加えるとともに既存科目の内容の見直しを行いました．

　本シリーズの刊行にあたっては，"栄養 Nutrition・運動 Exercise・休養 Rest" を柱に，新しい視点で学問の進歩を十分取り入れ，時代のニーズと栄養学の本質を礎として，次のような編集方針としました．

- ・各巻ごとの内容は，シリーズ全体を通してバランスの取れたテキストとなるように配慮する
- ・記述は単なる事実の羅列にとどまることなく，ストーリー性を持たせ，学問分野の流れを重視して理解しやすくする
- ・レベルは落とすことなく，できるだけ平易にわかりやすく記述する
- ・図表はできるだけオリジナルなものを活用し，視覚からの内容把握を重視する
- ・管理栄養士国家試験出題基準（ガイドライン）にも考慮した内容とする

　今回の栄養士法改正に伴う栄養士・管理栄養士養成新カリキュラムでは，学生たちに受け身の学習ではなく，自発的に学ぶことを求めています．そのため，演習や実習の時間数も増えており，それぞれの分野に学ぶべき目標も設定されています．そして何よりも，他の専門職の人々と協同して人々の健康を支援する食生活・栄養の専門家養成を目指しています．

　新カリキュラムに対応した今回の教科書は，臨地実習や演習も含む新カリキュラムの教育目標を達成するための内容を盛り込み，他の専門家と協同して事に当たるという点も配慮した内容としました．

　本書で学ばれた学生たちが，新しい時代の栄養士・管理栄養士として活躍されることを願っています．

シリーズ総編集　　中坊　幸弘
山本　　茂

食品学 食べ物と健康 ──── 目次

1. 序論 ……………………………………………………………………………………… 1
   1.1 食品と食品を取り巻く課題 …………………………………………………… 1
   1.2 食品学の役割 …………………………………………………………………… 3

2. 食品成分表と食品の分類 ……………………………………………………………… 4
   2.1 食品成分表 ……………………………………………………………………… 4
     A. 食品成分表の変遷 …………………………………………………………… 4
     B. 日本食品標準成分表2015年版（七訂） …………………………………… 5
     C. 食品成分の分析 ……………………………………………………………… 8
     D. 食品成分表の用い方 ……………………………………………………… 12
   2.2 食品の分類 …………………………………………………………………… 13
     A. 食品学的な立場による分類 ……………………………………………… 13
     B. 栄養学的立場による分類 ………………………………………………… 14
     C. 食品成分表および国民健康・栄養調査による分類方法 ……………… 15
     D. 特別用途食品と保健機能食品 …………………………………………… 16

3. 食品の機能性 ………………………………………………………………………… 18
   3.1 食品の機能性とは …………………………………………………………… 18
   3.2 機能性食品 …………………………………………………………………… 19
   3.3 保健機能食品 ………………………………………………………………… 19
     A. 特定保健用食品 …………………………………………………………… 19
     B. 栄養機能食品 ……………………………………………………………… 21
     C. 機能性表示食品 …………………………………………………………… 21
   3.4 食品の機能性成分とその機能 ……………………………………………… 22
     A. 抗酸化作用を示す成分 …………………………………………………… 22
     B. 消化吸収促進効果を示す成分 …………………………………………… 24
     C. 難消化性成分 ……………………………………………………………… 25
     D. 脂質代謝に作用し，循環器系に働く成分 ……………………………… 27
     E. 酵素阻害作用を示す成分 ………………………………………………… 29
     F. 免疫・神経系に作用する成分 …………………………………………… 30

4. 食品成分とそれを多く含む食品 ……………………………… 31

- 4.1 水分 …………………………………………………………… 31
  - A. 水分子の構造と性質 ………………………………………… 31
  - B. 食品中の水——水分と水分活性 …………………………… 33
  - C. 水分活性と微生物の増殖，化学反応性 …………………… 33
  - D. 食品の水分と冷凍保存 ……………………………………… 34
  - E. 等温吸湿曲線 ………………………………………………… 34
- 4.2 炭水化物と食物繊維 …………………………………………… 35
  - A. 炭水化物の化学と機能 ……………………………………… 35
  - B. 食物繊維の化学と機能 ……………………………………… 52
  - C. 炭水化物に富んだ食品 ……………………………………… 54
- 4.3 脂質 …………………………………………………………… 62
  - A. 脂質の化学と機能 …………………………………………… 62
  - B. 脂質の性質と劣化 …………………………………………… 70
  - C. 脂質の生理作用 ……………………………………………… 74
  - D. 脂質に富んだ食品 …………………………………………… 75
- 4.4 タンパク質 ……………………………………………………… 87
  - A. アミノ酸 ……………………………………………………… 88
  - B. ペプチド ……………………………………………………… 90
  - C. タンパク質 …………………………………………………… 92
  - D. 酵素 …………………………………………………………… 98
  - E. タンパク質に富んだ食品 …………………………………… 99
- 4.5 ビタミンおよび無機質 ………………………………………… 107
  - A. ビタミンの化学と機能 ……………………………………… 107
  - B. 無機質の化学と機能 ………………………………………… 111
  - C. ビタミンおよび無機質に富んだ食品 ……………………… 111
- 4.6 嗜好成分および有害成分 ……………………………………… 118
  - A. 嗜好成分の化学と機能 ……………………………………… 118
  - B. 有害成分の化学 ……………………………………………… 138

5. 加工および保蔵における食品成分の変化 …………………… 142

- 5.1 食品成分間反応 ………………………………………………… 142
  - A. 脂質の酸化 …………………………………………………… 142
  - B. 加熱変化 ……………………………………………………… 145
  - C. 酵素反応 ……………………………………………………… 146
  - D. アミノカルボニル反応 ……………………………………… 149
  - E. 亜硝酸塩の反応 ……………………………………………… 152
- 5.2 食品の加工・保蔵の意義と目的 ……………………………… 152
- 5.3 食品の加工・保蔵の原理と技術 ……………………………… 153

		A.	水分活性	153
		B.	pH	154
		C.	浸透圧	155
		D.	冷蔵・冷凍	155
		E.	ガス調節	157
		F.	燻煙	157
		G.	放射線照射	158

6. 食品成分の調理特性　160

    6.1　調理の概念　160
    6.2　調理の基本操作　160
        A.　非加熱調理操作　160
        B.　加熱調理操作　162
    6.3　食品の調理特性　164
        A.　デンプンを主成分とする食品とその調理特性　164
        B.　タンパク質を主成分とする食品とその調理特性　168
        C.　脂質を主成分とする食品とその調理特性　173
        D.　微量成分(ビタミンおよび無機質)を含む食品とその調理特性　174
        E.　その他　174

7. 食品物性　180

    7.1　食品の物性とは　180
    7.2　コロイド　180
    7.3　レオロジー　181
        A.　粘性　181
        B.　弾性　182
        C.　塑性　183
        D.　粘弾性　183
        E.　大変形の力学的性質　184
    7.4　テクスチャー　185

8. 食品の官能検査　187

    8.1　官能検査とは　187
    8.2　官能検査の方法と結果の評価　188
        A.　試験計画の重要性　188
        B.　嗜好試験と識別試験　188
        C.　官能検査法の種類と特徴　189
        D.　検査員集団(パネル)の選定　192

E.　感覚判断に影響を与える因子 …………………………………………… 193

9. 食品の規格と表示 …………………………………………………… 194

　9.1　規格 ………………………………………………………………………… 194
　　　A.　国内規格 ……………………………………………………………… 194
　　　B.　国際規格（CODEX） ………………………………………………… 195
　9.2　表示 ………………………………………………………………………… 195
　　　A.　期限表示 ……………………………………………………………… 195
　　　B.　成分表示 ……………………………………………………………… 196

参考書 …………………………………………………………………………… 201
索　引 …………………………………………………………………………… 203

1. 序論

1．1 食品と食品を取り巻く課題

　ヒトは，生存するために食物を摂取し，みずからの身体を維持し，成長する．食物は植物，動物，微生物などの生物体，あるいはそれらから加工されたものである．これらの食物は食物連鎖を遡ると究極的には植物に行きつく．食物連鎖のはじめに位置する植物は，太陽エネルギー（光エネルギー）の存在下で，水および二酸化炭素からグルコース（化学的エネルギー）を合成し，デンプンとして蓄積している．私たちは，基本的には植物が合成したデンプンや脂肪をエネルギーとして摂取し，生命活動を営んでいるが，これらのエネルギー源だけでは生きていくことはできない．たとえば，タンパク質を構成するアミノ酸のうちのいくつか，ならびにビタミンなどは，みずから合成できず，究極的には植物が合成したものを摂取しなければならない．このように，ヒトはエネルギーだけでなく，食品成分の多くを摂取しなければ生存できない．このような成分，タンパク質，炭水化物，脂質，ビタミン，無機質（ミネラル）は栄養素と呼ばれる．

　食品衛生法では，「医薬品，医療機器等の品質，有効性及び安全性の確保等に関する法律」（薬機法，旧薬事法）で規定されている医薬品および医薬部外品以外の飲食物を食品として定義しているが，飲食物を表す言葉として，食物，食品，食料および食糧などがある．しかし，これらの意味するところは一般にあいまいである場合が多い．食物は，食品を材料として，それを加工・調理して食べられるようにしたものである．食料は加工・調理する前の食品の原材料をさす．また，食糧は食料のうち，米，麦，大豆などのおもな農産物をさし，主食となるものである．

　食品として利用するためには，残留農薬などの毒性物質や，腸管出血性大腸菌O157などの食中毒菌で汚染されない食材の安全確保が必須条件である．このよ

うに食品の安全性を前提として，食品には，上述の栄養素を1つ以上含み，色，におい，味などで賦与されたおいしさ，ならびに安定的な供給と安価であることが要求される．

今日，わが国はその食料自給率が低く，世界中から多種多様な食材が輸入されるとともに，飽食の時代を迎えている．戦後の食料不足の時代における栄養素の欠乏症に代わって，脳血管・心臓血管疾患，糖尿病，がん，肥満などの生活習慣病が蔓延して，深刻な社会問題となっている．国民の健康に対する関心が高まるにつれて，健康補助食品などの健康食品が氾濫するようになった．厚生労働省では栄養成分の補助を目的とした食品に対して，消費者が正しく判断できるように，2001年4月に保健機能食品として特定保健用食品と栄養機能食品に関する制度を設けた．これは，生活習慣病の予防・改善に有効な機能性因子を含む新機能性食品を特定保健用食品として認定し，普及させ，国民の健康の維持・増進を図るねらいもある．現在は消費者庁に業務が移管されている．2015年4月には，食品機能性表示できるものとして，特定保健用食品，栄養機能食品に続いて，新たに機能表示食品が設置されている．

2017年現在，世界の人口は74億人を超え，毎年7000万人ほど増加している．このまま人口が増加し続けると，食料の生産は追いつかず，世界の食料の絶対不足が懸念される．飽食の時代を迎えた日本では，今日，加工食品の普及，外食化などによる食生活の変化に伴い，食べ残しや食品廃棄物が著しく増加し，環

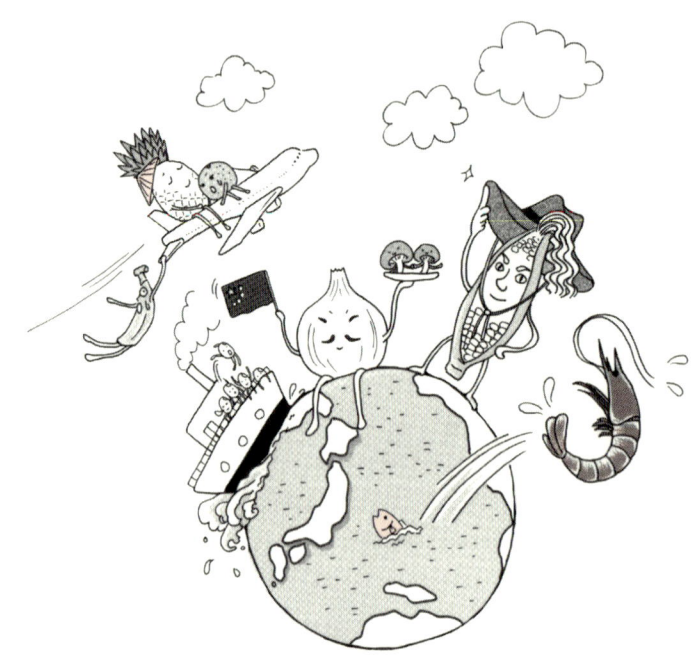

境破壊の元凶の1つになっている．食料確保はヒトの生命の維持・増進には必要不可欠ではあるが，地球環境の保全を維持しながら食料の確保をすべきである．

この問題の解決のための方策として，食品製造業などにおける食品廃棄物のリサイクルシステムの確立，フードマイレージ（食料総輸送距離）の低減化に関連する地産地消運動，スローフード運動やグリーンコンシューマー運動が活発に行われている．

1.2 食品学の役割

食品成分に関する研究は，栄養学の発展ならびに機器分析の進歩とともに新しい成分の発見および食品成分に関する知見の蓄積をもたらし，2015年12月には食品のデータバンクともいうべき「日本食品標準成分表2015年版（七訂）」，また2016年には追補が公表されている．食品は基本的には生物体そのもの，それに由来するもの，あるいはこうした食品素材を微生物や酵素の働きなどを含めた食品加工技術を利用したものから成り立っている．こうした食品の保存や加工中には複雑な変化が起こるが，たとえばアミノカルボニル反応や油脂の自動酸化のしくみや，この過程で生じる生成物の生理機能についても明確に説明できるようになった．

このように，食べ物を対象とする食品学は，食品の生物的，化学的および物理的性質などを包括的に取り扱う学問で，栄養学の基礎をなすものであり，健康で，豊かな食生活を営むために重要な役割を担っている．

2. 食品成分表と食品の分類

2.1 食品成分表

A. 食品成分表の変遷

　食品成分表は，私たちが日常摂取している食品について，一般成分（水分，タンパク質，脂質，炭水化物，灰分），無機質，ビタミン類などの栄養成分含有量ならびにエネルギー量の標準値（市場で日常入手できる食品を，年間を通じて普通に摂取した場合の平均値）をまとめたものである．

　わが国における公式な食品成分表は，第二次世界大戦後の1947年に公表された「暫定標準食品栄養価分析表」が最初である．ただし，収載食品数は104とわずかであった．3年後の1950年には現在の食品成分表の原型といえる「日本食品標準成分表」が公表され，収載食品数も538と大幅に増加した．その後，6回の改訂とフォローアップが行われ2015年12月公表の「日本食品標準成分表2015年版（七訂）」（以下，食品成分表2015年版）に至っている．

　この間，改訂された食品成分表に準拠してアミノ酸組成（成分）表や脂肪酸成分表も改訂，公表されてきた（表2.1）．2015年の改訂に際しては，これら成分表の収載食品の拡充に加えて，新たに炭水化物成分表が公表された．

　初期の食品成分表は飢餓（栄養失調）対策としての色合いが濃かったが，「四訂日本食品標準成分表」（以下，四訂食品成分表）のフォローアップ成分表（1986～1995年の間に公表された6種の成分表）ではコレステロールや食物繊維など生活習慣病に関連する成分も取り上げられ，しだいに今日の飽食時代を反映した食品成分表に変化している．また，各成分表の日本語版・英語版がウェブ上に公開されるなど，社会的ニーズに対応した情報提供がなされている．

刊行年	名称	編集・刊行者	食品数
1947	暫定標準食品栄養価分析表	厚生省・農林省	104
1950	日本食品標準成分表	国民食糧及栄養対策審議会	538
1954	改訂日本食品標準成分表	総理府資源調査会	659
1963	三訂日本食品標準成分表	科学技術庁資源局	878
1966	日本食品アミノ酸組成表	科学技術庁資源局	157
1982	四訂日本食品標準成分表	科学技術庁資源調査会	1,621
1986	改訂日本食品アミノ酸組成表	科学技術庁資源調査会・資源調査所	295
1989	日本食品脂溶性成分表（脂肪酸，コレステロール，ビタミンE）	科学技術庁資源調査会	517
1991	日本食品無機質成分表（マグネシウム，亜鉛，銅）	科学技術庁資源調査会	436
1992	日本食品食物繊維成分表	科学技術庁資源調査会	227
1993	日本食品ビタミンD成分表	科学技術庁資源調査会	179
1995	日本食品ビタミンK，B_6，B_{12}成分表	科学技術庁資源調査会	393
1997	五訂日本食品標準成分表－新規食品編－	科学技術庁資源調査会	213
2000	五訂日本食品標準成分表	科学技術庁資源調査会	1,882
2005	五訂増補日本食品標準成分表	文部科学省科学技術・学術審議会資源調査分科会	1,878
2005	五訂増補日本食品標準成分表脂肪酸成分表編	文部科学省科学技術・学術審議会資源調査分科会	1,263
2010	日本食品標準成分表2010*	文部科学省科学技術・学術審議会資源調査分科会	1,878
2010	日本食品標準成分表準拠アミノ酸成分表2010	文部科学省科学技術・学術審議会資源調査分科会	337
2015	日本食品標準成分表2015年版（七訂）	文部科学省科学技術・学術審議会資源調査分科会	2,191
2015	日本食品標準成分表2015年版（七訂）アミノ酸成分表編	文部科学省科学技術・学術審議会資源調査分科会	1,558
2015	日本食品標準成分表2015年版（七訂）脂肪酸成分表編	文部科学省科学技術・学術審議会資源調査分科会	1,782
2015	日本食品標準成分表2015年版（七訂）炭水化物成分表編	文部科学省科学技術・学術審議会資源調査分科会	854

表2.1 日本食品標準成分表の変遷
＊六訂とみなす

B. 日本食品標準成分表2015年版（七訂）

食品成分表2015年版は，本表編，アミノ酸成分表編，脂肪酸成分表編，炭水化物成分表編から構成されている．

a. 食品群の分類，配列および収載食品

食品成分表2015年版では，食品は18群に分類され，植物性食品群，動物性食品群，加工食品群の順に収載されている．すなわち，1）穀類，2）いもおよびデンプン類，3）砂糖および甘味類，4）豆類，5）種実類，6）野菜類，7）果実類，8）きのこ類，9）藻類，10）魚介類，11）肉類，12）卵類，13）乳類，14）油脂類，15）菓子類，16）し好飲料類，17）調味料および香辛料類，18）調理加工食品類の順である．なお，家庭や給食で常用されることが多いそう菜41食品が資料として収載されている．

食品成分表2010年版に収載された食品数は1,878食品であったが，食品成

表2.2 日本食品標準成分表における食品群別の収載食品数

食品群		収載食品数		
		五訂増補成分表, 食品成分表2010	食品成分表2015年版（七訂）	増減数（対2010）
植物性食品群	穀類	138	159	21
	いもおよびデンプン類	40	62	22
	砂糖および甘味類	23	27	4
	豆類	73	93	20
	種実類	37	43	6
	野菜類	326	362	36
	果実類	157	174	17
	きのこ類	36	49	13
	藻類	47	53	6
動物性食品群	魚介類	388	419	31
	肉類	244	291	47
	卵類	20	20	0
	乳類	52	58	6
加工食品群	油脂類	22	31	9
	菓子類	120	141	21
	し好飲料類	55	58	3
	調味料および香辛料類	84	129	45
	調理加工食品類	16	22	6
計		1,878	2,191	313

分表2015年版における収載食品数は2,191食品と大幅に増加した（表2.2）．おもな追加食品には，日本の伝統的な食品，健康志向を反映した食品，アレルギーに対応した食品，調理後食品，食べる機会が増えた食品などが含まれる．

各食品群は，大分類，中分類（[ ]で表示），小分類，細分の4段階に分類・整

図2.2 日本食品標準成分表2015年版（七訂）の表示例

10 魚介類																				
								可食部100g当たり												
										脂肪酸				食物繊維			無機質			
食品番号	索引番号	食品名	廃棄率	エネルギー		水分	たんぱく質	アミノ酸組成によるたんぱく質	脂質	トリアシルグリセロール当量	飽和	一価不飽和	多価不飽和	コレステロール	炭水化物	利用可能炭水化物（単糖当量）	水溶性	不溶性	総量	灰分	ナトリウム	カリウム	カルシウム	マグネシウム	リン	鉄
			%	kcal	kJ	(........g........)							mg	(........g........)						(........mg........)					
		魚介類 ＜魚類＞ あいなめ																								
10001	1028	生	50	113	473	76.0	19.1	(15.8)	3.4	2.9	0.76	1.05	0.99	76	0.1	-	(0)	(0)	(0)	1.4	150	370	55	39	220	0.4
		あこうだい																								
10002	1029	生	0	93	389	79.8	16.8	14.3	2.3	1.8	0.23	1.19	0.27	56	0.1	-	(0)	(0)	(0)	1.0	75	310	15	24	170	0.3
		（あじ類） まあじ																								
10003	1030	皮つき，生	55	126	527	75.1	19.7	16.4	4.5	3.5	1.10	1.05	1.22	68	0.1	-	(0)	(0)	(0)	1.3	130	360	66	34	230	0.6
10389	1031	皮なし，刺身	0	123	514	75.6	19.7	16.1	4.1	3.0	0.97	0.90	1.01	56	0.2	-	(0)	(0)	(0)	1.2	110	360	12	31	220	0.9
10004	1032	皮つき，水煮	40	151	632	70.3	22.4	(18.6)	5.9	4.6	1.45	1.42	1.56	81	0.1	-	(0)	(0)	(0)	1.3	130	350	80	36	250	0.7
10005	1033	皮つき，焼き	35	170	712	65.3	25.9	(21.5)	6.4	5.1	1.57	1.52	1.76	94	0.1	-	(0)	(0)	(0)	1.8	180	470	100	44	320	0.8

図2.1 食品の分類と食品番号の例

食品番号	食品群	副分類	類区分	大分類	中分類	小分類	細分
01015	穀類	—	—	こむぎ	小麦粉	薄力粉	1等
	01	—	—	—	—	015	
04029	豆類	—	—	だいず	[全粒・全粒製品]	きな粉	全粒大豆
	04	—	—	—	—	029	
10003	魚介類	〈魚類〉	(あじ類)	まあじ	—	生	—
	10	—	—	—	—	003	—

理されている(図2.1). ただし, いもおよびデンプン類, 魚介類, 肉類, 乳類, し好飲料類, 調味料および香辛料類については大分類の前に〈　〉で表示される副分類, および(　)で表示される類区分が設けられているものもある. 大分類には原則として原動植物の名称があてられ, 五十音順に配列されている. 中分類, 小分類では, 原則として加工度の低い原材料的な食品から始め, 順次加工度の高いものへと配列する方式が採用されている. また, 食品番号は, 食品群(2桁数)+[小分類+細分(3桁数)]の系統番号とされている.

なお, 収載されている食品の名称については, 学術名または慣用名が用いられている. また, 広く用いられている別の名称がある場合には, 備考欄にその別名が記載されている.

b. 項目の配列, 成分値・エネルギー値ならびに記号

図2.2に示すように, 栄養成分など52項目の標準値が, 廃棄率, エネルギー, 水分, タンパク質, アミノ酸組成によるタンパク質, 脂質, トリアシルグリセロ

図2.2 日本食品標準成分表2015年版(七訂)の表示例(続き)

無機質 亜鉛	無機質 銅	無機質 マンガン	無機質 ヨウ素	無機質 セレン	無機質 クロム	無機質 モリブデン	ビタミンA レチノール	ビタミンA カロテン α	ビタミンA カロテン β	ビタミンA β-クリプトキサンチン	ビタミンA β-カロテン当量	ビタミンA レチノール活性当量	ビタミンD	ビタミンE トコフェロール α	ビタミンE トコフェロール β	ビタミンE トコフェロール γ	ビタミンE トコフェロール δ	ビタミンK	ビタミンB1	ビタミンB2	ナイアシン	ビタミンB6	ビタミンB12	葉酸	パントテン酸	ビオチン	ビタミンC	食塩相当量	備考
(…… mg	……)	(……					µg						……)	(…… mg			……)	µg	(…… mg		……)	(… µg	…)	mg	µg	mg	g	
0.5	0.06	-	-	-	-	-	6	0	(0)	(0)	(0)	6	9.0	1.7	0	0	0	(0)	0.24	0.26	2.6	0.18	2.2	8	0.98	-	2	0.4	別名: あぶらめ、あぶらこ 廃棄部位: 頭部、内臓、骨、ひれ等(三枚下し)
0.4	0.02	Tr	-	-	-	-	26	0	0	(0)	(0)	26	1.0	3.4	0	0	0	(0)	0.11	0.04	1.1	0.05	0.7	3	0.35	-	Tr	0.2	切り身 (魚体全体から調理する場合、廃棄率: 60 % 廃棄部位: 頭部、内臓、骨、ひれ等)
1.1	0.07	0.01	20	46	1	0	7	0	0	0	0	7	8.9	0.6	0	0	0	Tr	0.13	0.13	5.5	0.30	7.1	5	0.41	3.3	Tr	0.3	別名: あじ 廃棄部位: 頭部、内臓、骨、ひれ等(三枚下し)
0.6	0.09	0.01	20	42	0	(0)	7	(0)	(0)	(0)	(0)	7	7.9	0.9	0	0	0	(Tr)	0.14	0.20	6.4	0.41	9.8	9	0.53	4.7	Tr	0.3	同一試料の皮つき、生の分析値: 第2章別表参照
1.3	0.07	0.01	14	64	Tr	0	8	0	0	0	0	8	11.0	0.3	0	0	0	Tr	0.13	0.12	5.3	0.25	5.9	5	0.38	5.2	0	0.3	廃棄部位: 頭部、骨、ひれ等 内臓等を除き水煮したもの
1.5	0.08	0.01	27	78	2	0	8	0	0	0	0	8	11.7	0.7	0	0	0	Tr	0.15	0.15	6.8	0.27	7.1	5	0.47	5.3	0	0.4	廃棄部位: 頭部、骨、ひれ等 内臓等を除き焼いたもの

(可食部100 g当たり)

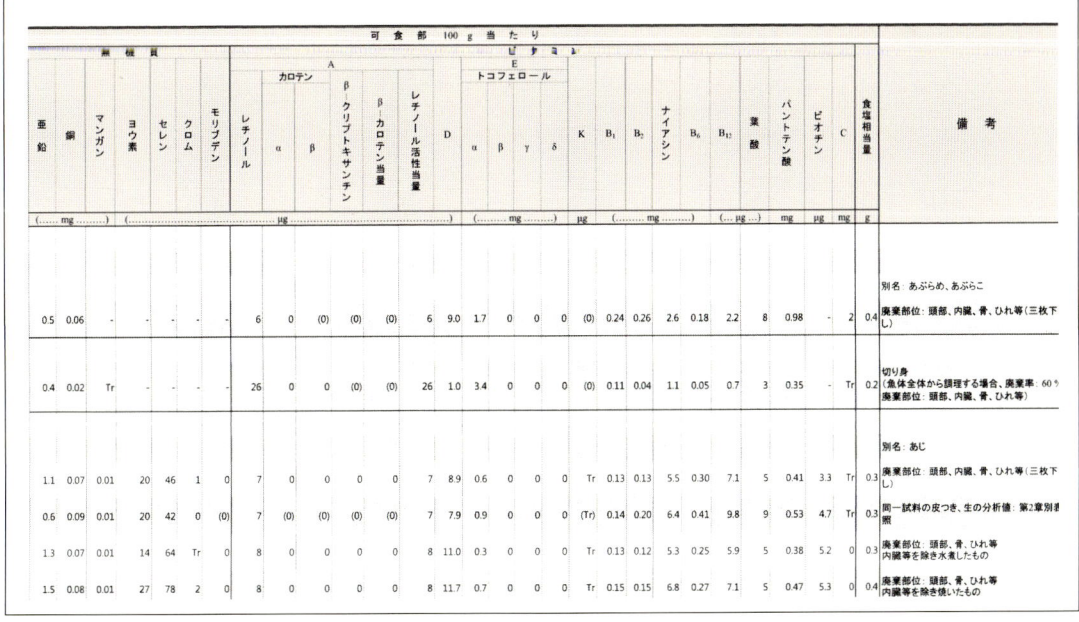

ール当量，脂肪酸(飽和，一価不飽和，多価不飽和)，コレステロール，炭水化物，利用可能炭水化物(単糖当量)，食物繊維(水溶性，不溶性，総量)，灰分，無機質13成分(ナトリウム，カリウム，カルシウム，マグネシウム，リン，鉄，亜鉛，銅，マンガン，ヨウ素，セレン，クロム，モリブデン)，ビタミン13成分(ビタミンA［レチノール，α-カロテン，β-カロテン，β-クリプトキサンチン，β-カロテン当量，レチノール活性当量］，ビタミンD，ビタミンE［α-，β-，γ-，δ-トコフェロール］，ビタミンK，ビタミンB_1，ビタミンB_2，ナイアシン，ビタミンB_6，ビタミンB_{12}，葉酸，パントテン酸，ビオチン，ビタミンC)，食塩相当量の順に配列されている．各成分値の表示単位は図2.2に示す．

　食品成分表2010では，「タンパク質」と「脂質」それぞれの付加情報(分析値ではなく計算値)として「アミノ酸組成によるタンパク質」と「トリアシルグリセロール当量」が収載されているが，食品成分表2015年版では，これらに加えて新たな項目として「炭水化物」の付加情報である「利用可能炭水化物(単糖当量)」が追加された．さらに，ビタミンAの項目のうち，レチノール当量(RE)はレチノール活性当量(RAE)に名称変更された．

　廃棄率以外の項目の数値は，すべて「可食部100gあたり」で示されている．廃棄率は，通常の食習慣において廃棄される部分の量を食品全体に対する重量%で示したものである．また，可食部とは，食品全体から廃棄部分を差し引いた残りの部分(通常の食習慣において食する部分)のことである．

　食品の可食部100gあたりの数値が1食品1成分値(またはエネルギー値)を原則に表示されている．すなわち，実測値をベースに，品種間の差，産地間の差などの変動要因を考慮し，さらに文献値を参考にして決められた標準値で，市場で日常的に入手できる食品を，年間を通じて普通に摂取した場合の平均値に近い値と考えている．

　食品成分表で用いられている記号の意味は以下のとおりである．

0 ：当該成分が，最小記載量の1/10(ヨウ素，セレン，クロムおよびモリブデンでは3/10，ビオチンでは4/10)未満または検出されなかったことを示す．
(0) ：推定値．文献などにより含まれていないと推定される成分であり，測定していない．
tr ：微量，トレース．当該成分が，最小記載量1/10以上含まれているが，5/10未満であることを示す．
(tr) ：推定値．文献などにより微量に含まれていると推定されるもの．
— ：未測定．

C. 食品成分の分析

　食品成分表2015年版に使用する各成分の分析は，「日本食品標準成分表2015

表2.3 エネルギー値の算定法

＊タンパク質4 kcal/g，脂質9 kcal/g，炭水化物4 kcal/g

分類	エネルギー値の算定法
一般食品	1) 穀類，動物性食品，油脂類，大豆および大豆製品のうち主要な食品については，「日本人における利用エネルギー測定調査」（科学技術庁，1979～1982年）の結果に基づくエネルギー換算係数を適用する． 2) 上記以外の食品については，原則としてFAO/WHO合同特別専門委員会報告（1973年）のエネルギー換算係数を適用する． 3) 適用すべきエネルギー換算係数が明らかでない食品については，アトウォーターのエネルギー換算係数＊を適用する．
キクイモ，コンニャク，きのこ類，藻類，昆布茶	アトウォーターのエネルギー換算係数＊を適用して求めた値に0.5を乗じて算定する．（ただし，暫定的算定法）

年版（七訂）分析マニュアル」に基づいて実施されている．以下にその概要を述べる．

a. エネルギー

食品のエネルギー値は，可食部100 gあたりのタンパク質，脂質および炭水化物の量（g）に，それぞれについて各食品ごとに定められているエネルギー換算係数（kcal/g）を乗じて得られる合計量として算定する．

エネルギー換算係数には表2.3のような区分があり，いもおよびデンプン類のキクイモとコンニャク，きのこ類，藻類およびし好飲料類の昆布茶のエネルギーの取り扱い方と，その他の一般食品の取り扱い方が大きく異なる．なお，酢酸とアルコールについては，エネルギー換算係数はそれぞれ3.5 kcal/gと7.1 kcal/gである．

b. 水分

加熱乾燥法が採用されている．一般に食品を常圧下100～135℃，または減圧した70～100℃で加熱すると水分は蒸発揮散する．そこで，加熱乾燥前後の重量の差を求めて水分とする．常圧105℃乾燥法が標準的に用いられているが，穀類およびデンプン類には常圧135℃乾燥法，味噌類や果実類には減圧70℃乾燥法，糖，糖蜜，蜂蜜には減圧90℃乾燥法が適用されるなど，加熱乾燥の条件（気圧，乾燥温度，乾燥時間など）は，食品の種類や状態に応じて選択されている．なお，香辛料などの一部には，蒸留法またはカールフィッシャー法が適用される．

アルコール飲料類ではアルコール分（浮秤法またはガスクロマトグラフィーで定量）を，食酢，マヨネーズ，ドレッシング類では酢酸量（中和滴定法で定量）を加熱乾燥前後の重量差から差し引いて水分としている．

c. タンパク質

食品中の含窒素化合物の大部分はタンパク質である．したがって食品中のタンパク質量は，ケルダール法によって窒素量を測定し，これに以下に述べる窒素-タンパク質換算係数を乗じて算出している．

タンパク質は分子中に平均して16%の窒素を含んでいる．したがって，窒素-タンパク質換算係数の平均的な値は6.25（＝100/16）である．そこで，所定の窒素-タンパク質換算係数が定められている食品（表2.4）を除き，他のすべての食

食品名	換算係数
アマランサス	5.30
小麦(玄穀, 全粒粉), 大麦, ライムギ, エンバク(オートミール)	5.83
小麦粉, うどん・そうめん類, マカロニ・スパゲティ類, 中華めん類, ふ類, フランスパン, 小麦タンパク質, ギョウザの皮, シュウマイの皮	5.70
小麦胚芽	5.80
米, 米製品(赤飯を除く)	5.95
ラッカセイ(未熟豆を含む), ブラジルナッツ	5.46
その他のナッツ類, 麻, エゴマ, カボチャ, ケシ, ゴマ, スイカ, ハス, ヒシ, ヒマワリの各種実	5.30
アーモンド	5.18
大豆, 大豆製品(豆腐竹輪を除く), 枝豆, 大豆モヤシ, 醤油, 味噌類	5.71
乳, 乳製品(シャーベットを除く), バター類, マーガリン類	6.38
ゼラチン, 腱(牛), 豚足, 軟骨(豚, 鶏), フカひれ	5.55

表2.4 特定の窒素-タンパク質換算係数を適用する食品
注：本表に示されていない食品には，6.25の係数を用いる．

品に 6.25 の係数が適用されている．

　野菜類については硝酸態窒素量(高速液体クロマトグラフ法またはイオンクロマトグラフ法で定量)を，茶およびコーヒーではカフェイン態窒素量(高速液体クロマトグラフ法で定量)を，ココアではテオブロミン態窒素量(高速液体クロマトグラフ法で定量)を全窒素量(ケルダール窒素)から差し引いて得た値に窒素-タンパク質換算係数を乗じてタンパク質量としている．

　なお，「アミノ酸組成によるタンパク質」の成分値は，分析値ではなく計算値であり，アミノ酸成分表編 2015 年版(七訂)に収載されている食品におけるそれぞれのアミノ酸量に基づき，アミノ酸の脱水縮合物の量(アミノ酸残基の総量)として算出されている．これは FAO が推奨する方式に従ったものである．

d. 脂質

　脂質は一般に水に不溶であり，有機溶媒に溶解する性質をもっている．したがって，直接または酸分解処理後に有機溶媒で脂質を抽出し，抽出液から有機溶媒を留去して得られる残渣(ざんさ)の乾燥重量をもって脂質量としている．用いられる有機溶媒にはジエチルエーテルなどがある．なお，乳・乳製品にはレーゼ・ゴットリーブ法が適用されている．

　なお，「トリアシルグリセロール当量」の成分値は，分析値ではなく計算値であり，脂肪酸成分表に収載されている食品について，それぞれの脂肪酸の成分値をトリアシルグリセロール量に換算して合計したものである．これは FAO が推奨する方式に従っている．

e. 灰分

　灰分とは，550℃で加熱・燃焼させ，水分ならびに有機物を除去(灰化)して得られた残渣と定義される．食品中の無機質のおおよその総量と考えられているも

のである．

f. 炭水化物

いわゆる"差し引きの炭水化物"である．すなわち，食品 100 g から水分，タンパク質，脂質および灰分の合計量（食品 100 g あたりの量）を差し引いて求められている．ただし，魚介類および肉類については炭水化物の量がわずかであるため，アンスロン硫酸法により直接的に定量されている．

炭水化物は，野菜類で可食部 100 g 中に硝酸を硝酸イオンとして 0.1 g 以上含むものでは硝酸イオン量を，アルコール飲料ではアルコール分を，食酢・マヨネーズ・ドレッシング類では酢酸量を，茶，コーヒー，ココアなどタンニン（酒石酸鉄吸光度法またはフォーリン・デニス法で定量），カフェインあるいはテオブロミンを含む食品ではこれらの成分の量を，上記で得られた"差し引きの炭水化物"からさらに差し引いて求められている．

炭水化物の付加情報として新たに加えられた項目，「利用可能炭水化物」はデンプン・糖類などを直接定量分析または推計して得られた値を単糖に換算した量の総和（単糖当量）として表されたものである．これは FAO が推奨する方式に従ったものである．

g. 食物繊維

酵素・重量法の 1 つである AOAC（Association of Official Analytical Chemists）法が適用されている．すなわち，デンプンを耐熱性 α-アミラーゼとグルコアミラーゼで，タンパク質をプロテアーゼで加水分解した後に残る未分解の高分子性炭水化物（80％エタノール濃度で沈殿するものの乾燥重量を求め，それから別途に定量して得た，その沈殿物中のタンパク質量と灰分の量を差し引いて補正したもの）を食物繊維としている．ただし，野菜類ときのこ類では硝酸やキチンの存在のために，80％エタノール沈殿物中のタンパク質量を補正すると食物繊維の量が実際より過小に評価される可能性があるので，灰分の量のみで補正されている．

藻類以外の食品では，水溶性および不溶性食物繊維を分別して定量し，これらの合計を総量としている．藻類では，水溶性および不溶性食物繊維の分別定量法が確定できなかったとして総量のみ収載されている．

h. 無機質，ビタミン，脂溶性成分

表 2.5 に示されるように，無機質の分析には主として原子吸光光度法または ICP（誘導結合プラズマ）質量分析法が，ビタミン類の分析には高速液体クロマトグラフィーまたは微生物定量法が用いられている．なお，ビタミン A の β-カロテン当量とレチノール活性当量，ビタミン E，ビタミン K，ビタミン C については，下記のように複数の成分を個別に定量し，それらの生理活性比を勘案して合計されたものである．

(1) β-カロテン当量　　α-，β-カロテンおよび β-クリプトキサンチンを高速

表2.5 無機質,ビタミン,脂溶性成分の分析法
ICP : inductively coupled plasma,誘導結合プラズマ

分類	成分	分析法
無機質	ナトリウム,カリウム,マグネシウム,亜鉛,銅,マンガン	原子吸光光度法
	カルシウム	原子吸光光度法
		過マンガン酸カリウム容量法
	鉄	原子吸光光度法
		1,10-フェナントロリン(o-フェナントロリン)吸光光度法
	リン	バナドモリブデン酸吸光光度法
	ヨウ素,セレン,クロム,モリブデン	ICP質量分析法
ビタミン	レチノール,カロテン,クリプトキサンチン,ビタミンD,ビタミンE,ビタミンK,ビタミンB_1,ビタミンB_2,ビタミンC	高速液体クロマトグラフ法
	ナイアシン,ビタミンB_6,ビタミンB_{12},葉酸,パントテン酸,ビオチン	微生物学的定量法
脂溶性成分	脂肪酸 コレステロール	ガスクロマトグラフ法

液体クロマトグラフィーで個別に定量し,α-カロテンおよびβ-クリプトキサンチンの生理活性をβ-カロテンの2分の1として計算し,β-カロテン+1/2 α-カロテン+1/2 β-クリプトキサンチンの合計量をβ-カロテン当量としている.

(2) **レチノール活性当量** レチノールとβ-カロテン当量の生理活性比を12：1として得られる合計量(レチノール+1/12 β-カロテン当量)をレチノール活性当量としている.

(3) **ビタミンE** ビタミンE(トコフェロール)には4種の同族体,α-,β-,γ-,δ-トコフェロールが存在する.これらを高速クロマトグラフィーにて分離・定量し,食品成分表にはそれぞれの絶対量が個別に収載されている.

(4) **ビタミンK** 緑色野菜などに多いビタミンK_1(フィロキノン)と発酵食品に多いビタミンK_2のメナキノン-4(MK-4)とメナキノン-7(MK-7)を高速液体クロマトグラフィーで個別に定量し,これらの合計量をビタミンKとしている.

(5) **ビタミンC** 還元型(アスコルビン酸)と酸化型(デヒドロアスコルビン酸)がある.これらの生理活性を同等であるとみなし,両者を高速液体クロマトグラフィーで個別に定量し,合計したものをビタミンCとしている.

i. 食塩相当量

食塩相当量は,ナトリウム量(食塩以外に由来するナトリウムを含む)に,2.54の換算係数を乗じて算出されている.

D. 食品成分表の用い方

食品成分表は,わが国の国民が日常摂取する食品の成分についての基礎的データを提供する目的をもっている.その利用の範囲は広く,行政,医療,国民生活,

図2.3 日本食品標準成分表の活用

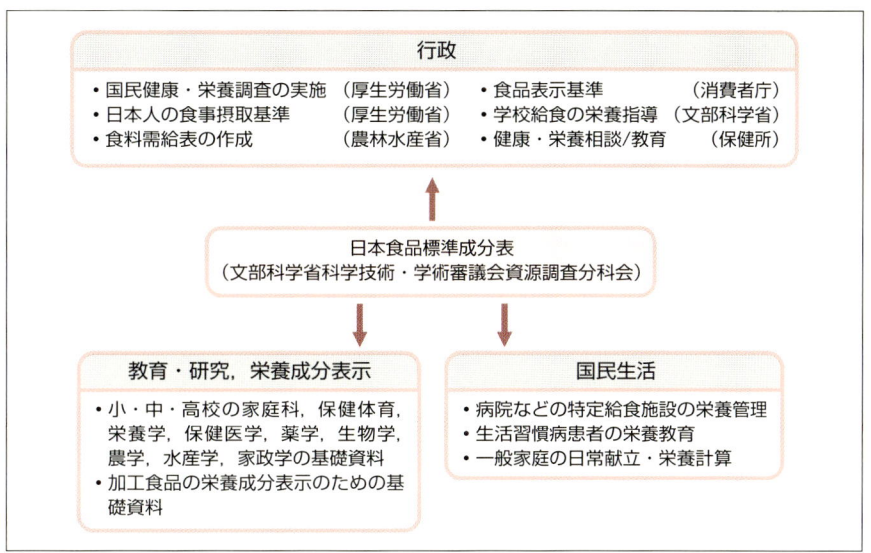

教育および研究など多岐にわたって利用されている．おもなものを図 2.3 に示した．

2.2 食品の分類

食品の種類は，気候，風土，食習慣，宗教，生活水準などから，地域によって大きく異なり，世界中には多数の食品が存在し，わが国においても，日常的に食されている食品数は数千種類にもおよぶ．また最近，新食品の開発や海外からの新規食品の輸入が活発に行われており，わが国で取り扱われる食品の種類および数は急増している．このような多種・多様な食品は，原材料の起源，生産形態のちがい，加工・保存法のちがい，ならびに栄養素の特徴などいろいろな基準に基づいて分類されている．日本では，食品は大きく，①自然界における起源や生産方式および食品の形態など食品学的立場によるもの，②栄養素の組成や成分量などを基準にした栄養学的立場，食品成分表および国民健康・栄養調査によるもの，③特別な用途のために調製された食品群，特別用途食品によるものの3つの方法により分類される．

A. 食品学的な立場による分類

上述した①による食品の分類方法は，表 2.6 にまとめているとおりである．

表2.6 食品学的立場からの分類

起源	生産形態		食品の形態
植物性食品	農産食品	穀類, 豆類, 種実類, いも類, 野菜類, 果実類	調理加工食品 調理済み食品, 冷凍食品, 缶詰・瓶詰め食品, レトルトパウチ食品, インスタント食品, 発酵食品, 醸造食品
	林産食品	きのこ類, 野菜類 (山菜類)	
	水産食品	藻類	
動物性食品	畜産食品	肉類, 乳類, 卵類	
	水産食品	魚介類	

B. 栄養学的立場による分類

　栄養教育の効果を上げるために，栄養素の組成をもとに成分の類似している食品を分類する方法として，6つの基礎食品群，三色食品群，4つの食品群，食事バランスガイドにおける5つの料理区分などが知られている．

　6つの基礎食品群においては，食品が供給する栄養素により，表2.7に示したように大きく6つのグループに分ける．すなわち，1群：主としてタンパク質を供給する群，2群：無機質，とくにカルシウムの供給に必要な群，3群：プロビタミンAであるβ-カロテンを供給する群，4群：主としてビタミンCを供給する群，5群：主として，エネルギーとして利用される炭水化物（おもにデンプンを中心とする糖質）を供給する群，6群：主として脂肪を供給しエネルギーを供給する群である．

　食事摂取基準を満たし，豊かな食生活を営めるように，米国やカナダではフー

表2.7 6つの基礎食品 毎日の食事に必ず6つを組み合わせましょう

	食品の類別	食品の例示	特徴
1群	魚, 肉, 卵	魚, 貝, イカ, タコ, かまぼこなど 牛肉, 豚肉, 鶏肉, ハムなど 鶏卵, ウズラ卵など	良質タンパク質の給源 食事の主菜となる 副次的に脂肪, 鉄, カルシウム, ビタミンA, B_1, B_2の給源となる
	大豆	大豆, 豆腐, 納豆, がんもどきなど	
2群	牛乳・乳製品	牛乳, スキムミルク, チーズなど	主としてカルシウム, ほかに良質タンパク質, ビタミンB_2の給源
	骨ごと食べられる魚	メザシ, ワカサギ, しらす干しなど (注：ワカメ, コンブ, ノリなど海藻を含む)	
3群	緑黄色野菜	ニンジン, ホウレンソウ, コマツナ, カボチャなど	主としてβ-カロテン, ほかにビタミンC, B_2, カルシウム, 鉄の給源
4群	その他の野菜	ダイコン, ハクサイ, キャベツ, キュウリ, トマトなど	主としてビタミンC, ほかにビタミンB_1, B_2, カルシウムの給源
	果物	ミカン, リンゴ, ナシ, イチゴなど	
5群	米, パン, めん	飯, パン, うどん, そばなど	糖質性のエネルギー源 いも類は糖質のほかにビタミンB_1, Cを含む
	いも	サツマイモ, ジャガイモなど (注：砂糖, 菓子類を含む)	
6群	油脂	天ぷら油, サラダ油, ラード, バター, マーガリンなど (注：マヨネーズ, ドレッシングなど脂肪の多い食品が含まれる)	脂肪性エネルギー源

図2.4 食事バランスガイド（厚生労働省・農林水産省策定）

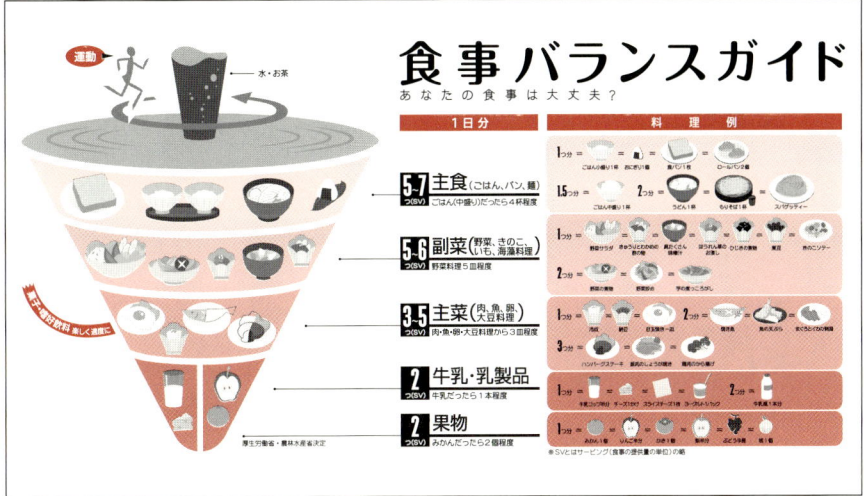

ドガイドピラミッドというイラストで示した食事指導法を開発している．わが国においても，その応用として図2.4に示したような食事バランスガイドが発表されている．

食事バランスガイドとは，「食生活指針」を具体的な行動に結びつけるために工夫されたもので，「何を」「どれだけ」食べたらよいかをわかりやすくコマの形をイメージして図示したものである．料理の内容は，主食，副菜，主菜，牛乳・乳製品，果物の5つの区分に分類し，料理の分量を「1つ（サービング，SV）」という統一した単位で数え，料理区分ごとに1日にとりたい数を示している．図のコマの回転は運動，軸は水分を表し，バランスをとっている．なお，菓子・し好飲料については，食生活における楽しみとして位置づけられており，食事全体の中で量的にバランスをとって摂取する必要があるとされている．

この食事バランスガイドは，わが国の一般人に対する栄養指導や教育現場で活用されている．

C. 食品成分表および国民健康・栄養調査による分類方法

すでに述べたように，2015年12月に食品成分表2015年版（七訂）が公表されている．収載されている食品は2,191食品であり，これらの食品は18食品群に分類され，各食品は食品番号により整理されている（「2.1B. 日本食品標準成分表2015年版（七訂）」参照）．

国民健康・栄養調査にあたって，摂取食品の栄養価の算定に用いるために作成した食品群別表においては，食品は17群に分けられており，必ずしも上述の食品成分表とは合致していない．すなわち，食品成分表で分類されていた「いもおよびデンプン類」が単に「いも類」として分類され，「調理加工食品類」が食品群別

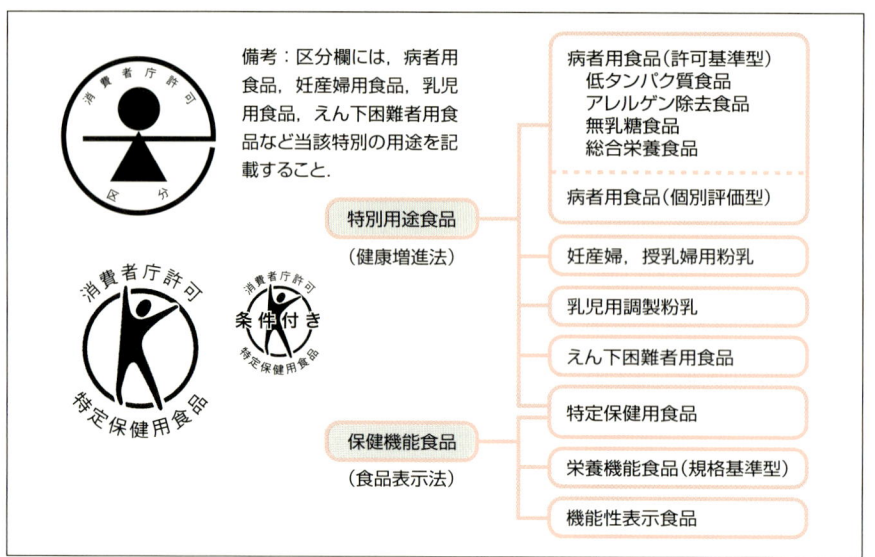

図2.5 特別用途食品，特定保健用食品ならびに栄養機能食品

表では削除されている．

D. 特別用途食品と保健機能食品

　乳児，幼児，妊産婦，病者などの発育，健康の保持・回復などに適する目的で調製された食品がある．これらは，健康増進法第26条に「特別用途食品」として規定され，販売には法律に基づいた許可が必要である（図2.5）．病者用特別用途食品のうち，許可基準型病者用食品として4品目が許可されている．また，病者用の特別用途食品のうち許可基準のない食品（個別評価型病者用食品）については，専門家による個別の評価により病者用食品として表示許可が行われる．

　特別用途食品には，一般の食生活において特定の保健の目的で摂取するものに対して，その目的達成が期待できる食品として「特定保健用食品」が設けられている．また，2001年4月に，厚生労働省は，消費者が正しく選択できるように，一般食品および医薬品と区別して，食品衛生法に基づき，人々の健康維持・増進に役だつ食品として保健機能食品制度が施行され，特定保健用食品と栄養機能食品が設置されている．また，2015年4月には食品衛生法，JAS法，健康増進法の食品に関する表示規定を統合して，包括的かつ一元的な制度として食品表示法が施行された．この制度により保健機能食品として新しく機能性表示食品が加わり，これは事業者の責任において，科学的根拠に基づいた機能性を表示した食品として位置づけられた．

1）食品成分表は，行政（国民健康・栄養調査，食料需給表の作成など）や一般（病院，学校での栄養教育と管理，献立作成，教育・研究）などで広く活用されてい

る．

2) 「日本食品標準成分表 2015 年版（七訂）」では，食品を 18 群に分類し，2,191 品目が収載されている．

3) 食品成分表の各成分値は，可食部 100 g あたりの数値で表示されている．エネルギーは kcal と kJ の併記，一般成分は g，無機質とビタミンは mg または μg で表示されている．

4) 食品のエネルギーは，可食部 100 g あたりの炭水化物，脂質，タンパク質の量(g)に，それぞれについて食品ごとに定められているエネルギー換算係数(kcal/g)を乗じて得られる合計量として算定する．

5) 水分含量の測定は，特殊な場合を除き，105℃加熱乾燥法を採用している．

6) タンパク質はケルダール法で窒素量を測定し，食品ごとに定められている窒素-タンパク質換算係数を乗じて算定する．アミノ酸組成によるタンパク質は，アミノ酸分析により求められたアミノ酸組成より計算されている．

7) 脂質含量は，脂質を直接または酸分解処理後に有機溶媒で抽出し，溶媒を除去した残渣の乾燥重量から算定する．

8) 灰分は 550℃で灰化した残渣の重量から算定する．

9) 炭水化物量は，食品 100 g から，水分，タンパク質，脂質，灰分の合計値を差し引いて求める．ただし，炭水化物が少ない肉類や魚介類の場合，直接定量する．

10) 食物繊維量は酵素重量法である AOAC 法が用いられ，一部の食品を除き，水溶性と不溶性食物繊維が分別定量されている．

11) 脂溶性ビタミンは，高速液体クロマトグラフィーで定量する．水溶性ビタミンのうち，ビタミン B_1，B_2，C は高速液体クロマトグラフィーで，B_6，B_{12}，ナイアシン，葉酸，パントテン酸，ビオチンは微生物法で定量される．

12) 無機質の定量は，酸などで抽出した後，あるいは灰化試料を酸に溶解後，一般には原子吸光光度法または ICP 質量分析法で定量する．リンは比色法で求める．

3. 食品の機能性

3.1 食品の機能性とは

　食品は第一に安全でなければならない．安全が保証された食品には3つの機能，すなわち，一次機能，二次機能および三次機能がある．食品は生命を維持するのに不可欠な栄養素を含み，栄養素を補給する機能は**一次機能**と呼ばれる．**二次機能**は感覚に訴えるおいしさに関係する機能である．おいしさとは，色，形などの視覚，口に入れたときに感じる味覚，香り成分による嗅覚，歯ざわりや舌触りなどによる触覚，口に入れたときの冷たさや暖かさなどの温度感，食品を焼いたときに聞こえる音などの聴覚などの感覚が総合されたものである．

　長い間，食品のもつ機能は一次機能と二次機能の2つの機能のみしか取り上げてこられなかった．しかし近年，食品には生体防御，体調リズム調節，疾病回復，疾病予防，老化抑制などの健康の維持・増進に積極的に寄与する重要な機能のあることが明らかになってきた．これが，食品のもつ**三次機能**(生体調節機能)である．ここでいう食品の機能性とは，食品の三次機能を意味する．

　三次機能に関与する食品中の生体調節因子は，生体に取り込まれてそのままで機能を発揮する顕在的な成分と，消化管内で消化を受けて初めて機能を発現する潜在的な成分が存在する．食物繊維，オリゴ糖，ポリフェノールなどが顕在的な成分の例である．タンパク質の消化産物のペプチドに鎮痛，カルシウム吸収促進などの機能をもつものが見いだされているが，これらは消化により初めて機能性成分が生成される潜在的な成分である．

3.2 機能性食品

現代は一次機能や二次機能が十分満たされた時代となり，私たちの関心は，生活習慣病などを予防する三次機能をいかした食品に移ってきている．この関心を満たすために，食品のもつ三次機能を活用することによって，健康の維持・増進に役だつように設計された食品がつくり出されるようになった．このような食品を機能性食品といい，この「機能性食品(functional foods)」という言葉は日本が提唱したもので，今や欧米など世界中で関心がもたれている．

3.3 保健機能食品

近年の健康志向の高まりに伴い，健康の増進などを目的とする多種多様な食品が流通しているが，健康増進に役だつものがある反面，健康を損なうものもある．また本来，栄養成分の補給や健康維持などを目的に開発，販売されている健康食品のなかには，その効能をより高めるために医薬品成分を含有させたものや，過剰な期待をさせる広告など，問題となる事例も報告されている．このような現状を踏まえ，消費者が正しい判断で選択，摂取できるよう，規格や表示の基準を定めたのが「保健機能食品制度」である．

保健機能食品制度は，食生活が多様化しさまざまな食品が流通する今日，消費者の側が安心して食品の選択ができるよう，適切な情報提供をすることを目的としている「保健機能食品」には，「特定保健用食品」，「栄養機能食品」，「機能性表示食品」の3つを含む（図2.5参照）．管轄が2009年9月より厚生労働省から消費者庁へ移管されている．

A. 特定保健用食品

特定保健用食品とは，身体の生理学的機能などに影響を与える保健機能成分を含み，特定の保健の用途が期待できることを表示できる食品である．表3.1に，現在許可されている保健用途の表示および機能成分のおもなものをまとめた．2017年4月現在，1,123品目が特定保健用食品として許可されている．特定保健用食品には「個別許可型」，「規格基準型」，「条件付き」，「疾病リスク低減表示」とがある．

個別許可型は，個別に生理的機能や特定の保健機能を示す有効性や安全性などについて，科学的根拠に関する審査を受け，消費者庁長官の許可（健康増進法第26

表示内容		保健機能成分（関与成分）
おなかの調子を整える食品	オリゴ糖類を含む食品	キシロオリゴ糖，大豆オリゴ糖，フラクトオリゴ糖，イソマルトオリゴ糖，乳果オリゴ糖，ラクチュロース，ガラクトオリゴ糖，ラフィノース，コーヒー豆マンノオリゴ糖
	乳酸菌類を含む食品	ラクトバチルス GG 株，ビフィドバクテリウム・ロンガム BB536，*Lactobacillus delbrueckii* subsp. bulgaricus 2038 株と *Streptococcus salivarius* subsp. thermophilus 1131 株，L. カゼイ YIT 9029（シロタ株），B. ブレーベ・ヤクルト株，*Bifidobacterium lactis* FK120，*Bifidobacterium lactis* LKM512，L. アシドフィルス CK92 株と L. ヘルベティカス CK60 株，カゼイ菌（NY1301 株），ガセリ菌 SP 株とビフィズス菌 SP 株，ビフィドバクテリウムラクティス BB-12，ビフィドバクテリウム・ラクティス BB-12，ビフィズス菌 Bb-12，LC1 乳酸菌
	食物繊維類を含む食品	難消化性デキストリン，ポリデキストロース，グアーガム分解物，サイリウム種皮由来の食物繊維，小麦ふすま，低分子化アルギン酸ナトリウム，ビール酵母由来の食物繊維，寒天由来の食物繊維，小麦外皮由来の食物繊維，低分子化アルギン酸ナトリウムと水溶性コーンファイバー，難消化性でん粉，小麦ふすまと難消化性デキストリン，還元タイプ難消化性デキストリン，大麦若葉由来の食物繊維
	その他の成分を含む食品	プロピオン酸菌による乳清発酵物，*Bacillus Subtilis* K-2 株（納豆菌 K-2 株）
	複数の成分を含む食品	ガラクトオリゴ糖とポリデキストロース
コレステロールが高めの方の食品		大豆タンパク質，キトサン，リン脂質結合大豆ペプチド，植物ステロールエステル，低分子化アルギン酸ナトリウム，植物ステロール，植物スタノールエステル，植物性ステロール，ブロッコリー・キャベツ由来の天然アミノ酸，茶カテキン
コレステロールが高めの方，おなかの調子を整える食品		低分子化アルギン酸ナトリウム，サイリウム種皮由来の食物繊維
血圧が高めの方の食品		サーデンペプチド，かつお節オリゴペプチド，ラクトトリペプチド，イソロイシルチロシン，杜仲葉配糖体，わかめペプチド，γ-アミノ酪酸，酢酸，海苔オリゴペプチド，ゴマペプチド，ローヤルゼリーペプチド，燕龍茶フラボノイド，カゼインドデカペプチド，クロロゲン酸類
ミネラルの吸収を助ける食品		CPP（カゼインホスペプチド），CCM（クエン酸リンゴ酸カルシウム），ヘム鉄
ミネラルの吸収を助け，おなかの調子を整える食品		フラクトオリゴ糖，乳果オリゴ糖
骨の健康が気になる方の食品		大豆イソフラボン，フラクトオリゴ糖，MBP（乳塩基性タンパク質），ビタミン K_2（メナキノン-7），ポリグルタミン酸，ビタミン K_2（メナキノン-4），カルシウム【疾病リスク低減】
むし歯の原因になりにくい食品と歯を丈夫で健康にする食品		パラチノースと茶ポリフェノール，マルチトールとパラチノースと茶ポリフェノール，マルチトールと還元パラチノースとエリスリトールと茶ポリフェノール，マルチトール，キシリトールとフクロノリ抽出物（フノラン）とリン酸-水素カルシウム，キシリトールと還元パラチノースとフクロノリ抽出物（フノラン）とリン酸-水素カルシウム，CPP-ACP（乳タンパク分解物），リン酸化オリゴ糖カルシウム（POs-Ca），キシリトールとマルチトールとリン酸-水素カルシウムとフクロノリ抽出物（フノラン），緑茶フッ素，カルシウムと大豆イソフラボンアグリコン
血糖値が気になり始めた方の食品		難消化性デキストリン，グアバ葉ポリフェノール，小麦アルブミン，豆鼓エキス，L-アラビノース
血中中性脂肪，体脂肪が気になる方の食品		グロビンタンパク分解物，中鎖脂肪酸，茶カテキン，EPA と DHA，ウーロン茶重合ポリフェノール，コーヒー豆マンノオリゴ糖，ベータコングリシニン，難消化性デキストリン，クロロゲン酸類，りんご由来プロシアニジン，モノグリコシルヘスペリジン，豆鼓エキス【条件付き】

2017 年 4 月現在　1,123 品目

表3.1　消費者庁より許可された特定保健用食品
［資料：日本健康・栄養食品協会］

条）を受けたもので，許可を受けたものには許可証票がつけられる．関与成分の疾病リスクの低減が医学的・栄養学的に認められ確立されている場合，疾病リスク低減表示を認めている．現在の科学的知見で，疾病リスクの低減が医学的・栄養学的に広く認められ確立されていると考えられるものとしては，カルシウムと葉酸の2つがある．

規格基準型は特定保健用食品のうち，これまでの許可件数が多く，科学的根拠が蓄積したもののうち，薬事・食品衛生審議会での個別審査を行わなくても許可できるものについては，新たに規格基準を作成し，適合しているかどうかの審査のみを行い，この規格基準を満たすものとして許可などを受けたものをいう．食物繊維（難消化性デキストリン，ポリデキストロース，グアーガム分解物，小麦ふすま），オリゴ糖（大豆オリゴ糖，フラクトオリゴ糖，乳果オリゴ糖，ガラクトオリゴ糖，キシロオリゴ糖，イソマルトオリゴ糖）を関与成分（機能性成分）として含むものが対象である．

条件付きは，特定保健用食品のうち，現行の特定保健用食品の許可の際に必要とされる科学的根拠のレベルには届かないが，一定の有効性が確認される食品については，限定的な科学的根拠である旨の表示をすることを条件として許可対象とされる．「条件付き特定保健用食品」の許可証票がつけられる．

B. 栄養機能食品

栄養機能食品とは，高齢化やライフスタイルの変化などにより，1日に必要な栄養成分をとれない場合に，特定の栄養成分の補給・補完のために利用してもらうための食品をいう．特定保健用食品と異なり，個別に消費者庁の許可を受けている食品ではなく，国が定める基準にしたがって，企業の責任で定められた表示ができる．栄養機能食品においては，規格基準（上限値，下限値），表示基準が設けられるとともに，過剰摂取による健康危害の防止に配慮されている．

栄養機能食品の表示の対象となる栄養成分は，人間の生命活動に不可欠な栄養素で，科学的根拠が医学的・栄養学的に広く認められ確立されたすべてのビタミン，6種類の無機質（カルシウム，鉄，亜鉛，銅，マグネシウム，カリウム）およびn-3系脂肪酸である．これまで，栄養補助食品のなかで「カルシウムが含まれている」という旨の表示はできたが，栄養機能食品ではさらに進んで，「カルシウムは骨や歯の形成に必要な栄養素です」などの具体的な表示が認められている．

C. 機能性表示食品

機能性表示食品とは，事業者の責任において科学的根拠に基づいた機能性を商品のパッケージに表示した食品である．販売前に安全性および機能性の根拠に関する情報などが消費者庁長官へ届け出られた食品である．ただし，特定保健用食品とは異なり，消費者庁長官の個別の許可を受けたものではない．生鮮食品を含め，すべての食品が対象となっているが，特別用途食品（特定保健用食品を含む），栄養機能食品，アルコールを含有する飲料や脂質，コレステロール，糖類（単糖類または二糖類であって，糖アルコールでないものに限る），ナトリウムの過剰な摂取につながるものは対象外である．

機能性の評価は，①最終製品を用いた臨床試験，②関与成分に関する文献調査（研究レビュー）のいずれかによって行われる．研究レビューとは，これまでに発表された研究論文を肯定的な結果だけでなく，否定的な結果もすべてあわせて，「機能性がある」と認められるかどうかを総合的に判断するもので，①査読付きの研究論文で，機能性が確認されていること，②ヒトを対象とした臨床試験や観察研究で，機能性が確認されていること，③レビューは，信頼性を確保するため，専門知識を持った複数のヒトで実施することなどが求められている．

3.4 食品の機能性成分とその機能

A. 抗酸化作用を示す成分

　酸素は動物にとって必要不可欠である．動物は空気から酸素を体内に取り込み，栄養成分を代謝して二酸化炭素と水にまで分解し，その過程で発生する化学エネルギーを，アデノシン三リン酸(ATP)の形態で保存し，必要なときにATPを分解することにより，生きるためのエネルギーを獲得している．一方，これを酸化する酸素の側からみると，酸素は電子を1個ずつ受け取って（還元されて），無害な水になる過程で活性酸素を生じる．$O_2^{\bullet-}$（スーパーオキシド），H_2O_2（過酸化水素），$HO\bullet$（ヒドロキシラジカル），$^1O_2$（一重項酸素）をまとめて活性酸素と呼び，普通の酸素分子($^3O_2$)よりも活性化された状態の酸素分子をさす(図3.1)．呼吸によって体内に取り入れられた酸素のうち，約2〜5％が活性酸素に転換されるといわれ，酸素を吸って生きているヒトにとって，代謝の過程で発生する活性酸素の生成は避けることができない．

　活性酸素は，外部から侵入した細菌を殺すなど，ヒトが生きていくうえで重要な役割を果たしている場合もある．生体には不用な活性酸素を除去するしくみが備わっているが，除去能力以上に生成されると，老化や病気(白内障，がんなど)の

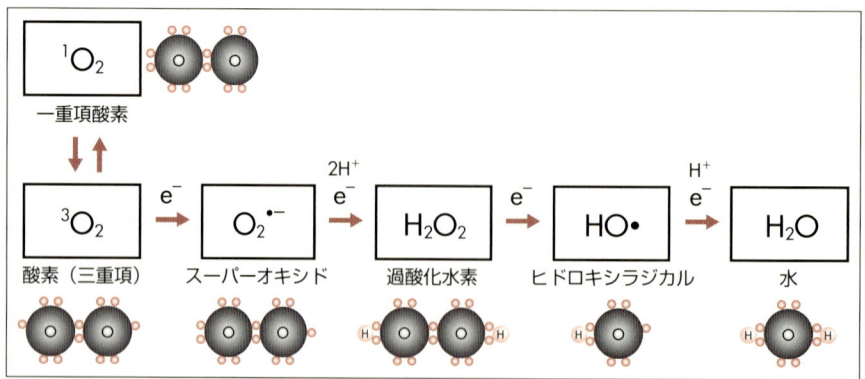

図3.1 活性酸素種

図3.2 ポリフェノールの構造

ポリフェノールの構造式の一例

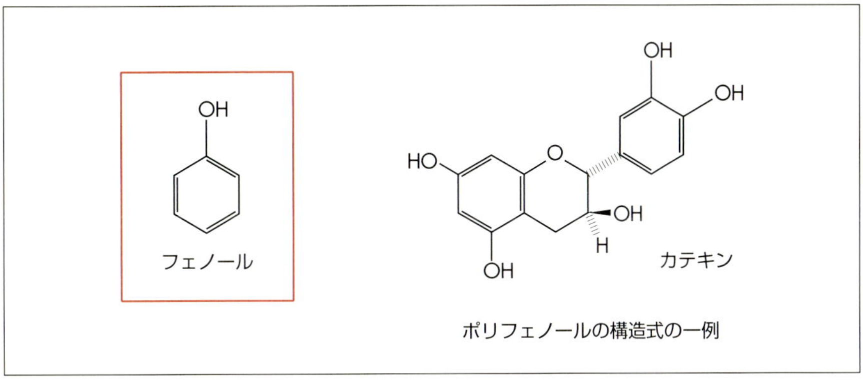

原因になると考えられている．抗酸化作用とは，活性酸素にみずからの電子を渡すなどして活性酸素の酸化能を消失させる能力のことである．

a. ポリフェノール

ポリフェノールは，フラボノール，イソフラボン，タンニン，カテキン，クェルセチン，アントシアニンなどの同一分子内に2個以上のフェノール性ヒドロキシル基(ベンゼン環，ナフタレン環などの芳香環に結合したヒドロキシル基[水酸基：OH基])をもつ物質の総称である．植物の葉や花，樹皮などに含まれており，色素や苦みの成分で，4,000種類以上ある．

フェノール構造をもつ化合物はすべて抗酸化性を示すが，2個以上のヒドロキシル基が隣り合って結合した構造をもつポリフェノールはとくにその作用が強い．多くは配糖体(グリコシド)の形で存在し，ほとんどのものは水溶性である(図3.2)．ポリフェノールには，フラボノイド系，フェノール酸系がある．ポリフェノールの特徴は，ビタミンCやビタミンEなどとは異なり，細胞間の水溶性部分，脂溶性部分，細胞膜でも抗酸化効果を発揮する点である(通常ビタミンCは水溶性部分のみ，ビタミンEは脂溶性部分のみでしか抗酸化効果を発揮できない)．

b. カロテノイド

カロテノイドとは，緑黄色野菜や果物に含まれる赤，黄，紫などの色素成分の総称で，約600種類以上ある．長い鎖状で，炭素数が5個のイソプレン8個から生合成された成分で，炭素数40個からなる構造が基本骨格となっている．大部分は脂溶性で水に溶けにくい．炭素と水素のみでできているものはカロテン類，それ以外に酸素，ヒドロキシル基を含むものはキサントフィル類という(図3.3)．

カロテン類にはカロテンやリコピン，キサントフィル類にはルテイン，ノレキサンチン，ビオラキサンチン，カンタキサンチン，ゼアキサンチン，アスタキサンチン，β-クリプトキサンチンがある．カロテノイドは二重結合を多く含み，一般に，一重項酸素に対する消去能力が強い．

3.4 食品の機能性成分とその機能

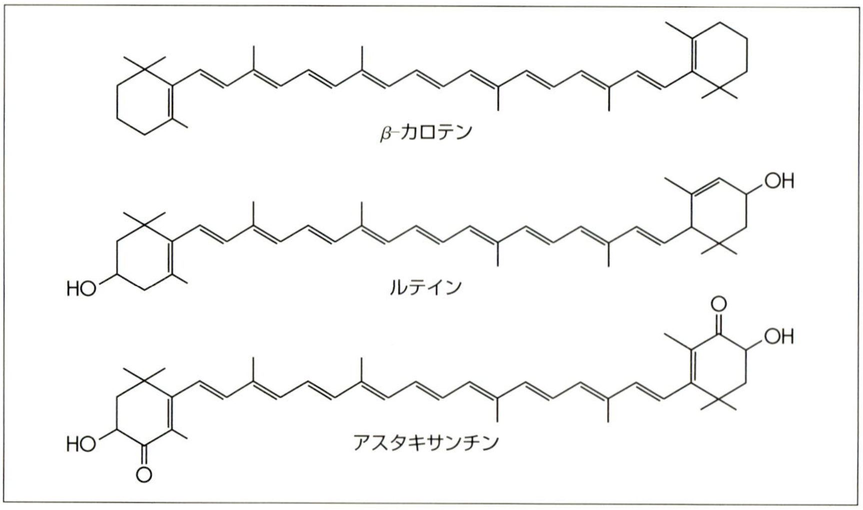

図3.3 カロテノイドの構造

B. 消化吸収促進効果を示す成分

a. カゼインホスホペプチド（CPP）

　CPPは牛乳の主要タンパク質であるカゼインに，トリプシンなどの消化酵素を作用させることにより得られたホスホセリンに富むペプチドで，消化酵素に対して抵抗性がある．

　カルシウムの吸収様式は，小腸上部で行われる能動輸送と小腸下部で行われる受動輸送に大別される．カルシウムが吸収されるためには，溶けた状態のまま腸管内に存在することが必要である．カルシウムは，消化管内で酸やアルカリの作用を受けて溶解性が変わる．摂取されたカルシウムは，いったん胃で可溶化（溶解）されるが，小腸下部ではリン酸イオンと結合して不溶性のリン酸カルシウムを形成し，吸収されにくくなる．CPPはその性質として，弱アルカリ性でリン酸存在下においてもカルシウムを可溶化状態に保持する能力を有する．したがって，CPPは小腸下部においてもカルシウムと結合して水に溶けやすい複合体を形成する．その結果，リン酸とカルシウムの結合が抑制され，カルシウムが吸収されやすい状態になり，吸収が促進される．すなわち，CPPはカルシウムとリン酸の反応による不溶性塩の形成を阻止し，カルシウム吸収を促進する．

b. クエン酸リンゴ酸カルシウム（CCM）

　CCMはカルシウムに，食品に酸味料としてよく利用されるクエン酸とリンゴ酸をある基準にしたがって一定の比率で配合したものである．カルシウムはヒトの消化器内で酸やアルカリの作用を受けて溶解性が変わり，吸収され方が変わる．しかし，CCMはその影響を受けず，つねにカルシウムが溶けた状態にあって吸収されやすいように設計されたものである．

C. 難消化性成分

a. 食物繊維

食物繊維の定義，分類，分析法については，現在のところ国際的に確立されていない．日本では「ヒトの消化酵素で消化されない食品中の難消化性成分の総体」と定義されている．食物繊維は水溶性と不溶性に大別される．それぞれの食物繊維は物理・化学的特性（保水能，かさ形成能，イオン交換能，吸着・結合能，粘性，ゲル形成能，発酵性など）に依存した生理効果や作用能をもつ（p. 52，4.2B 参照）．

食物繊維は消化管各部位でいろいろな作用を介して生理効果を発現し，便秘，静脈瘤，胃ヘルニア，痔核，憩室症，大腸がん，糖尿病，高脂血症，虚血性心疾患などの疾病に対して予防効果をもつと考えられている（図 3.4）．たとえば，粘性の大きい食物繊維の糖尿病予防効果は，胃内滞留時間の遅延および消化・吸収速度の遅延による過血糖の抑制によると考えられている．多孔質の不溶性の食物繊維は便量を増やし，便秘を改善するとともに，排便の際のいきみを軽減することにより静脈瘤，胃ヘルニア，痔核を予防すると考えられている．

b. オリゴ糖

オリゴ糖は単糖が 2 〜 10 個結合したものであるが，実際には 3 個以上の単糖

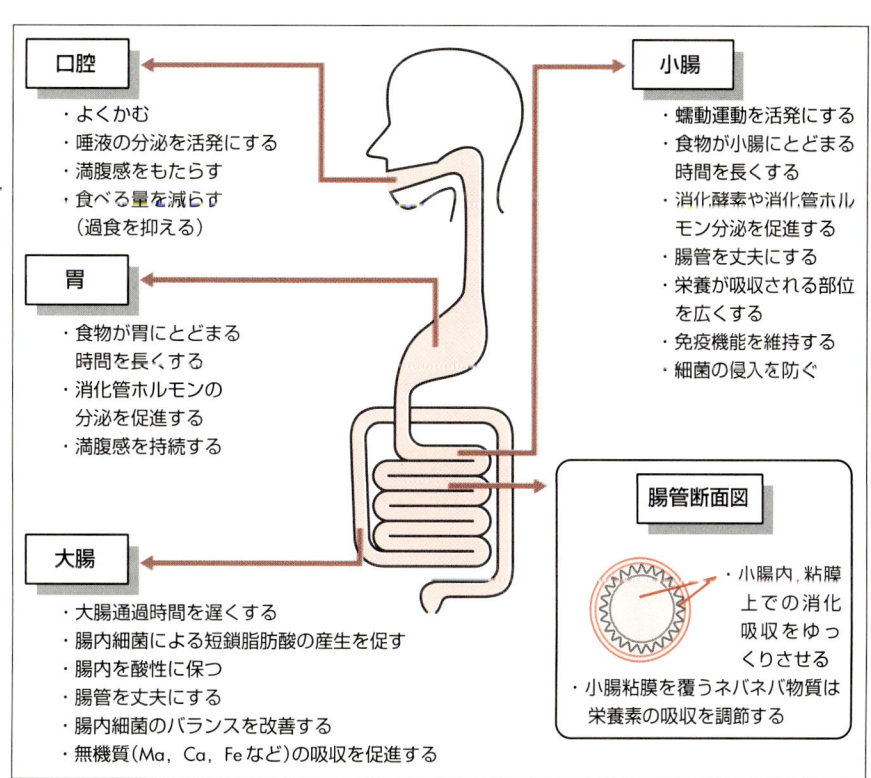

図 3.4 食物繊維の消化器管に対する働き
(Leeds, A.R., 1982を一部改変)
［海老原清，人間の許容限界事典（山崎ほか編），p. 925，朝倉書店（2005）］

表3.2 糖アルコールとその原料

	原料	糖アルコール	エネルギー (kcal/g)	甘味度*
単糖類	グルコース	エリスリトール	0	0.75～0.85
		ソルビトール	3	0.40～0.70
	キシロース	キシリトール	3	0.85～1.20
	アラビノース	アラビトール	―	―
	ガラクトース	ガラクチトール	―	―
	フルクトース	ソルビトール	3	0.40～0.70
		マンニトール	2	0.45～0.70
	マンノース	マンニトール	2	0.45～0.70
二糖類	マルトース	マルチトール	2	0.45～0.57
	ラクトース	ラクチトール	2	0.30～0.40
	パラチノース	パラチニット	2	0.45
三糖類	マルトトリオース	マルトトリイトール	2	―
	イソマルトトリオース	イソマルトトリイトール	―	―
四糖類以上	オリゴ糖シロップ	還元オリゴ糖シロップ	―	―
	水飴	還元水飴	―	―

* 甘味度＝スクロース(ショ糖，砂糖)を1としたときの甘さ．

が結合しているものをオリゴ糖と称することが多い．大半は難消化性で胃や小腸で吸収されず，大腸に達し，腸内細菌に利用され，有機酸である乳酸，短鎖脂肪酸(酢酸，プロピオン酸，n-酪酸)などを生成し，整腸作用(腸内細菌叢の改善や便性改善)を示す．

　オリゴ糖のうち，カップリングシュガー，パラチノース，トレハロース，イソマルトオリゴ糖などは抗う蝕性を示す．さらに，ガラクトオリゴ糖，フラクトオリゴ糖，ラクトスクロースなどは，カルシウムなどのミネラルの吸収を促進する．オリゴ糖は糖アルコールと同様に，消化吸収されないために血糖値を上昇させない．

c. 糖アルコール

　糖アルコールとは糖のケトン基(＝CO基)やアルデヒド基(－CHO基)を還元し，アルコール(－CH_2OH)に変化させたものである．糖アルコールとその原料を表3.2に示した．砂糖とは異なりミュータンスレンサ球菌に利用されず，歯垢も有機酸もつくらず，菌の増殖を抑え，抗う蝕性がある．また，消化酵素の作用を受けないので，糖アルコールはそのままのかたちで大腸に達する．そのため一般に低エネルギー(カロリー)，難消化性，血糖値の上昇をひき起こさないなどの生理的特性を有する．

e. 難消化性デキストリン

　難消化性デキストリンとは，ジャガイモやトウモロコシなどのデンプンを焙焼した後にアミラーゼで加水分解し，分解されなかった"難消化性"の成分を取り出

し，精製したものである．

　摂取した糖質は消化酵素によって多糖類から二糖類（一部は単糖類）へと分解され，腸壁から吸収される．二糖類は小腸の粘膜に存在する二糖類分解酵素と連結した糖輸送担体の働きによって腸壁から取り込まれる．難消化性デキストリンは，この糖輸送担体への糖の結合を阻害するといわれている．そのため難消化性デキストリンが糖質といっしょに摂取されると，単糖の吸収に時間がかかり，食後の血糖値の上昇が抑制されると考えられている．

D. 脂質代謝に作用し，循環器系に働く成分

a. 植物ステロール

　植物ステロールは植物に含まれる種々のステロールの総称で，コレステロールと化学構造上の基本骨格が類似している（図 3.5）．

　コレステロールは，小腸で胆汁酸によってミセル化されてはじめて吸収される．植物ステロールはコレステロールと構造が類似しているので，コレステロールと同様に胆汁酸によってミセル化される．したがって，植物ステロールはコレステロールのミセル化を競合的に阻害し，胆汁酸によってミセル化されるコレステロールの量を少なくする．ミセル化されなかったコレステロールは体外に排泄される．その結果，植物ステロールが同時に存在していると，コレステロールの吸収がその分阻害され，体内へのコレステロールの吸収量は減少する．一方，植物ステロールは胆汁酸によってミセル化されてもほとんど吸収されず，体外へ排出されてしまう．

b. 1,3-ジアシルグリセロール

　中性脂肪（トリアシルグリセロール）は，1分子のグリセロールに3分子の脂肪酸がエステル結合したものであるのに対し，ジアシルグリセロールは，1分子のグ

図3.5 植物ステロールの構造

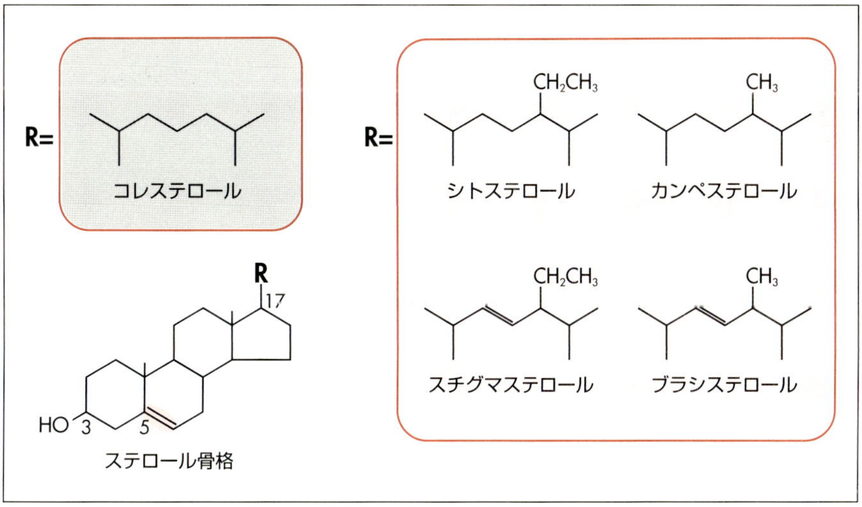

リセロールに2分子の脂肪酸がエステル結合したものである.

トリアシルグリセロールは膵リパーゼにより消化分解され，おもに2分子の脂肪酸と1分子の2-モノアシルグリセロールとなって吸収され，吸収後に小腸上皮細胞内でトリアシルグリセロールに再合成され，キロミクロンと呼ばれるリポタンパク質を形成する．このキロミクロンはリンパ管，胸管を経て血中に入ると，リポタンパク質リパーゼによって分解され，中性脂肪は筋肉や脂肪組織に取り込まれ，体脂肪となる．中性脂肪を失ったキロミクロンはキロミクロンレムナントと呼ばれ，おもに肝臓に取り込まれる．

一方，1,3-ジアシルグリセロールは，消化生成物として2分子の脂肪酸と1分子のグリセロールを生成するが，2-モノアシルグリセロールを生成しないため，トリアシルグリセロールに再合成されない．このため門脈を経て直接肝臓に運ばれ，エネルギーとして利用されるため体脂肪として蓄積されにくい．

c. 中鎖脂肪酸（MCT）

通常の油の多くは，脂肪酸の炭素数が18個程度で長鎖脂肪酸と呼ばれ，炭素数が8〜10個のものは中鎖脂肪酸と呼ばれる．母乳，牛乳，乳製品の脂肪分に3〜5%，ヤシ油，パーム核油などには5〜10%程度含まれている．長鎖脂肪酸の吸収はリンパ管，静脈を経由し肝臓や筋肉に運ばれるが，中鎖脂肪酸の場合，リンパ管を通らずに門脈を経て肝臓へ運ばれる．したがって，エネルギーとして利用される効率が高く，体脂肪として蓄積されにくい．

d. イコサペンタエン酸（IPA）とドコサヘキサエン酸（DHA）

IPAはマグロ，イワシ，サバなど青魚に豊富に含まれている多価不飽和脂肪酸である．イコサノイドは細胞外からの刺激に呼応して，細胞膜などのリン脂質からホスホリパーゼによって切り出される炭素数20の多価不飽和脂肪酸であるジホモγ-リノレン酸（イコサトリエン酸），アラキドン酸（イコサテトラエン酸），IPA（イコサペンタエン酸）から生合成される生理活性物質で，生成とその消失は秒単位から分単位に制御されており，半減期が短いことが特徴の1つである．そのため，産生細胞から極めて限定された範囲内のみで生理作用を発揮するが，その生理作用は血小板凝集／凝集抑制，血管収縮／拡張，気管支筋収縮／拡張など多種多様である．IPAより生成されるイコサノイドは，血小板凝集抑制があるが抗血栓作用がないことが特徴である．IPAとDHAは相互変換することが知られている．

e. 共役リノール酸

リノール酸の構造異性体で，二重結合が共役系になったリノール酸（図3.6）．共役とは炭素-炭素間の結合が二重結合−単結合−二重結合というように交互になった状態をいう．リノール酸のように必須脂肪酸としての機能はないが，体脂肪の燃焼を高める働きがある．そのほかに制がん作用やアレルギーの軽減など，有益な生理機能をもつことも最近わかってきた．

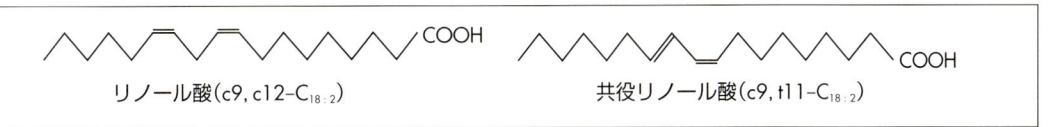

図3.6 リノール酸と共役リノール酸の化学構造

f. 茶カテキン

茶カテキンは，緑茶に最も多く含まれている成分で，ポリフェノールの一種である．8種類のカテキン類がある．摂取したカテキン類の大部分は消化管を通過して排泄されるが，一部は小腸で吸収される．カテキン類がどれだけ吸収されるのか，毎日どれだけカテキン類を摂取すればよいのか，いまだ詳しく解明されていない．

体の中で脂質代謝に大きくかかわっているのは肝臓である．高濃度の茶カテキンを摂取すると，血中に出てきたカテキンは肝細胞に達する．脂肪の一部は肝臓でエネルギーを得るためにβ酸化の過程を経て，最終的に水と二酸化炭素になる．エネルギーとして使われなかった脂肪は血液を介して全身をめぐり，脂肪組織に蓄えられる．高濃度の茶カテキンを継続的に摂取すると，体脂肪の減少が認められる．茶カテキンに脂肪の吸収抑制は認められず，総摂取エネルギー量も変わらないが，肝臓でのβ酸化関連酵素の遺伝子発現量を増加させる作用のあることが見いだされている．すなわち，高濃度の茶カテキンを摂取すると，肝臓でのβ酸化によるエネルギー消費の増加が起こり，体脂肪の蓄積が抑制されると考えられている．

E. 酵素阻害作用を示す成分

a. アンジオテンシンⅠ変換酵素（ACE）阻害ペプチド

ACEは，アミノ酸10個からなるペプチドであるアンジオテンシンⅠをアミノ酸8個からなるアンジオテンシンⅡに変換する酵素である．アンジオテンシンⅡは血管を収縮させるなどして血圧を上昇させる働きがあるため，ACEは血圧を上昇させる酵素である．したがって，ACEの活性を阻害するサーデンペプチド，かつお節オリゴペプチド，ラクトペプチドなどの食品成分には，血圧上昇を抑制する作用が期待される．

b. アミラーゼおよびマルターゼ阻害物質

食後の血糖値上昇を抑制・遅延するには，小腸でのデンプンの消化および吸収を阻害する方法が考えられる．デンプンは，アミラーゼおよびマルターゼによりグルコースにまで分解され，吸収される．カテキン類やフラボノイド類などのポリフェノールに阻害作用が期待されている．

F. 免疫・神経系に作用する成分

がん細胞の増殖を抑制する免疫賦活剤，抗体産生増強および腫瘍壊死因子（TNF）の分泌を促進し，免疫機能を活性化して免疫系に作用する成分には，β-グルカン，レンチナン，各種食品から得られたペプチドなどがある．一方，神経系に作用する成分としては，カプサイシン，γ-アミノ酪酸（GABA）および杜仲茶（とちゅうちゃ）に含まれるゲニポシド酸がある．

a. カプサイシン

カプサイシンは唐辛子の辛さのもとになる成分である．摂取されたカプサイシンは胃腸で吸収される．血液を介して脳に運ばれたカプサイシンは，交感神経に働きかけ，その結果，副腎が刺激され，アドレナリンの分泌が高まる．その刺激により，脂肪組織では中性脂肪から遊離脂肪酸への分解が促進され，肝臓では蓄積されているグリコーゲンがグルコースへと分解される．このグルコースと遊離脂肪酸という2つのエネルギー産生基質は，血液により末端組織へ運ばれてエネルギーとして燃焼される．このエネルギー代謝が促進された結果を，体熱産生の増大（体温の上昇）や発汗として感じることになる．この体熱産生の過程で生じる脂肪分解の促進が，体脂肪の減少へとつながる．

b. γ-アミノ酪酸（GABA）

GABA（ギャバ）はアミノ酸の一種で，生体内ではグルタミン酸から生成され，脳，脊髄など多くの部位で抑制型神経伝達物質として働く．GABA が不足すると興奮しやすくなることなどから，神経の鎮静作用を有すると考えられている．また，末梢神経においては，血管収縮作用のあるノルアドレナリンの分泌を抑えることにより，血圧降下作用をもたらす．

c. ゲニポシド酸

杜仲葉配糖体であるゲニポシド酸は，吸収されると副交感神経に作用する．この神経の末端は動脈とつながっており，動脈の筋肉（平滑筋）に働きかけて動脈を弛緩させる．その結果，血液の流れの抵抗が減って，血圧が下がると考えられている．

---

1) 食品の機能は，一次機能（栄養機能），二次機能（感覚機能）および三次機能（生体調節機能）の3つに分類される．

2) 近年，ヒトの健康維持・増進の点から，三次機能（生体調節機能）が注目されている．

3) 生体調節機能とは，体調のリズム，生体防御，疾病予防・回復，老化抑制作用などをいう．

4) 生体調節機能を有する機能成分を含み，その機能を発現するように企画された食品は，消費者庁より特定保健用食品として許可されている．

4. 食品成分とそれを多く含む食品

4.1 水分

　人体にとって水は欠くことのできない成分である．水の必要量は成人1日あたり約 2.5 l である．その 2.5 l は，飲水から約 1.2 l，食品中から約 1 l，残りは炭水化物，タンパク質，脂質などの栄養素が体内で代謝したときにできる代謝水から約 300 ml 供給される．

　また，食品中の水分は，炭水化物，タンパク質，脂質などの食品成分と相互作用しており，食品に特徴的な性質を賦与している．さらに，食品中の水分には食品中の各種の成分が溶解しており，水分はその成分間の反応においても重要な働きをする．

A. 水分子の構造と性質

　水分子は，1個の酸素原子に2個の水素原子が 104.45° の角度で結合し，折れ曲がった構造をしている．酸素原子は水素原子に比べて電子を自分の方に吸引する力が強いため，電子の分布に偏りが生じて酸素原子は部分的に負（δ^-）に，水素原子は部分的に正（δ^+）に分極した構造となっている．その分極した構造のため，水分子どうしは水分子の酸素原子と別の水分子の水素原子が水素結合により結合している（図 4.1）．

　水は極性をもち水素結合が可能であるため，ほかの同じような大きさの分子と比較して次のような特徴的な性質をもつ．

　大気圧下で水の融点は 0℃，沸点は 100℃で，同様な大きさの他の化合物に比べて，非常に高い沸点を示す．これは，水が示す3つの状態，固体の氷，液体の水，気体の水蒸気のうち，固体から液体（融点），液体から気体（沸点）になるのに水分子どうしの水素結合を切断するため多くのエネルギーが必要になるためであ

図4.1 水分子の構造と水分子間の水素結合

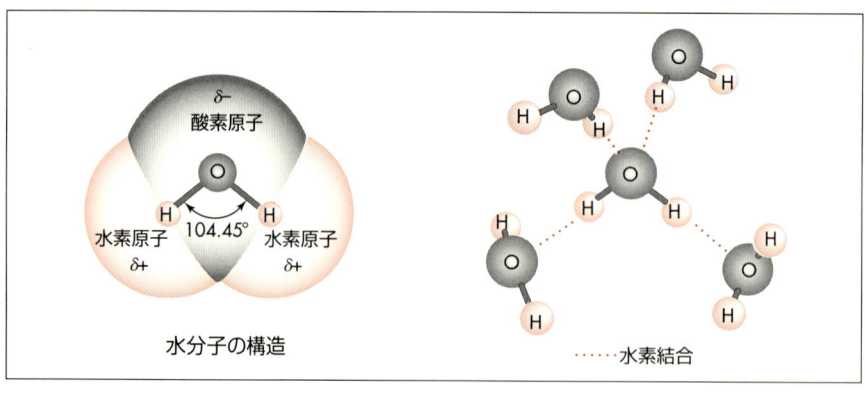

る．

　さらに，液体の状態の4℃で水の密度が最大になる．水は，氷が水に浮くように，固体の氷より水の密度が大きい．これは，氷は1個の水分子の周囲に4つの水分子が正四面体形に水素結合して，水より「すきまが多い」構造をとるためだと考えられる．また，水は表面張力，比熱なども他の溶媒と比べて大きい．

　水は前述のように極性をもち，酸素原子や窒素原子と水素原子を介した水素結合をすることができることから，食品中の成分との相互作用が可能になる．まず，極性をもった分子のため，食塩のようなイオン性の塩類を水分子が取り囲んだかたちになり，イオン性の物質をよく溶かすことができる．この現象を水和という（図4.2a）．

　脂質などの油は極性をもたないため水に溶けにくい．しかし，炭水化物のヒドロキシル基(−OH基)や，タンパク質の表面の側鎖と水分子が水素結合して，炭水

図4.2 食品成分の水和と結合水

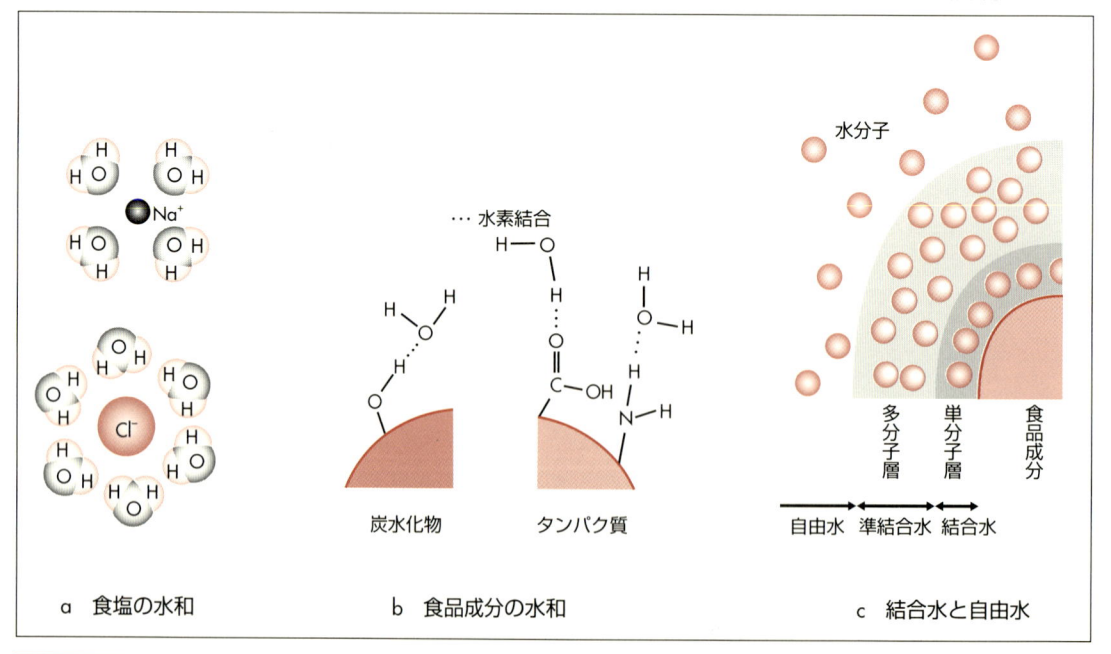

a　食塩の水和　　　b　食品成分の水和　　　c　結合水と自由水

4. 食品成分とそれを多く含む食品

化物やタンパク質を水和する（図 4.2b）．

このように水は食品中の各種の塩類，炭水化物（糖），タンパク質などの周辺に集まり食品成分と水和する．水素結合などを通して食品成分と直接に相互作用する水の 1 分子の層を単分子層吸着水といい，この単分子層吸着水を結合水という（図 4.2c）．

さらに，単分子層吸着水の周辺に存在し，食品成分との相互作用が存在する 2 〜 3 分子の水の層が，準結合水である．一方，食品成分との相互作用のない遊離の水は自由水という．結合水は自由水に比べ，一般的に蒸発や凍結が起こりにくい水である．

B. 食品中の水 —— 水分と水分活性

食品中の水分は，通常，105℃で乾燥させて求める．食品の水分含量は，数％以下から 90％以上まで幅広い範囲にわたる．穀類，豆類，種実類などの水分含量は少ないが，野菜や果実などの生鮮食品には 80％以上含まれている．

食品の保存時には，微生物による腐敗，酵素反応や酸化・褐変などの化学反応が進行する．しかし，同じ水分含量でも腐敗などの進行にちがいが見られることがある．これは，微生物が利用する水は主として自由水で，結合水は利用しにくいからである．そこで，微生物による腐敗や化学反応の進行には，水分含量の代わりに食品中の水分子の状態を示す水分活性（Aw）を指標とする．

水分活性は純水が示す蒸気圧（P_0）に対する，食品中の水が示す蒸気圧（P）の比で，次式で表す．

$$水分活性(Aw) = \frac{食品の水蒸気圧(P)}{純水の水蒸気圧(P_0)} \left(= \frac{食品中の自由水}{純水中の自由水} \right)$$

ここで，純水の水分活性は $P = P_0$ で 1.00 となる．各種食品では 1 以下の値を示し，その値は食品中で微生物増殖や化学反応に直接関与できる自由水の比率に対応する．

C. 水分活性と微生物の増殖，化学反応性

微生物の増殖できる水分活性（Aw）の限界は，一般細菌は 0.90，一般酵母は 0.88 以下，カビは 0.80 〜 0.70 である．したがって，Aw が 0.60 以下では微生物の増殖は起こらない．古来より食品の保存のために，乾燥して水分含量を下げて水分活性値を低くしたり，あるいは塩や砂糖を添加して水分活性値を低くする方法がとられてきた理由はここにある．魚・野菜の塩漬け，ジャム，加糖練乳製造，乾物などはその例である．しかし水分活性値が 0.2 〜 0.3 以下になると空気中の酸素と光とによって酸化，退色，褐変などの変化を起こす．また凍結保存

では，低温による微生物の増殖抑制や，自由水の凍結による水分活性低下に寄与している．

水分活性が関係する反応には，ほかに非酵素的褐変，酵素反応，脂質の自動酸化などがある．非酵素的褐変と酵素反応は，水分活性が低下するにつれて抑制される．非酵素的褐変は $Aw = 0.65 \sim 0.85$ で促進される．加水分解酵素の関与する反応は水分が多いほど速く進む．一方，脂質の自動酸化は，$Aw = 0.3$ 付近で最も低くなるが，Aw がそれより低くなっても高くなっても活性化される．

一般に $Aw = 0.65 \sim 0.85$ の領域であると総じて品質の保存性がよい場合が多く，そのような食品は中間水分食品と呼ばれる．中間水分食品としては塩類や糖類などを加えたジャム，ようかん，つくだ煮，魚介類や畜肉の塩蔵品，乾燥果実などがある．

D. 食品の水分と冷凍保存

0℃以下で凍結させる冷凍保存は，自由水を凍結するので優れた保存方法である．水は氷になると約10％も体積が増加する．氷結晶による体積増加により野菜類では組織破壊が起こる．また食肉，魚介類では解凍時に液汁（ドリップ）が流れ出し，品質劣化を生じる．

-1〜-5℃の間を最大氷結晶生成帯といい，この温度範囲をゆっくり通過させると大きな氷結晶ができる．このため，通常-20℃以下の温度で急速に凍結させ，大きな氷結晶の生成を抑えるように工夫されている(p. 156 参照)．

食品中の水は0℃では凍結せず，品質が保たれることを利用した保蔵方法がチルド保蔵である．また食品中の自由水が凍結しはじめる-3℃付近で保蔵する方法をパーシャルフリージング保蔵という．パーシャルフリージングでは食品中の自由水の一部は凍結するが，完全凍結しないため，肉，魚介類などを短期間貯蔵するのに適する．

E. 等温吸湿曲線

食品を入れた密閉容器内の湿度または水分活性を変化させ，その温度での食品の水分含量を縦軸にとって描くと，逆S字型（シグモイド）曲線になる(図4.3)．この曲線形は，食品中の水分の状態を示し，乾燥した食品などでは吸湿曲線が得られ，水分の多い一般的な食品では脱湿曲線が得られる．図のA部分は食品成分のカルボキシル基($COOH$)やアミノ基(NH_2)と単分子層を形成している結合水の状態であり，B部分は次の多分子層を形成する準結合水の状態，またC部分は食品中の毛管部へ取り込まれている自由水の状態である．吸湿過程と脱湿過程で食品の水分含量に差が見られる現象を履歴現象（ヒステリシス）という．

図4.3 食品の等温吸湿曲線

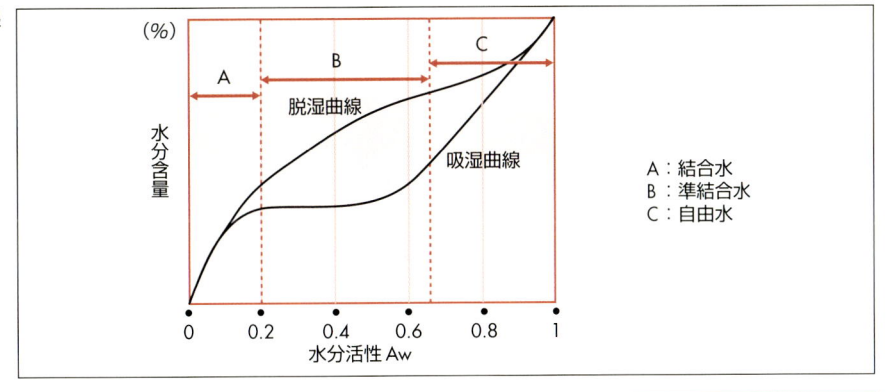

A：結合水
B：準結合水
C：自由水

1) 食品中の水は，結合水と自由水に区別される．結合水は，食品成分の表面に単分子層吸着し，自由に運動できない水のことで，100℃で蒸発せず，0℃でも凍結しない．自由水は食品成分との相互作用のない水をさし，100℃で蒸発し，0℃で凍結する．
2) 水分活性は，ある温度における純水の水蒸気圧に対する食品の示す水蒸気圧の比で表され，微生物の繁殖や化学反応に関与する自由水の量を表す指標となる．
3) 微生物が繁殖しやすい水分活性は細菌で0.9以上，カビで0.8以上である．
4) 水分活性0.65〜0.85のジャム，ゼリー，佃煮，味噌のような食品は中間水分食品と呼ばれ，糖や食塩の添加で自由水の割合が低いので，微生物の繁殖が起こりにくい．
5) 食品を冷凍するとき，最大氷結晶生成帯（−1〜−5℃）を速く通過する急速冷凍法では氷の結晶は小さく，解凍時に組織破壊が起こりにくい．
6) 食品が吸湿する場合と再び乾燥する場合，異なるプロセスをとる．これを履歴現象といい，水分含量と水分活性との関係を知ることができる．

4.2 炭水化物と食物繊維

A. 炭水化物の化学と機能

グルコース（$C_6H_{12}O_6$）などのように，炭素（C）の水和物（H_2O）を表す一般式$C_m(H_2O)_n$で示されるものは炭水化物（カーボハイドレート）と呼ばれてきた．しかし，デオキシリボース（$C_5H_{10}O_4$）やラムノース（$C_6H_{12}O_5$）のように，一般式にあてはまらない天然糖の存在が明らかになった．また逆に，酢酸（$C_2H_4O_2$）や乳酸

表4.1 炭水化物の分類

分類	細分類	例
単糖類	三炭糖	グリセルアルデヒド，ジヒドロキシアセトン
	四炭糖	エリトロース，トレオース
	五炭糖	キシロース，リボース，アラビノース，デオキシリボース
	六炭糖	グルコース，フルクトース，ガラクトース
	七炭糖	セドヘプツロース
オリゴ糖類	二糖	スクロース，マルトース，ラクトース
	三糖	ラフィノース，パノース
	四糖	スタキオース
多糖類	ホモ多糖	デンプン，グリコーゲン，セルロース
	ヘテロ多糖	グルコマンナン，ペクチン，寒天，キチン，キトサン
誘導糖質	糖アルコール	ソルビトール，キシリトール
	ウロン酸	グルクロン酸，ガラクツロン酸
	アミノ糖	グルコサミン，ガラクトサミン
	デオキシ糖	デオキシリボース，ラムノース
配糖体		非糖質分子とグリコシド結合した物質

($C_3H_6O_3$)のように一般式にあてはまるが，明らかに炭水化物の性質を有しない物質の存在が明らかとなり，不都合が生じた．そこで炭水化物を「糖質」と呼ぶことが推奨されているが，炭水化物という用語は現在も広く使われており，本書では両者を区別しないこととする．

炭水化物（糖質）は，カルボニル基（アルデヒド基[–CHO基]およびケトン基[＝CO基]）に隣接する炭素にヒドロキシル基（–OH基）をもつことが多いので，「ポリヒドロキシカルボニル類およびその誘導体」と定義され，単糖類，オリゴ糖類，多糖類，および誘導糖質に分類されている（表4.1）．

a. 単糖類

(1) 単糖の構造　単糖は炭素原子の数により，三炭糖（トリオース），四炭糖（テトロース），五炭糖（ペントース），六炭糖（ヘキソース），七炭糖（ヘプトース）などに分類される．また，アルデヒド基をもつ糖をアルドース，ケトン基をもつ糖をケトースという．たとえば，グルコースやマンノースは六炭糖でアルドースなので，アルドヘキソースという．カルボニル基を有する単糖類はすべて還元糖であり，フェーリング反応（$Cu^{2+} \rightarrow Cu_2O$）や銀鏡反応（$Ag^+ \rightarrow Ag$）のように金属イオンを還元する性質をもつ．

糖の構造を平面上に鎖状構造として表示するにはフィッシャーの投影式がよく使われる．三炭糖のグリセルアルデヒドを例にとると，2位の炭素原子は異なる4つの置換基（–CHO，–H，–OH，–CH_2OH）もつ不斉（キラル）炭素なので，鏡像関係にある2つの立体異性体が存在する（図4.4）．ヒドロキシル基が右側にあるものを D 型，左側にあるものを L 型と呼ぶ．天然に存在する単糖のほとんどは D

図4.4 グリセルアルデヒドのD型とL型

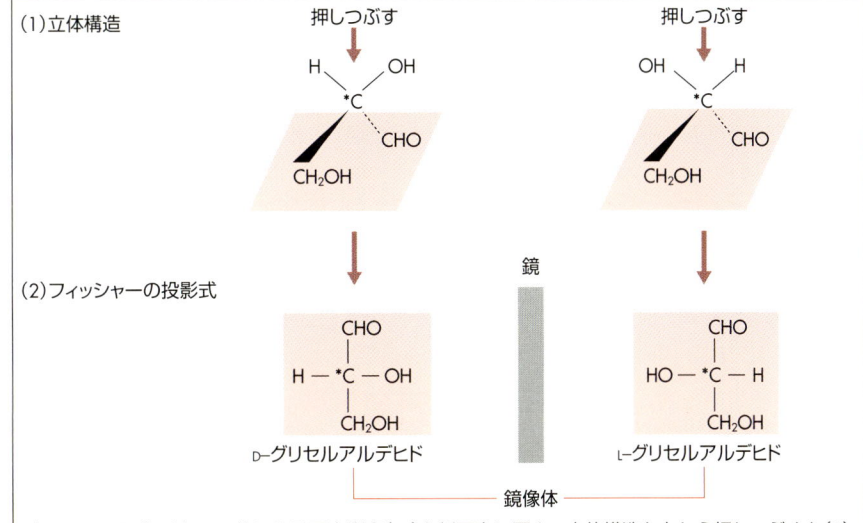

(1) 立体構造

(2) フィッシャーの投影式

D-グリセルアルデヒド　　L-グリセルアルデヒド

鏡像体

グリセルアルデヒドの2位にある不斉炭素(*)を紙面上に置き，立体構造を上から押しつぶすと(1)，不斉炭素の上方に向かって結合している-OHと-Hは不斉炭素の右と左に書くことができる．また不斉炭素の下方に向かって結合している-CHOと-CH₂OHは不斉炭素の上と下に書くことができる．アルデヒド基やケトン基はつねに上に書く(2)．

型であり，カルボニル基から最も離れた不斉炭素の立体配置（図4.5）の枠で囲んだ部分がD-グリセルアルデヒドと同じである．図4.5はグルコースの立体異性体を示す．D-グルコースとL-グルコースは互いに鏡像体（エナンチオマー）である．D-グルコースとD-マンノースはC-2のヒドロキシル基の位置だけが異なるのでC-2エピマーという．また，D-グルコースとD-ガラクトースはC-4の立体配置が異なるC-4エピマーである．

一般にアルドースの立体異性体の数は 2^{n-2}（n は炭素数）で表される．たとえば，アルドヘキソースの立体異性体は，$2^4 = 16$ 種存在することになる．一方，ケトースの場合，アルドースより不斉炭素原子が1つ少ないので，立体異性体の数は

図4.5 グルコースの鏡像体，エピマー

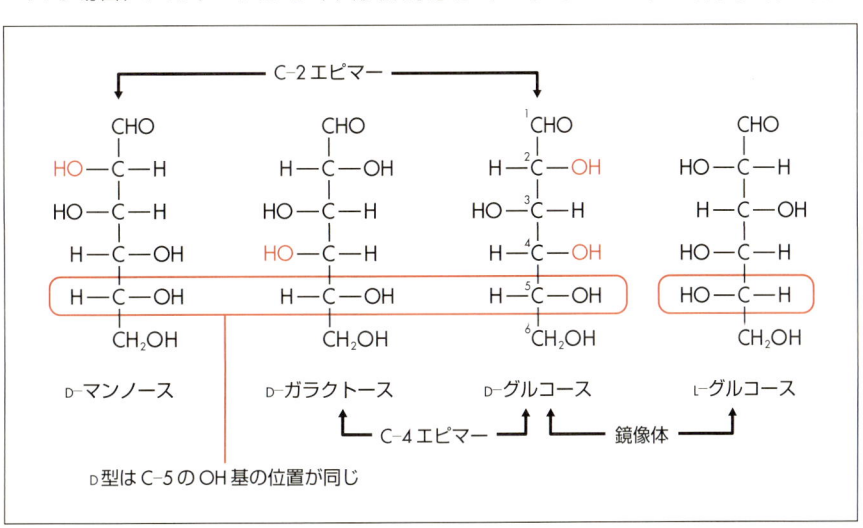

D-マンノース　　D-ガラクトース　　D-グルコース　　L-グルコース

C-2エピマー　　C-4エピマー　　鏡像体

D型はC-5のOH基の位置が同じ

4.2 炭水化物と食物繊維

2^{n-3} で表される.

(2) 単糖類の環状構造とアノマー

アノマー：一般にアルデヒドやケトンはアルコールと可逆的に付加反応してヘミアセタールを形成する（図 4.6）．この反応が糖の分子内で起こると、糖の環状構造が形成される．すなわち、図 4.7 に示すように、グルコースは同一分子内にアルデヒド基（1 位の炭素）とアルコール性のヒドロキシル基（5 位の炭素，OH 基）をもっているので、分子内ヘミアセタールを形成して環状構造を形成する．グルコースの場合、水溶液中では 6 員環の構造（ピラノース）をとり、フルクトースは 5 員環の構造（フラノース）をとる（図 4.8）場合が多い．糖が環状構造をとるとき 1 位の炭素は不斉炭素となるため、新たに 1 対の異性体が生じる．これらをアノマーと呼ぶ．表記上、α-アノマーでは OH 基の向きが炭素 5 位に結合した CH_2OH と反対側（下向き）にあり、β-アノマーでは同じ側（上向き）にある．環状構造の糖の 1 位の炭素に結合した OH 基は、ヘミアセタール性の OH 基（またはグリコシド性の OH 基）と呼ばれ、分子内の他の OH 基に比べ反応性に富む．たとえば、他の糖のアルコール性 OH 基と反応してアセタール（グリコシド結合）を形成する（後述）．

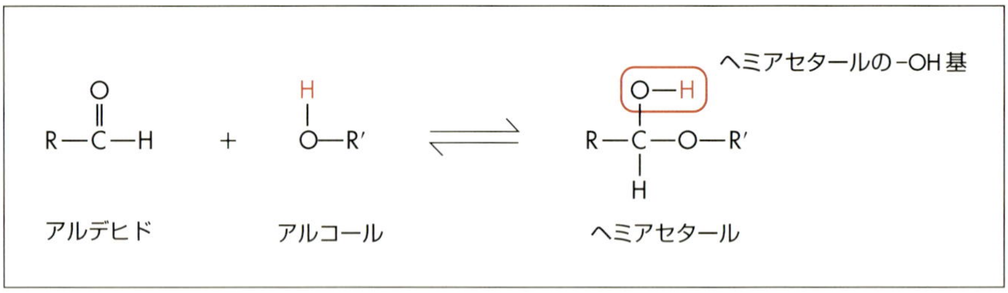

図4.6 ヘミアセタールの形成

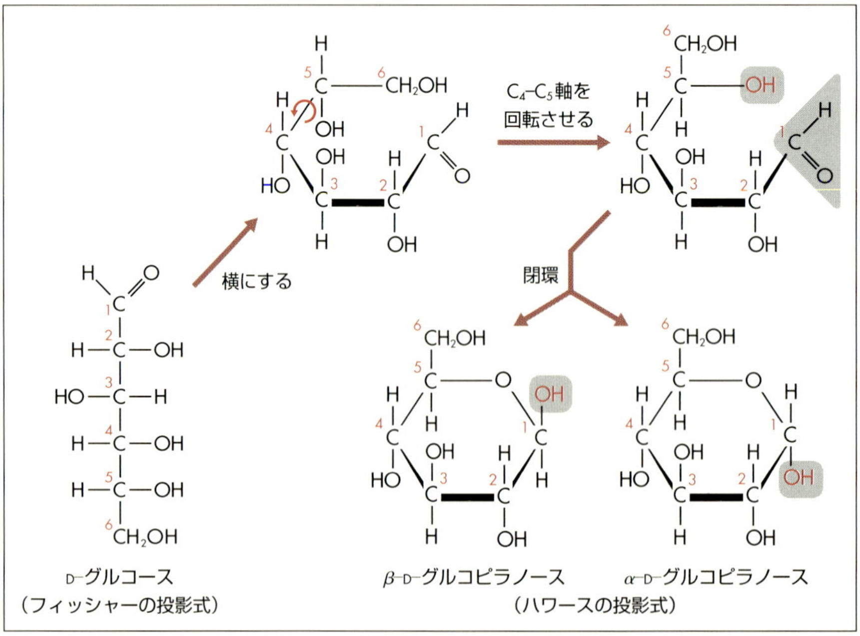

図4.7 糖の環状構造（グルコースの場合）

図4.8 糖の環状構造
（フルクトースの場合）

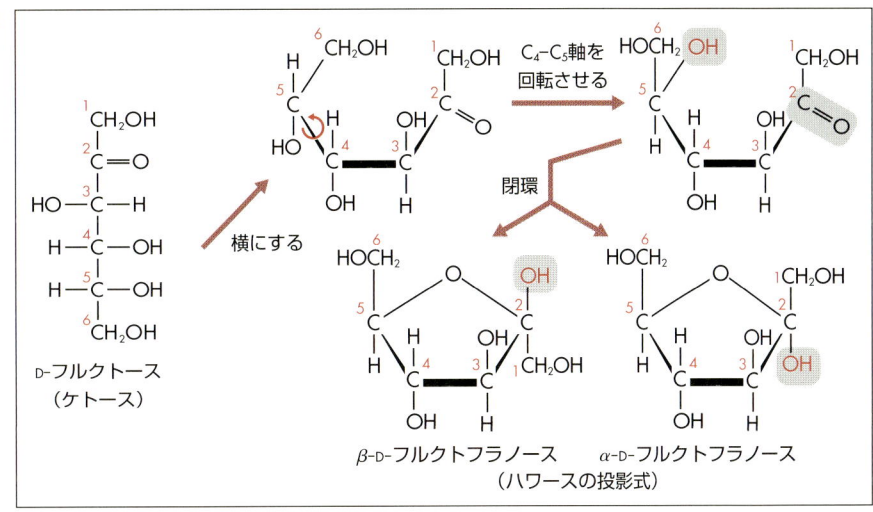

変旋光：糖は，その水溶液に偏光をあてると，その偏光面を特定の角度だけ回転させる性質（光学活性という）を示す．その偏光面の回転角度は旋光計で測定できる（試料セルの長さ10 cm，試料溶液の濃度1 g/ml，温度20℃での条件で測定値を比旋光度と呼ぶ）．たとえば，単糖類のα-D-グルコースとβ-D-グルコースの水溶液の比旋光度はそれぞれ112°，19°であるが，時間がたつといずれの場合も52.5°になる．この現象は，α→β変換およびβ→α変換が起こり，αとβが一定の割合（α：β＝36：64）で平衡に達したことを意味する．このような比旋光度の変化を変旋光という．アノマーの比率は温度によって変動する．また，アノマーは甘味度に差があり，D-グルコースのα型はβ型よりも1.5倍甘い．

　D-フルクトースの場合，β型はα型の約3倍甘いことが知られている．D-フルクトース水溶液は低温でβ型の比率が高くなり，より甘くなる．フルクトースを含む果実を冷やすと甘く感じられるのはこのためである．

(3)おもな単糖類

グルコース（ブドウ糖）：ブドウに約20％含まれるのでブドウ糖とも呼ばれる．また血糖として血液中に約0.1％含まれる．グルコースは生物体の最も重要なエネルギー源であり，食物として摂取したデンプン，スクロース（ショ糖）の消化によって生じる．細胞内ではアミノ酸，グリセロール，乳酸などから糖新生経路でつくられる．また，グルコースは酵母によるエタノール発酵の出発物質である．

フルクトース（果糖）：果実，蜂蜜，哺乳動物の精巣に存在する代表的なケトヘキソースである．スクロース，フラクトオリゴ糖，イヌリンなどの構成糖として存在する．糖類のなかでは最も甘い（β-D-フルクトースはスクロースの1.8倍）．フルクトースはグルコースの異性化反応でも得られる．動物体内ではフルクトースはいったんリン酸化された後に解糖系に入る．

ガラクトース：グルコースのC-4エピマーである．単糖類として存在するのはま

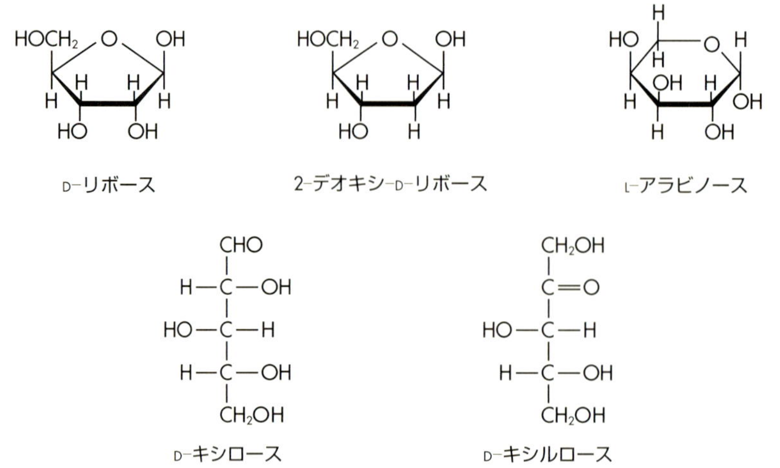

図4.9 アルデヒド基をもつ五炭糖

れであるが，ラクトースをはじめ種々のオリゴ糖や多糖の構成糖として存在する．L-ガラクトースは寒天の構成糖である．

マンノース：グルコースのC-2エピマーである．グルコマンナンやガラクトマンナンなどのオリゴ糖，多糖の構成糖として，また糖タンパク質の糖鎖成分として自然界に広く分布している（図4.5参照）．

リボースとデオキシリボース：リボースはアルデヒド基をもつ五炭糖．ヌクレオシド，ヌクレオチド，RNAに含まれる．また，NAD，NADPH，FAD，CoAなどの補酵素の構成成分である．生体内ではグルコースからペントースリン酸回路で合成される．D-リボースの2位のヒドロキシル基が水素で置換された2-デオキシ-D-リボースはDNAの構成成分である（図4.9）．

キシロースとキシルロース：キシロースはアルデヒド基をもつ五炭糖で，D型がタケノコに遊離型として，また植物多糖の構成成分として見いだされる．キシリトールはキシロースの還元によってつくられる糖アルコールである．キシルロースはケトン基をもつ五炭糖である．D-キシルロース5-リン酸は，ペントースリン酸回路，光合成経路の重要な中間代謝物である．D-キシロースとD-キシルロースはキシロースイソメラーゼによって相互変換する（図4.9）．

アラビノース：アルデヒド基をもつ五炭糖で，自然界では珍しくL型が多い．L-アラビノースは植物ガム質，ヘミセルロースの多糖の構成成分として広く分布する．動物の消化管からほとんど吸収されない（図4.9）．

（4）糖の誘導体　糖の誘導体を図4.10に示す．

糖アルコール：糖アルコールは，糖のアルデヒド基やケトン基をアルコール性ヒドロキシル基に還元したもので，元の糖よりヒドロキシル基が1つ増えたことになる．自然界では，バラ科果実（リンゴ，サクランボなど）に分布するソルビトール（グルシトール）が代表的な糖アルコールである．その由来は，グルコースが還元

図4.10 糖の誘導体

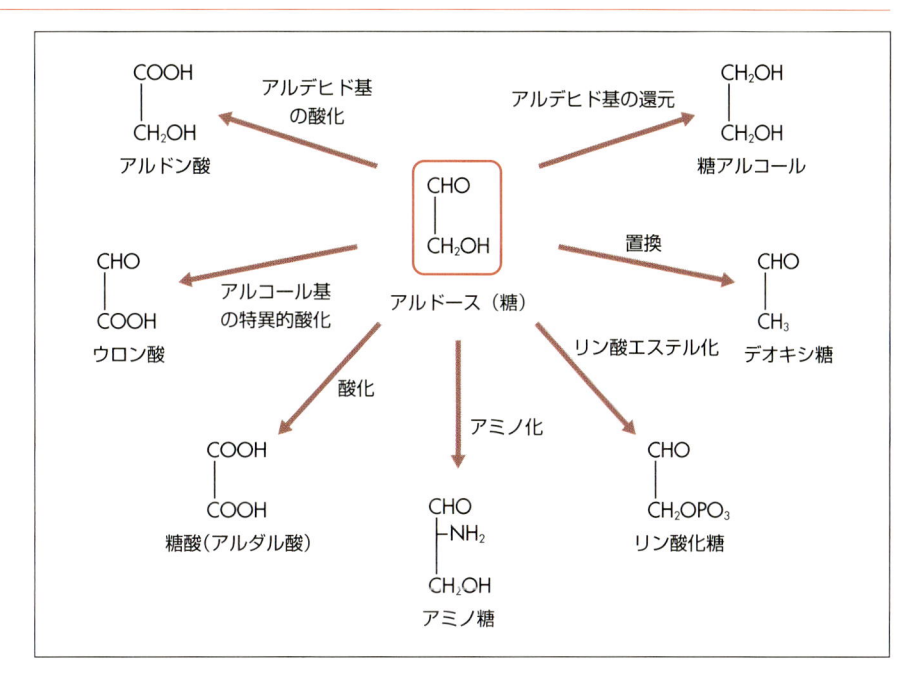

```
                    COOH              CH₂OH
                    |      アルデヒド基   |
                    CH₂OH   の酸化      アルデヒド基の還元  CH₂OH
                    アルドン酸                           糖アルコール

         CHO                    ┌─────┐
         |     アルコール基       │ CHO │    置換        CHO
         COOH   の特異的酸化      │ CH₂OH│              |
         ウロン酸                └─────┘  リン酸エステル化  CH₃
                       アルドース（糖）                   デオキシ糖

              COOH         酸化    アミノ化      CHO
              |                                 |
              COOH           CHO              CH₂OPO₃
              糖酸（アルダル酸） |              リン酸化糖
                              NH₂
                              |
                              CH₂OH
                              アミノ糖
```

(NADPH依存性アルドース還元酵素の作用)されることによる．工業的には，単糖類，二糖類のカルボニル基がラネーニッケル触媒やアマルガムで還元されてつくられる．糖アルコールは保水力に優れるので，たとえば，ソルビトールは佃煮，カステラ，甘納豆などの食品添加物として使われている．キシロースからつくられるキシリトールは適度の甘味度とさわやかな口腔内刺激を与え，また抗う蝕性を示すためチューインガムに使用されている．糖アルコールの原料とエネルギー，甘味度については第3章(表3.2)を参照．

ウロン酸：糖のアルデヒド基またはケトン基をそのままにして，炭素6位のアルコール基(CH_2OH基)を酸化して，カルボン酸(COOH)に変わったものをウロン酸という．グルクロン酸はグルコースの，ガラクツロン酸はガラクトースの，マンヌロン酸はマンノースのそれぞれウロン酸である．グルクロン酸は植物ガム質，ヘミセルロースなどの成分として広く分布するほか，肝臓での異物の抱合・排泄に関与する．ガラクツロン酸はペクチンの構成成分である．D-マンヌロン酸は海藻多糖であるアルギン酸の構成成分である．

アルドン酸：アルデヒド基が酸化された誘導体で，グルコースの電解酸化または微生物による酸化発酵によってグルコン酸が生じる．グルコン酸からは豆腐の凝固剤として使用されるグルコノデルタラクトン(GDL)が得られる．また，シュードモナス菌によって，グルコースから2-ケト-D-グルコン酸を経てエルソルビン酸が得られる．アスコルビン酸と同様の抗酸化性を有するエルソルビン酸は，食品添加物として利用されている．

糖酸(アルダル酸)：糖酸は硝酸のような強い酸化剤の処理によって，アルドースの

両端のアルデヒド基とアルコール基がともにカルボン酸に酸化された誘導体である.

アミノ糖：糖の一部のヒドロキシル基がアミノ基に置換された化合物で，多糖，糖タンパク質，糖脂質などの構成成分として存在する．代表的なアミノ糖として，ガラクトサミン，グルコサミンなどがあるが，アミノ基がアセチル化，硫酸化されたものが多い．N-アセチルグルコサミンはキチンの構成成分である．

糖エステル：糖や糖アルコールのヒドロキシル基はアルコール性ヒドロキシル基と同様に，酸と反応してエステルを生成する．スクロース（ショ糖）脂肪酸エステルは代表的なもので，乳化剤，品質安定化剤に用いられている．また，グルコース 6-リン酸，UDP-グルコースなど糖代謝中間体の多くはリン酸エステルとして存在する．

b. 二糖類とオリゴ糖類

(1) グリコシド結合　一般にヘミアセタール（p.38 参照）はアルコール類と反応する際，水の脱離を伴ってアセタールを形成する．これと同じような反応が単糖類どうしで起こると二糖類になる．すなわち，環状構造の単糖類はヘミアセタールなので，他の糖のアルコール性ヒドロキシル基と反応し，アセタールを形成する．このような結合を一般にグリコシド結合と呼ぶ（図4.11）．オリゴ糖や多糖類の結合様式はすべてグリコシド結合による．またその逆反応はグリコシド結合の加水分解反応であり，生体内では炭水化物の消化酵素が作用する．

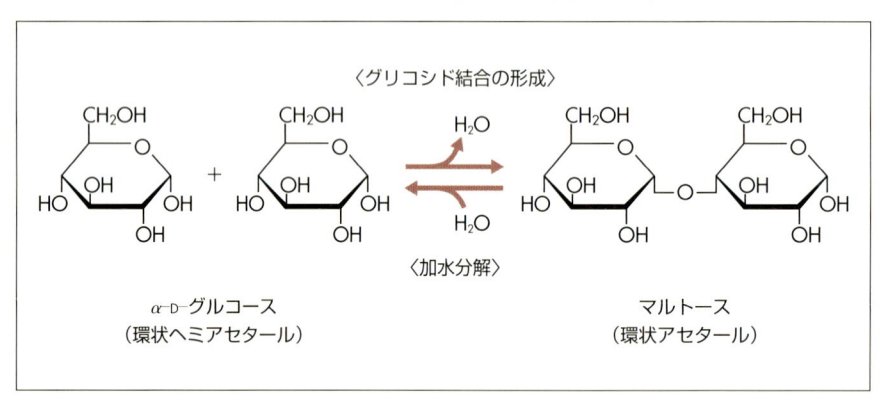

図4.11 アセタールの形成とグリコシド結合

(2) おもな二糖類，オリゴ糖類　二糖，オリゴ糖の系統命名法は次のように決められている．

還元性二糖：第一の糖（還元基がない）の名称の語尾を -ose（オース）から -osyl（オシル）に変え，第二の糖（還元基が残っている）の名称の前に置く．たとえば，ラクトースの場合，β-D-ガラクトース（第一の糖）と D-グルコース（第二の糖）が β-1,4 グリコシド結合しているので，"β-D-ガラクトピラノシル-(1→4)-D-グルコピラノース" と命名する（図4.12）．

非還元性二糖：構成糖をアルファベット順に記し，第二の糖の語尾を -ose（オー

図4.12 おもな二糖類

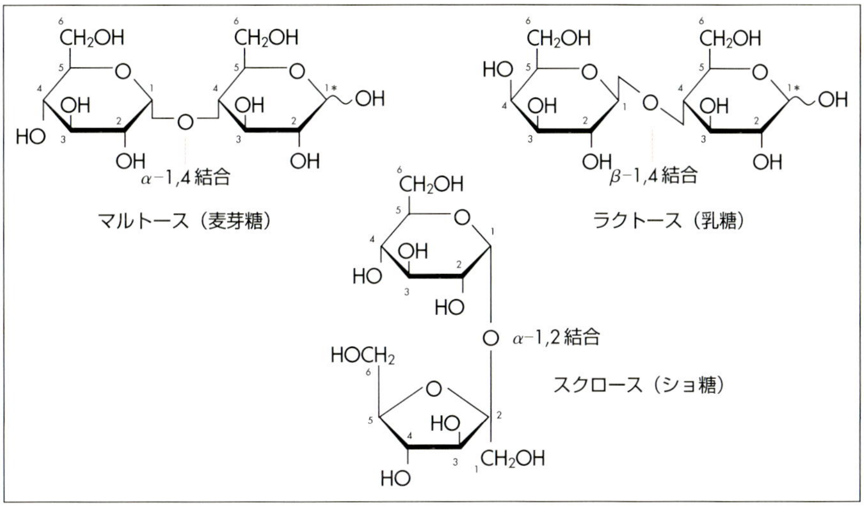

ス)から -oside (オシド)に変える．この命名法にしたがうと，スクロースは β-D-フルクトフラノース(第一の糖)の2位と α-D-グルコピラノース(第二の糖)の1位の間でグリコシド結合しているので，"β-D-フルクトフラノシル-(2→1)-α-D-グルコピラノシド"と命名される．しかし，スクロースはまた，β-D-フルクトシドでもあるので，"α-D-グルコピラノシル-(1→2)-β-D-フルクトフラノシド"と命名することもできる(図4.12)．

①マルトース（麦芽糖）[α-D-グルコピラノシル-(1→4)-D-グルコピラノース] アミロース，アミロペクチン，グリコーゲンの構成単位である．β-アミラーゼの作用により上記多糖から遊離する還元性二糖類．発芽中の種子でデンプンの分解産物として見いだされる．スクロースの約3分の1の甘味度を呈し，水あめの成分である．マルターゼ(α-グルコシダーゼ)によって2分子のグルコースに分解される．

②スクロース（ショ糖）[β-D-フルクトフラノシル-(2→1)-α-D-グルコピラノシド，または α-D-グルコピラノシル-(1→2)-β-D-フルクトフラノシド] サトウキビ（搾汁の約20％）や砂糖ダイコン(搾汁の10～15％)に含まれる．非還元糖のため酸化に対して安定で，甘味料や菓子の原料として広く使われている．温度によって甘味度は変化しないので，甘味度試験の基準物質に使われる．160℃でアメ状態になり，200℃以上で褐色のカラメルを生じる．スクロースにインベルターゼ(スクラーゼ)を作用させると，グルコースとフルクトースに分解され，旋光度が＋から－に変わる．これをスクロースの転化といい，グルコースとフルクトースの混合物を転化糖という．

③ラクトース（乳糖）[β-D-ガラクトピラノシル-(1→4)-D-グルコピラノース] 乳・乳製品に含まれる還元性二糖．乳糖分解酵素（ラクターゼ）が欠損または少ない人が大量の乳・乳製品を摂取すると，未消化の乳糖が大腸に入り浸透圧性下痢の症状を呈する(乳糖不耐症)．また，細菌による発酵により，CO_2 や H_2 が生じ，腹痛，下

痢，腹部膨満が起きる．

④トレハロース [α-D-グルコピラノシル-(1→1)-α-D-グルコピラノシド]　2分子のα-D-グルコースのグルコシド性ヒドロキシル基どうしが結合した非還元性二糖類．昆虫の体液，酵母，キノコに微量存在する．最近，デンプンから酵素法で製造できるようになった．トレハロースを分解するトレハラーゼは動植物に広く分布する．

⑤イソマルトース [α-D-グルコピラノシル-(1→6)-D-グルコピラノース]　グルコースがα-1,6結合した還元性二糖．アミロペクチン，グリコーゲンの分岐点として多糖に存在する．デンプンやデキストリンの部分加水分解で生じる．

⑥セロビオース [β-D-グルコピラノシル-(1→4)-D-グルコピラノース]　セルロースの基本骨格を構成する還元性二糖．単独で存在することはほとんどない．

⑦ラフィノース [α-D-ガラクトピラノシル-(1→6)-α-D-グルコピラノシル-(1→2)-β-D-フルクトフラノシド]　サトウキビ，綿実などにスクロースの多い植物の根，茎，種子に存在する非還元性三糖類．インベルターゼの作用を受けてグルコースとフルクトース間が加水分解され，α-ガラクトシダーゼによってガラクトースとグルコース間が加水分解される．

⑧スタキオース [α-D-ガラクトピラノシル-(1→6)-α-D-ガラクトピラノシル-(1→6)-α-D-グルコピラノシル-(1→2)-β-D-フルクトフラノシド]　チョロギの根，大豆など豆類に存在する非還元性四糖類．

⑨フラクトオリゴ糖　スクロース(GF：G＝グルコース，F＝フルクトース)のフルクトース基側に，1～3残基のβ-D-フルクトースがβ-1,2結合したオリゴ糖である．1-ケストース(GF_2)，ニストース(GF_3)，GF_4がある(図4.46，p.129参照)．自然界ではアスパラガス，ゴボウ，ヤーコンなどに微量に分布する．工業的には2分子のスクロース(GF)からフルクトース転移酵素を作用させて製造する(2GF→GFF＋G)．フラクトオリゴ糖は甘味料(スクロースの1/3程度の甘味度)として，また，低う蝕性，ビフィズス菌の増殖促進，血中脂質改善効果が見られるなど，食物繊維としての作用がある．

c.　多糖類

(1) 名称と分類　多糖類は構成単糖類の語尾 -ose (オース) を -an (アン) に変えることによって命名される．たとえば，グルコースの重合体はグルカン，フルクトース重合体はフルクタン，グルコースとマンノースの共重合体はグルコマンナンと呼ぶ．多糖類は，1種類の糖で構成されるホモ多糖類(アミロース，アミロペクチン，グリコーゲン，セルロースなど)と，複数の糖から構成されるヘテロ多糖類(グルコマンナン，ガラクトマンナン，アルギン酸など)とに大別される．

また，ヒトの消化酵素で消化されてエネルギー源となる多糖類(デンプン，グリコーゲン)と，消化酵素で消化されない，または消化されにくい難消化性多糖類と

に分類する場合もある．

(2)エネルギー源となる多糖

1)デンプン

[アミロースとアミロペクチン] 緑色植物の葉の葉緑体で光合成によってつくられるデンプンは，夜間に分解されてスクロースに変換される．スクロースは，師管を通ってデンプン貯蔵組織(塊根，塊茎，種子，果実)へ運ばれ，デンプンの合成素材に使われる．デンプンの成分にはアミロースとアミロペクチンがある．アミロースはグルコースの重合度1,000程度のα-1,4結合した鎖状らせん構造(グルコース6残基で1回転)の高分子である．一方，アミロペクチンはグルコースのα-1,4結合とα-1,6結合をもつ重合度1万～10万の分枝状高分子である(図4.13, 表4.2)．

一般に，デンプンはアミロース(約25%)とアミロペクチン(約75%)の混合物である．そのようなデンプンを有する植物をうるち種という．一方，アミロペクチン100%からなるデンプンを有する植物をもち種(うるち種の突然変異で生じた)といい，米，大麦，トウモロコシ，モロコシ，キビ，アワ，アマランサスなど一部の植物に見られる．もち種だけの植物は現存しない．うるちデンプンをヨウ素染色すると，らせん状構造をもつアミロースにヨウ素分子が取り込まれ，複合体をつくるので青く染まる．もちデンプンはヨウ素分子の取り込み量が少なくなるので赤紫色に染まる．

[デンプン粒の構造] デンプンは水に不溶性のデンプン粒として，穀類種子，イモ類，豆類，未熟果実などの非光合成組織の細胞内アミロプラスト(細胞小器官の一種)内

図4.13 アミロースとアミロペクチンの構造

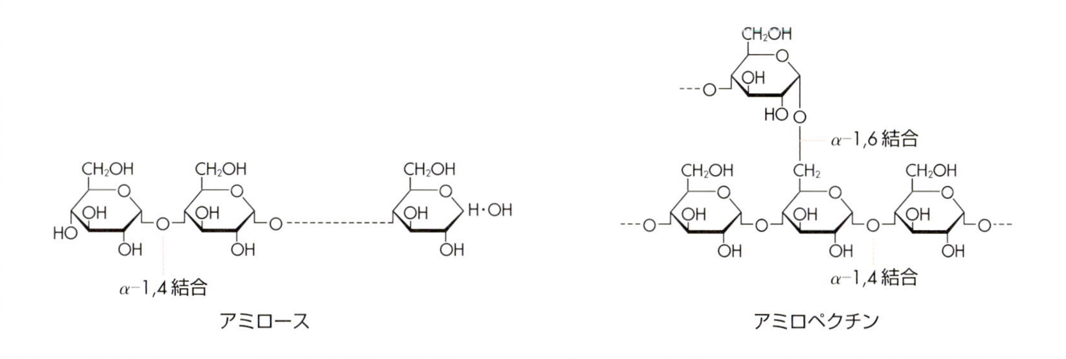

表4.2 アミロースとアミロペクチンの性質

性質	アミロース	アミロペクチン
化学結合	α-1,4結合	α-1,4とα-1,6結合
数重合度	100～20,000	3,000,000
ヨウ素呈色	深青色	赤紫色
ヨウ素との複合体の最大吸収波長(nm)	660	550
ヨウ素結合量	20	1以下

に存在する．デンプン粒の形や大きさは植物起源によって異なる．たとえば，ジャガイモデンプン粒は卵形で直径約 40 μm, コメデンプンは角張っていて直径約 10 μm である（表4.3）．デンプン粒の切片を透過型電子顕微鏡で観察すると，樹木の年輪のようなリング状模様が見られるが，これはアミロペクチンが房状構造（図4.14）をとり，結晶領域を形成しているためである．アミロースは結晶構造には関与しないと考えられている．

[糊化と老化] デンプン粒（生デンプンまたは β-デンプンともいう）を水とともに加熱すると膨潤し，さらに加熱を続けると透明な糊状になる．この現象を糊化という（図4.15）．糊化したデンプンを糊化デンプン（α-デンプン）と呼ぶ．糊化すると，デンプン分子のミセル（分子集合体）がほどけた状態になっているので，消化酵素によって分解されやすい．デンプン粒が膨潤すると粘度は最高となり，加熱を続けてデンプン粒が崩壊すると粘度が低下する（ブレークダウンという）．ジャガイモデンプンは他のデンプンに比べて，ブレークダウンが急激である．一般にイモデンプンの粘度は穀類デンプンよりも大きい．このため料理に「とろみ」をつけるには，

表4.3 各種デンプンの特性

	コメ	トウモロコシ	小麦	ジャガイモ	サツマイモ
粒形	多角形	多角形	凸レンズ状	卵形，球形	球形，楕円形
平均粒径(μm)	2〜5	13〜25	大粒15〜40；小粒2〜10	30〜40	20
アミロース含量(%)	18	26	24	20	21
アミロース数平均重合度	1,100	1,000	1,180	4,900	4,100
アミロペクチン数平均重合度	8,200	16,000		11,000	9,900
X線回折像*	A型	A型	A型	B型	B/C型
糊化温度(℃)	58	64	51	61	64

＊ デンプン粒は分子が無秩序に集合したものではなく，部分的に微小な結晶構造を有している．X線粉末法で得られるデンプン粒の回折像は植物の起源によって異なり，A型（穀類），B型（ジャガイモなどの塊茎），C（サツマイモ，ヤマノイモのような根，エンドウ，緑豆などの豆類）に分類されている．

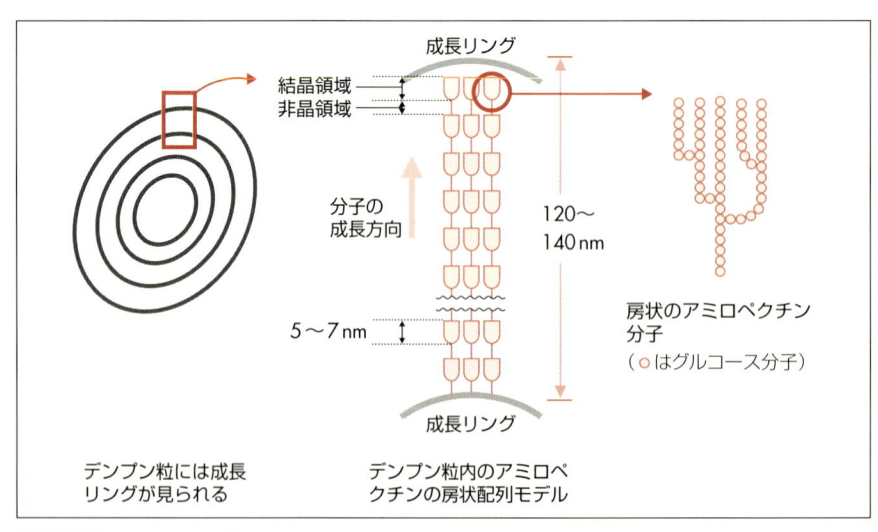

図4.14 デンプン粒内のアミロペクチン分子の配列

図4.15 デンプンの糊化と老化（模式図）

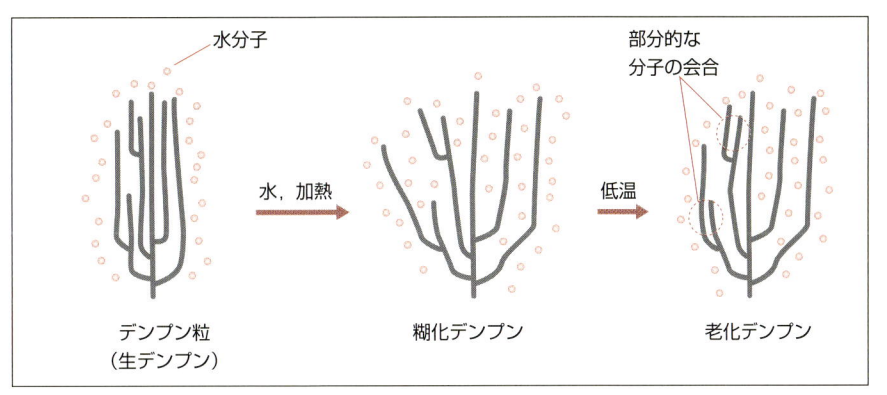

水分子／部分的な分子の会合

デンプン粒（生デンプン） →（水，加熱）→ 糊化デンプン →（低温）→ 老化デンプン

ジャガイモデンプンなどが用いられる．

　糊化デンプンを低温で長時間保つと，デンプン分子のミセルの形成が部分的に起こる（図4.15）．このような状態をデンプンの老化といい，消化酵素によって分解されにくい．アミロース含量が高いデンプンほど老化しやすい．糊化デンプンを老化から防止するには，① 80℃以上の高温に保つ（例：ご飯を炊飯ジャーに保つ），② 乾燥または急速脱水によって水分含量を 10～15% に減じる（例：インスタント乾燥麺，α化米，せんべいなど），③ 糖などの保水剤を添加して水を奪う（例：だんごなど）などの方法がある（p. 145 参照）．

　デンプンの糊化特性は植物の起源によって異なる．糊化特性を調べる装置として，フォトペーストグラフィー（デンプンの糊化時に光の透過度が増加することを利用），示差走査型熱量分析（デンプンの結晶構造の崩壊による吸収熱や糊化温度を測定できる），また，ブラベンダーアミログラフ（糊化過程を粘度変化で追跡できる）がよく知られている．

　2）グリコーゲン　グリコーゲンは水溶性多糖で，グルコースの α-1,4 結合と α-1,6 結合から構成されており，アミロペクチンと類似した構造をもつ．しかしアミロペクチンの単位鎖長よりも短く，分岐度（α-1,6 結合の数）は高い．ヨウ素で染色すると赤褐色を呈する．動物のあらゆる組織に分布するが，とくに肝臓で 4%，骨格筋に 0.1% 程度存在する．冬季（旬）の牡蠣のグリコーゲン含量は 10% に達する．

(3) **難消化性多糖類**　難消化性多糖類には動植物，微生物起源のさまざまなものが知られており，食物繊維に分類されている（図4.16，表4.4）．

　1）セルロース　植物細胞壁を構成する主要な多糖で，D-グルコピラノースが β-1,4 結合でつながった水不溶性の繊維状高分子である（図4.16）．地球上で最も多い炭水化物で植物体の乾燥重量の 40～70% を占める．平均重合度は天然状態で 3,000～10,000，脱脂綿で 1,300 程度，ろ紙は 500 程度である．ヒトはセルロース分解酵素をもたない．強アルカリの下でセルロースとモノクロロ酢酸

図4.16 難消化性多糖類

セルロースの構造

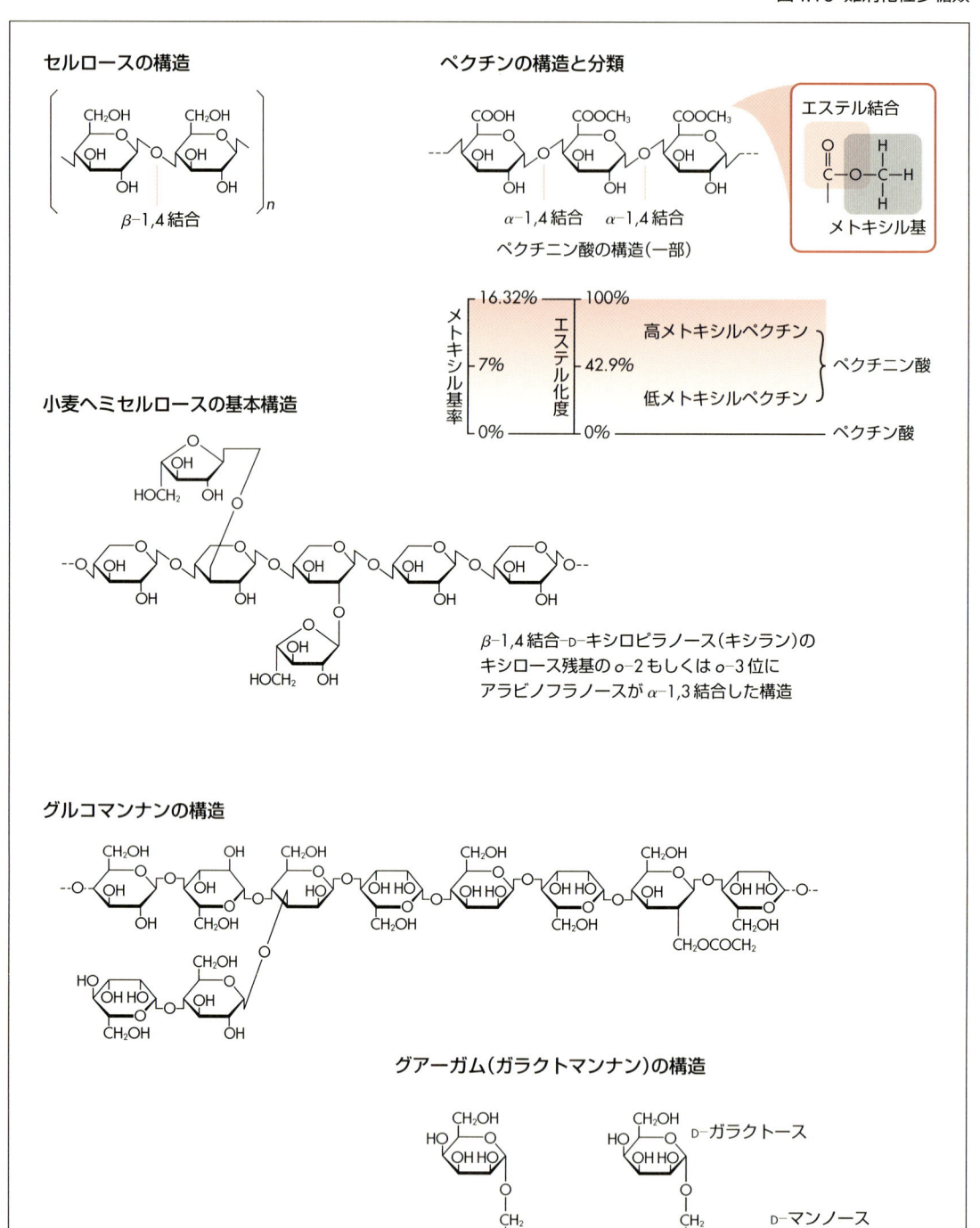

β-1,4 結合

ペクチンの構造と分類

α-1,4 結合　α-1,4 結合
ペクチニン酸の構造（一部）

エステル結合
メトキシル基

メトキシル基率	エステル化度	
16.32%	100%	高メトキシルペクチン ─┐
7%	42.9%	低メトキシルペクチン ─┴ ペクチニン酸
0%	0%	ペクチン酸

小麦ヘミセルロースの基本構造

β-1,4 結合-D-キシロピラノース（キシラン）の
キシロース残基のo-2もしくはo-3位に
アラビノフラノースがα-1,3 結合した構造

グルコマンナンの構造

グアーガム（ガラクトマンナン）の構造

D-ガラクトース
D-マンノース
β-1,4 結合

図4.16 難消化性多糖類（続き）

アルギン酸のブロック構造（模式図）

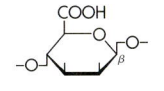

D-マンヌロン酸残基（M）　　L-グルロン酸残基（G）

Mブロック-------M-M-M-----
Gブロック-------G-G-G-----
MGブロック-----G-M-G-M-M-G-M-G-G-M-----

アガロースの構造

アンヒドロ-L-ガラクトース　　D-ガラクトース　　アンヒドロ-L-ガラクトース

R：HかCH$_3$,
〔 〕：アガロビオース,
〔 〕：ネオアガロビオース,
アガロペクチンは数％の硫酸，1％のピルビン酸を含む

キチン，キトサンの構造

キチン　　β-1,4結合

キトサン

フコイダンの構造（推定）

主要部

一部

ポリデキストロースの基本構造

R＝H，グルコース，ソルビトール，ポリデキストロース

表4.4 食物繊維の分類

起源		食物繊維	構成糖など	特徴・機能など	分布
不溶性	植物細胞壁	セルロース	グルコース	ミクロフィブリルを形成．酸，アルカリに不溶．エチレンジアミン，銅アンモニウム溶液に可溶．可溶性セルロース誘導体カルボキシメチルセルロース	穀類，野菜
		ヘミセルロース	キシロース，マンノース，ガラクトース	アルカリで抽出．小麦ヘミセルロースはNa排泄促進，血圧上昇抑制効果	穀類，豆類，野菜
		不溶性ペクチン（プロトペクチン）	ガラクツロン酸（一部メチルエステル化），ラムノース，キシロース	プロトペクチナーゼによって水溶性ペクチン（ペクチニン酸，ペクチン酸）に分解される	未熟果実
		イヌリン	フルクトース	細胞中にコロイド状で存在．熱水に可溶	キクイモ，ゆりね，ゴボウ，ヤーコン
		リグニン	ポリフェノール系高分子（非多糖）	分解されにくい．イオン交換能，胆汁酸結合能	ココア，野菜
	動物	キチン，キトサン	キチンはN-アセチルグルコサミン，キトサンはグルコサミン	キチンは強固な結晶構造を形成．水・有機溶媒に不溶．キトサンはアルカリ，有機溶媒に不溶，酸に可溶．血中コレステロール改善（特定保健用食品）	甲殻類，きのこ類
水溶性	植物	ペクチン（ペクチニン酸，ペクチン酸）	ガラクツロン酸（一部メチルエステル化）	ゲル化，粘性，コレステロール低下作用	果実，野菜
		グルコマンナン	グルコース，マンノース	高粘性，保水性，ゲル化，コレステロール低下作用，耐糖能性改善	コンニャクイモ
		グアーガム（ガラクトマンナン）	D-ガラクトースとD-マンノース	冷水に可溶，高粘性，脂質代謝改善，糖質代謝改善	マメ科植物（グアール）
		サイリウム（サイリウムガム）	キシロース，L-アラビノース，L-ラムノース，D-ガラクツロン酸	ゲル形成，増粘安定剤	オオバコ種子
	海藻	寒天（アガロース，アガロペクチン）	D-ガラクトース，アンヒドロ-L-ガラクトース	アガロペクチンは硫酸基，ピルビン酸を含む	紅藻類（マクサなど）
		カラゲナン	ガラクトース，アンヒドロ-D-ガラクトース	硫酸基をもつ酸性多糖，寒天に似た性質	紅藻類（キリンサイなど）
		アルギン酸	D-マンヌロン酸，L-グルロン酸	イオン交換能，Ca，Ng塩は不溶性血圧上昇抑制，コレステロール低下作用，増粘剤	褐藻類（コンブ，ワカメ，モズク）
	微生物	カードラン（β-1,3グルカン）	グルコース	80℃未満で熱可逆性ゲル化性，80℃以上で不可逆性ゲル形成	グラム陰性細菌による発酵多糖
		キサンタンガム	グルコース，マンノース，グルクロン酸	増粘剤，安定剤	グラム陰性細菌による発酵多糖
		ジェランガム	グルコース，ラムノース，グルクロン酸	透明性に優れたゲル形成，耐熱性	グラム陰性細菌による発酵多糖
		プルラン	グルコース	造膜性，接着性	黒酵母による発酵多糖
	植物（低分子）	難消化性デキストリン	グルコース	血糖値上昇抑制，整腸作用	デンプンの部分分解物（アミラーゼ抵抗性）
		フラクトオリゴ糖	グルコース，フルクトース	甘味料，腸内環境改善，抗う蝕性	ヤーコン，バナナ，ゴボウ
		糖アルコール	ソルビトール，キシリトール，マルチトールなど	甘味料，保存剤，褐変物質反応を起こさない，糖質代謝改善，抗う蝕性ほか	サクランボ，リンゴ
	合成	ポリデキストロース	ソルビトールを含むグルコースのポリマー	整腸作用，特定保健用食品（飲料）	合成多糖

($ClCH_2COOH$)を反応させると，セルロース分子のヒドロキシル基の一部が$-OCH_2COO-$基に置換され，カルボキシメチルセルロース（CMC）が生成される．CMCは冷水に溶け，食品の成型剤，増粘剤として利用されている．

2）**ヘミセルロース** セルロース以外の植物細胞壁に分布する水不溶性多糖類をいう．ペントースのホモ多糖（キシラン，アラバン），ヘキソースのホモ多糖（マンナンなど）のほか，異なった種類の単糖（マンノース，ガラクトース，キシロースなど）で構成されるヘテロ多糖がある．

3）**ペクチン** ペクチン質として，不溶性のプロトペクチン，水溶性のペクチニン酸とペクチン酸の3つに大別される．ペクチン酸はα-D-ガラクツロン酸がα-1,4結合した重合体である．ペクチン酸のD-ガラクツロン酸残基がメチルエステル化（$COOCH_3$）したものをペクチニン酸と呼ぶ．メトキシル基（$-OCH_3$基）の含量が7〜16.32％*のものは高メトキシルペクチン（HM-ペクチン）と呼ばれ，糖の添加（55〜65％）と酸の添加（pH 3〜3.5）で加熱するとゲル化し，ジャム，マーマレードなどがつくられる．一方，メトキシル基7％未満のものは低メトキシルペクチン（LM-ペクチン）と呼ばれ，カルシウムイオンの存在でゲル化し，ムースやゼリーがつくられる．未熟果実の細胞壁（一次細胞壁）にはプロトペクチンが多いが，その性状には不明な点が多い．果実が熟すとプロトペクチナーゼによってペクチニン酸とペクチン酸に分解される．

> * ペクチン酸（$C_6H_8O_6$）$_n$のカルボキシル基がすべてメチルエステル化したものを（$C_7H_{10}O_6$）$_n$と表すことができる．そのメトキシル基の比率を計算すると，$C_7H_{10}O_6$ = 190，OCH_3 = 31であるから，31/190 × 100 = 16.32％（エステル化度としては100％）となる．

4）**グルコマンナン** コンニャクイモ（サトイモ科）に含まれるのでコンニャクマンナンともいう．D-グルコースとD-マンノース（構成比1：1.6〜2）がβ-1,4結合した多糖類である．この多糖類に水を加えると膨潤し，粘稠なコロイド状態になる．これに石灰（酸化カルシウム）を加えると強いゲルができる．これがコンニャクである．また，グルコマンナンはヤマイモをすり下ろしたときの粘性物質でもある．

5）**グアーガム（ガラクトマンナン）** 豆科植物の種子に多く見られる．グアーガムの名称はグアール（クラスタマメ）に由来する．その種子に含まれるガラクトマンナンは約40％におよぶ．β-1,4結合のマンノース残基からなる主鎖に，異なった頻度で，α-1,6結合したガラクトース1残基がついている．D-マンノースとD-ガラクトースの量比は64：36である．高い粘性があるので，安定剤，結着剤として，冷菓子，飲料，ソーセージなどの肉製品に利用されている．

6）**イヌリンとレバン** イヌリンはフルクタンの一種で，既出のフラクトオリゴ糖である1-ケストースを基本骨格とし，隣接するフルクトースどうしがβ-2,1結合した貯蔵多糖類である．ダリア，キクイモなどキク科植物の根茎に存在する．

一方，6-ケストースを基本骨格とし，隣接するフルクトースどうしが β-2,6 結合した多糖はレバンと呼ばれ，単子葉植物の茎や葉に含まれる．

7) 寒天 江戸時代，紅藻類テングサの煮汁から偶然つくられた寒天はアガロース(30%)アガロペクチン(70%)からなる．アガロースは D-ガラクトースと 3,6-アンヒドロ-L-ガラクトースからなり，β-1,4 結合と β-1,3 結合をもつ複雑な構造をもつ多糖である．アガロペクチンはアガロースと糖組成は同じだが，そのほかに 3～10%の硫酸基($-OSO_3^-$基)と約 1%のピルビン酸を含んでいる．寒天は冷水には溶けないが，熱水に溶けてゾルになり，冷却するとゲルになる．食品の賦形剤，微生物の培地，飲料の清澄剤などに使用されている．

8) アルギン酸 褐藻類やある種の細菌が産出する．構成糖は D-マンヌロン酸(M)と L-グルロン酸(G)である．MとGの分子内分布は生物起源によって異なるが，M ブロック(DP = 15～20)，G ブロック(DP = 250)，MG 混合ブロックが見つかっている．アルギン酸のナトリウム塩（アルギン）の酸性水溶液は糸状ゲルとなり，手術糸などの医療用として用いられる．アルギン酸塩はまた乳化安定剤，ゲル化剤など食品添加物として使われている．

9) キチン，キトサン キチンは N-アセチルグルコサミンが β-1,4 結合したポリマー（重合体）で，カニやエビなどの甲殻類，菌類に存在する構造多糖である．キチンはカニの殻を酸・アルカリで処理後の残渣として得られ，化学的性質はセルロースに似ている．キチンを濃アルカリで加熱して得られる脱アセチル化物はキトサン(β-1,4-D-グルコサミンのポリマー)と呼ばれる．希酸溶液にしか溶解しないキトサンは抗菌作用を示すので，野菜の水煮や浅漬けなどに保存剤として利用されている．

10) フコイダン ワカメ，コンブなど褐藻に含まれる粘質多糖．L-フコースが 1,2-結合した多糖，フコース残基の 4 位に硫酸基($-OSO_3^-$基)が結合している．

B. 食物繊維の化学と機能

a. 食物繊維の定義

食物繊維は，日本では「ヒトの消化酵素で消化されない，もしくは消化されにくい食品中の難消化性成分の総称」と定義され，その起源によって，植物性多糖類(セルロース，ヘミセルロース，ペクチンなど)，海藻多糖類(アガロース，アルギン酸，カラゲナン，フコイダンなど)，動物性多糖類(キチン，キトサンなど)，微生物由来の多糖類(カードラン，ジェランガムなど)に分類される．非多糖類であるリグニン(ヒドロキシフェニルプロパンを基本単位として重合したポリフェノール系高分子物質)も含まれる．また，低分子のフラクトオリゴ糖，工業的につくられるポリデキストロースなども食物繊維に含まれる（表 4.4 参照）．一方，食物繊維は生理機能の面から水溶性食物繊維(SDF)と不溶性食物繊維(IDF)に分類されている．食物繊維の 1

日の目安量は，摂取エネルギー1,000 kcal あたり10 g とされている．

b. 食物繊維の機能

セルロースなどの難消化性多糖はすべて食物繊維であるが，栄養源すなわちエネルギー源にまったくならないかというと必ずしもそうではない．食物繊維は腸内細菌によって発酵分解され，生成した短鎖脂肪酸（プロピオン酸，酪酸）や乳酸の一部は大腸細胞に吸収されエネルギー源となる．その発酵分解の程度によってエネルギー換算係数(kcal/g)は異なる(表4.5)．

食物繊維の生理機能は，その物理化学的性質（保水性，粘性，イオン交換能，吸着能，ゲル形成能など）と関係が深い．たとえば，ペクチンやグルコマンナンのようなSDFは吸水すると消化管内で粘性の高い溶液になり，栄養素の拡散・消化吸収を遅らせ，結果的に肥満防止，糖尿病予防，コレステロール値上昇抑制効果が期待できる．カルボキシル基や硫酸基を有する酸性多糖はCa，Mg，Zn などの二価の金属イオンと結合し吸収を妨げるマイナス面もあるが，SrやCdのような有害金属の排泄を促す．さらに，食物繊維は腸内細菌によって発酵・分解され短鎖脂肪酸や乳酸が生成されるが，腸内環境の改善，大腸がん発生抑制機能もある．以下におもな生理機能を述べる．

(1) 肥満防止 IDFは食物の咀嚼回数を増加させ，だ液や胃液の分泌を促進する．SDFは胃内で膨潤して食塊の体積と粘性を増加させ，胃内での滞留時間を長くする．それゆえ食物繊維の多い食事は満腹感を与え，食物の過剰摂取を防ぐ．

(2) コレステロール値上昇抑制 ペクチンやグルコマンナンのような粘性の高いSDFに血中や肝臓のコレステロール値上昇抑制効果が見られる．その作用機序としては，脂質吸収のためのミセル形成の阻害により，①食事性のコレステロールの吸収抑制と胆汁酸の回腸からの再吸収抑制，②コレステロールと胆汁酸排泄促進，③肝臓におけるコレステロールからの胆汁酸合成→肝臓でのコレステロール不足→血漿コレステロール低下が提唱されている．また，食物繊維の腸内細菌による分解，発酵で生じた短鎖脂肪酸（プロピオン酸や酪酸）が生体内コレステロール代謝系に関与するとも考えられている．

(3) 血糖値上昇抑制 とくにSDFは高い粘性を有するので，小腸における内容物の移動速度とデンプンの消化を遅らせる．その結果，グルコースの吸収が緩慢

表4.5 食物繊維のエネルギー換算係数

エネルギー換算係数(kcal/g)	発酵分解率(%)	食物繊維素材
0	25%未満	寒天，キサンタンガム，サイリウム種皮，ジェランガム，セルロース，低分子アルギン酸Na，ポリデキストロース
1	25%以上75%未満	アラビアガム，難消化性デキストリン，ビートファイバー
2	75%以上	グアーガム，小麦胚芽，湿熱処理デンプン，水溶性大豆食物繊維，プルラン

厚生労働省医薬局「栄養表示基準における栄養成分等の分析方法等について」の一部改正(平成15年)より一部改変．

になり，血糖値の上昇が抑制される．インスリン分泌も抑制され，肥満防止，糖尿病予防に役だつ．

(4) 便秘予防　食物繊維は大腸での便の体積を増加させ，通過時間を短縮させ，排便を促進する．また，腸内発酵によって生成した短鎖脂肪酸や乳酸は消化管の蠕動運動を促し，排便を促進する．

(5) 大腸がん発生抑制　前項で述べた食物繊維による排便促進効果は，発がん物質の腸内滞留時間の短縮につながり，発がんリスクを下げる要因になる．また，腸内発酵によって生成する短鎖脂肪酸や乳酸のため腸内のpHが低く保たれる．これによって，乳酸菌やビフィズス菌などの有用菌が増殖するなど腸内環境が改善される一方で，嫌気性菌の増殖を防ぎ，二次胆汁酸やアミン類などの発がん促進物質の生成を抑える．

C. 炭水化物に富んだ食品

食品成分値からみると，炭水化物，とくにデンプンの多い食品として，穀類，イモ類およびデンプン類，豆類（大豆を除く），砂糖類をあげることができる（表4.6）．そのなかでも，穀類は，私たちの食生活において，総エネルギー供給量（摂取量とみなす）の約36％を占める重要な食品である（表4.7）．また穀類は供給量も多いことが反映して，日本人の平均摂取タンパク質の約24％を占め，重要なタンパク質源ともなっている．藻類（乾燥物）は炭水化物が多い食品であるが，その大部分は食物繊維である（表4.6）．

a. 穀類

一般に穀類とは単子葉類イネ科の種子のデンプン性種子をさす．双子葉類のデンプン性種子（ソバなど）は擬穀類と呼ばれているが，広義の穀類に分類されている．アメリカ農務省の統計（2015/2016年度）によると，世界の穀物総生産は24.7億トンで，その内訳はトウモロコシ（9.69億トン）が最も多く，これに小麦（7.32億トン），米（4.71億トン）が続く．これら三大穀物だけで穀物総生産の約87％を占める．穀類の特徴は，環境適応性に富み，収量がよく，食味が淡白で常食に適すること，水分含量が低いので保存性，輸送性に優れていること，エネルギー源のみならずタンパク質源として安価で入手しやすいことなどがあげられる．

b. 穀類種子の構造

穀類種子は組織学的に同じ構造をしている．コメを例にとると，籾殻（穎）に包まれた玄米の最外層は果皮（表皮，中果皮，横細胞，管細胞）でおおわれ，その下層に種皮，続いて胚乳（糊粉層［アリューロン層］と胚乳細胞）がある．胚芽（幼根，子葉）は胚乳とは胚盤を隔てて別の位置にある（図4.17）．小麦や大麦種子には粒溝があるが，基本的にコメ種子と同じ構造をしている（図4.18参照）．なお，皮部（果皮，種皮）と胚乳の糊粉層は，コメの搗精（精白）および小麦の製粉の際，それぞれ糠，フ

	食品	エネルギー	水分	タンパク質	脂質	炭水化物	食物繊維総量	灰分
		(kcal)	(g)					
穀類	米［水稲穀粒］							
	玄米	353	14.9	6.8	2.7	74.3	3.0	1.2
	半つき米	356	14.9	6.5	1.8	75.9	1.4	0.8
	七分つき米	359	14.9	6.3	1.5	76.6	0.9	0.6
	精白米（うるち米）	358	14.9	6.1	0.9	77.6	0.5	0.4
	はいが精米	357	14.9	6.5	2.0	75.8	1.3	0.7
	小麦［玄穀］							
	国産（普通）	337	12.5	10.6	3.1	72.2	10.8	1.6
	輸入（軟質）	348	10.0	10.1	3.3	75.2	11.2	1.4
	硬質	334	13.0	13.0	3.0	69.4	11.4	1.6
	小麦粉							
	薄力粉1等	367	14.0	8.3	1.5	75.8	2.5	0.4
	中力粉1等	367	14.0	9.0	1.6	75.1	2.8	0.4
	強力粉1等	365	14.5	11.8	1.5	71.7	2.7	0.4
	そば そば粉							
	全層粉	361	13.5	12.0	3.1	69.6	4.3	1.8
	内層粉	359	14.0	6.0	1.6	77.6	1.8	0.8
	中層粉	360	13.5	10.2	2.7	71.6	4.4	2.0
	表層粉	358	13.0	15.0	3.6	65.1	7.1	3.3
いもおよびデンプン類	サツマイモ（塊根，皮むき，生）	134	65.6	1.2	0.2	31.9	2.2	1.0
	ジャガイモ（塊茎，生）	76	79.8	1.6	0.1	17.6	1.3	0.9
	ジャガイモ（デンプン）	330	18.0	0.1	0.1	81.6	(0)	0.2
砂糖および甘味類	黒砂糖	354	5.0	1.7	Tr	89.7	(0)	3.6
	グラニュー糖	387	Tr	(0)	(0)	100	(0)	0
豆類	アズキ（全粒，乾）	339	15.5	20.3	2.2	58.7	17.8	3.3
	インゲンマメ（全粒，乾）	333	16.5	19.9	2.2	57.8	19.3	3.6
	エンドウ（全粒，青エンドウ，乾）	352	13.4	21.7	2.3	60.4	17.4	2.2
	ソラマメ（全粒，乾）	348	13.3	26.0	2.0	55.9	9.3	2.8
	（参考）大豆（国産，黄大豆，乾）	422	12.4	33.8	19.7	29.5	17.9	4.7
	（参考）枝豆（生）	135	71.7	11.7	6.2	8.8	5.0	1.6
藻類	あおのり 素干し	164	6.5	29.4	5.2	41.0	35.2	17.8
	まこんぶ 素干し	145	9.5	8.2	1.2	61.5	27.1	19.6
	てんぐさ 素干し	144	15.2	16.1	1.0	53.8	47.3	13.9
	角寒天	154	20.5	2.4	0.2	74.1	74.1	2.8
	ひじき ほしひじき ステンレス釜，乾	149	6.5	9.2	3.2	58.4	51.8	22.7
	わかめ 素干し	117	12.7	13.6	1.6	41.3	32.7	30.8

「日本食品標準成分表2015年版（七訂）」より抜粋.
数値はいずれも食品（可食部）100gあたり.

表4.6 穀類，イモ類，豆類，砂糖，きのこ類，海藻類の一般成分値

スマとして除去される.

(1) 米

1) 稲と米の種類　栽培稲としてアジア稲（*Oryza sativa* L.）とアフリカ稲（*Oryza glaberrima*）が知られているが，通常，稲といえばアジア稲をさす．アジア稲の亜種として，短粒のジャポニカ（日本稲），長粒のインディカ（インド稲），巨大粒ジャバニカ（ジャワ稲）が知られている．

2) 米の加工・利用　米は精白米として炊飯される場合が多い．玄米を外層から削って，皮部（表皮，果皮，種皮）と胚乳の糊粉層（以上，糠層6％），胚芽（2〜3％）

表4.7 米の年間1人あたりの消費量の推移

年	kg（精米）	年平均減少量(kg/年)
1962	118.3	
1965	117.7	
1970	95.1	2.2
1975	88.0	1.3
1980	78.9	
1985	74.6	0.8
1990	70.0	
1995	67.8	0.6
2000	64.6	
2005	61.4	0.5
2010	59.5	
2015	56.9	

［農林水産省，食料需給表］
注：年間の国内の食料消費用として仕向けられた数量を総人口で除した値であり，飼料用，種子用，加工用（酒類，みそなど）の米は含まない．

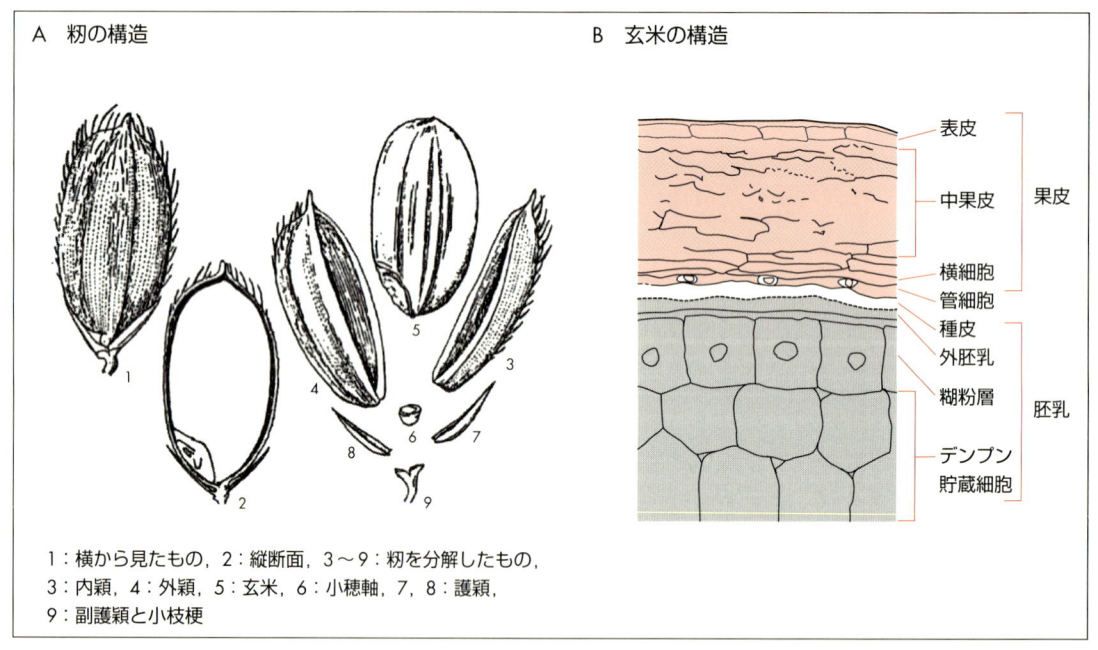

図4.17 コメ粒の構造
[A：星川清親，新編食用作物，pp.30-31，養賢堂（1983）より]

A 籾の構造
B 玄米の構造

1：横から見たもの，2：縦断面，3〜9：籾を分解したもの，
3：内穎，4：外穎，5：玄米，6：小穂軸，7, 8：護穎，
9：副護穎と小枝梗

を除去し，胚乳(91〜92%)のみにすることを搗精（精白）という．搗精度（玄米重量[100%]に対する白米重量の割合）によって，半搗き米(96%)，七分づき米(94%)，精白米(92%)がある．搗精によっておいしさは向上するが，炭水化物を除く栄養成分はすべて減少する（表4.6参照）．最近，特殊な精米機で胚芽を残すように精白された胚芽精米が市販されている．普通の精白米と比べて，脂質含量は2.2倍，ビタミンB_1は2.9倍，ビタミンEは9倍，食物繊維は2.6倍高くなる（表4.6参照）．歴史的に米は日本人にとって美味で主要な穀物であった．しかし日本人の年

表4.8 新しい形質米の用途

分類	新形質米	特性	用途
料理・加工食品	低アミロース米	アミロース含量5～17%，もち種に近い性質．飯は冷えても硬くならない	レトルト米飯，冷凍おにぎり，あられなどの米菓
	高アミロース米	アミロース含量25%以上．炊飯しても粘らない．冷えると硬くなる	ピラフ，チャーハン，パエリア，ビーフンなど
	香り米	炊くとポップコーンのような臭い．臭いの主成分は2-アセチル-1-ピロリン	古米への添加で食味改善
	大粒米	普通粒より大きい（千粒重は約30 g）．デンプン含量が多い	デンプン原料，酒，菓子，飼料用
	小粒米	普通粒より小さい（千粒重は約15 g）	米菓
	有色素米	アントシアニン系色素(紫黒米)，タンニン系色素(赤米)	色素原料，着色菓子・餅，酒
	粉質米	もろく粉になりやすい	ビーフン，酒
健康食	巨大胚芽米	胚芽が普通の米より2，3倍大きい．ビタミンE，γ-オリザノールが多い	米油
	低アレルゲン米	グロブリンが少ない．低アレルゲン米	アレルギー患者用
病人食	低グルテリン米	貯蔵タンパク質であるグルテリンが少ない	腎臓病食
保存用	リポキシゲナーゼ欠損米	古米臭の原因となる不飽和脂肪酸の酸化を触媒する酵素リポキシゲナーゼを含まない	貯蔵性や調理加工特性も改善

表4.9 米粉の種類と用途

製品	原料米	米粉	特徴・用途
生粉製品	もち米	白玉粉	水とともに磨砕．大福餅，団子，ぎゅうひ*，汁粉
		餅粉	ロールミル，スタンプミルで粉砕
	うるち米	上新粉（上用粉）	水とともに磨砕．粒度が荒い並新粉と区別される．草餅，柏餅，ういろう，せんべい，細工菓子
糊化粉製品（原料米を加熱糊化してから粉砕）	もち米	寒梅粉（焼き味甚粉）	餅を焼いてから粉にする．打ち菓子，押し菓子，豆菓子
		落雁粉	玄米粉，大麦粉，きな粉，小豆粉などを混ぜたもの．落雁
		道明寺粉	桜餅，椿餅，みぞれ饅頭，天ぷらの衣
		味甚粉（上早粉）	和菓子
	うるち米	味甚粉（並早粉）	和菓子
		上南粉	和菓子

* ぎゅうひ（求肥）：白玉粉に水，砂糖，水あめを加え，煮ながら半透明になるまで練りあげたもの．練り物菓子の原料となる．

間一人あたりの米の消費量は，1962年の118.3 kgをピークに過去約50年間で半分以下に減少した（2015年は56.9 kg）．最近，米の用途を広げるための対策として，新しい形質の米が開発されている（表4.8）．また米粉として利用する場合，生粉製品（白玉粉，餅粉，上新粉）と糊化粉製品があり，和菓子などに利用される（表4.9）．

(2) 小麦

1) 小麦の種類と分類　小麦の染色体の数によって，野生種の1粒系（二倍体，$2n = 14$），デュラム小麦の2粒系（四倍体，$2n = 28$），パン小麦やクラブ小麦のよう

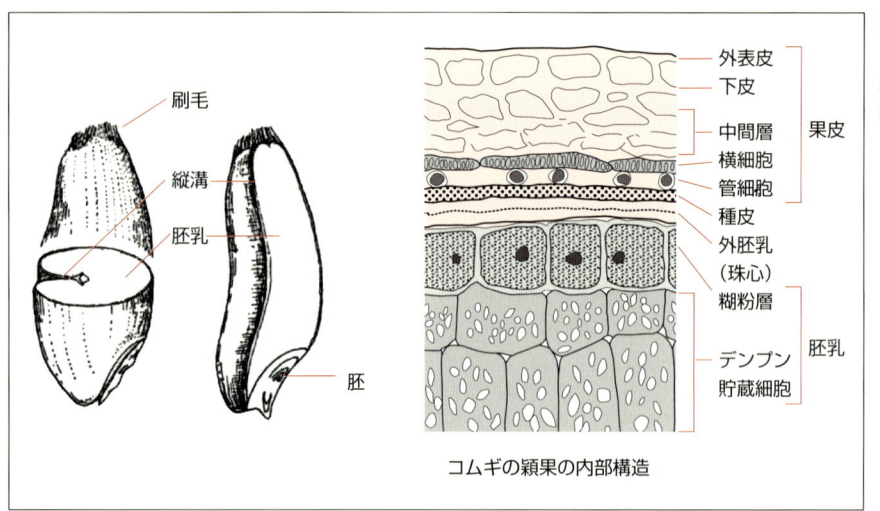

図4.18 小麦粒の構造
[左：星川清親, 新編食用作物, p.195, 養賢堂(1983)より]

な普通系(六倍体, 2n = 42)に分類される. 播種時期によって, 春小麦(春に蒔いて秋に収穫)と冬小麦(冬に蒔いて翌夏に収穫)に分類される. さらに粒質(硬さ), 皮色の組み合わせた分類もある.

　2) 小麦粉と加工　小麦粒は外皮と胚乳が密着しているため, また胚乳部が軟らかく砕けやすいので米粒のように搗精できないので, 小麦粉として利用する. 小麦粉を製造するには, 小麦粒をロールにかけて粗砕きし, 胚乳の破片（セモリナ）と外皮（胚乳は部分的に残っている）に分割し, さらにふるいで粉（胚乳部）とフスマ（外皮, 胚芽, 糊粉層）に分別する.

　小麦粉は用途別によって, タンパク質含量の多い順に強力粉, 中力粉, 薄力粉に分類され, さらに灰分含量によって等級づけられる（表4.10, 表4.11）. 小麦粉と水とをこねてつくる生地（ドウ）のコシはグルテンの性質による. グルテンとは, グリアジン（プロラミンの一種）とグルテニン（グルテリンの一種）との間でジスルフィド結合（S-S結合）の交換によって形成される網目構造をもつタンパク質である（図6.2参照）. グルテンはグリアジンのもつ流動性, 伸展性とグルテニンのもつ弾性, 粘着性を兼ね備えた物性を呈する. 少量の食塩やアスコルビン酸（酸化剤）の添加は網目構造の形成を助け生地を硬くし, システインなどの還元剤は逆にグルテンのつながりを弱め生地の伸展性をよくする.

(3) トウモロコシ

　1) トウモロコシの種類　種子の胚乳組織おける角質（硬質）デンプンと粉質（軟

表4.10 小麦粉の種類別・等級別灰分およびタンパク質含量（単位：％）

	特等粉		1等粉		2等粉		3等粉		末粉	
	灰分	タンパク質	灰分	タンパク質	灰分	タンパク質	灰分	タンパク質	灰分	タンパク質
強力粉		11.7		12.0		12.0		14.5		—
準強力粉	0.3〜	—	0.4〜	11.5	0.45〜	12.0	0.7〜	13.5	1.2〜	—
中力粉	0.4	—	0.45	8.0	0.65	9.5	1.0	11.0	2.0	—
薄力粉		6.5		7.0		9.5		9.5		—

表4.11 小麦粉の種類別・等級別用途例

	特等粉	1等粉	2等粉	3等粉	末粉
強力粉	高級食パン，高級ハードロール	高級食パン	食パン	焼麩	工業用，飼料用
準強力粉	高級ロールパン	高級菓子パン，高級中華めん，一般パン	菓子パン，中華めん	焼麩，かりんとう	
中力粉	フランスパン	高級めん，そうめん，冷麦	うどん，クラッカー	かりんとう	
薄力粉	カステラ，ケーキ，天ぷら粉	一般ケーキ類，クッキービスケット，饅頭	一般菓子，ハードビスケット	駄菓子，製糊	
デュラム製品	セモリナ	グラニュラー	デュラム粉		
	高級マカロニ	マカロニ，スパゲッティ	一般パスタ類		

質)デンプンの分布によって，以下の6種類に分類されている．

①デント種（馬歯種）　硬質デンプン質が種子の側面に，軟質デンプンが粒頂部に分布する．飼料用，工業用として世界で最も生産量が多い．

②フリント種（硬粒種）　胚乳内部に粉質デンプンが分布し，外側は硬質デンプン質でおおわれている．

③ソフト種（軟粒種）　軟質デンプンからなる．

④スイート種（甘味種）　主として未成熟のものを生食，缶詰，料理用に利用する．

⑤ポップ種（爆裂種）　胚乳の大部分が硬質デンプン質である．加熱によって，内部に閉じ込められた水の蒸気圧が高くなって爆裂する．

⑥ワキシー種（もち種）　もちデンプンからなる．工業用に利用される．

　2）トウモロコシの利用法　トウモロコシの胚乳部を挽き割りしたときに生じる硬質胚乳部をコーングリッツと呼び，同時に軟質胚乳部から得られる微粉部をコーンフラワーと呼ぶ．コーングリッツはコーンフレーク，ビール醸造用などに利用され，コーンフラワーは製菓，スナック食品，水産練り製品に利用される．このほか生食用（スイート種），ポップコーン，コーンフレーク，バーボンウイスキーに利用される．

(4) 雑穀類　一般に雑穀とは，イネ科作物で"millet"と英訳できるものと定義されている．しかし，この定義によると，トウモロコシやオート麦，ライ麦は雑穀に属しないことになる．また，国や地域，文化，利用頻度によっても定義が異なり，線引きはなかなか難しい．本書では主要穀物（コメ，小麦，トウモロコシ）以外の穀類および擬穀物を雑穀として取り扱い，その特徴を表4.12にまとめた．

b. イモ類

　地下茎が肥大したものを塊茎といい，ジャガイモ，サトイモ，コンニャクイモ，キクイモなどがある．一方，根が発達したものは塊根といい，サツマイモ，キャッサバなどがある．ヤマノイモ類は茎と根の中間にあたる担根体が肥大したものである．重要なイモはジャガイモ，キャッサバ，サツマイモである（表4.13）．イモは55～85%の水分を含む．主成分はデンプンであるが，キクイモやヤーコン

	名称	特徴	利用
単子葉類（穀物）	大麦*	六条大麦と二条大麦（ビール大麦）．搗精が可能．裸麦と皮麦．押麦	ビール，ウイスキー，麦茶，麦こがし（はったい粉），麦味噌
	オート麦	他の穀類と異なり貯蔵タンパク質はグロブリン	ビスケット，ケーキ，オートミール（粥），麺
	ライ麦*	耐寒性が強い．栄養成分は小麦と似ている．	ライ麦パン，黒ビール，飼料
	モロコシ*	ソルガム，こうりゃん（中国）ともいう．高温に適す．渋味のタンニンが多いので搗精する	餅，飴，酒（中国のマオタイ酒）
	キビ*	世界中に分布．生育期間が短い．他の穀類に比べ栄養価は高い．精白する	キビ団子，餅，飴，米と混炊
	アワ*	気候適応性が強く，生育期間が短い	粟餅，飴，粟おこし，酒
	ヒエ	環境適応性が強い．味はよくない	米と混炊，団子，飼料
	ハトムギ*	野生種はジュズダマ，精白する	粥，ビスケット，利尿作用，消炎作用
	アメリカマコモ	ワイルドライス．ビタミン B_2 が多い	炊飯
双子葉類（擬穀物）	ソバ	タデ科．普通ソバ，ダッタンソバ（にがソバ），宿根ソバがある．栄養価の高いタンパク質を含む．ビタミン B_1, B_2 が多い．ダッタンソバはとくにポリフェノール（ルチン）が多い．ソバアレルギー	そば米，麺，パン，ケーキ，クレープ，そば焼酎
	アマランサス*	ヒユ科．中南米原産．タンパク質の栄養価が高い（リシンが多い）．Ca, Mg, Fe, Ze 含量が高い．スクアレンを含む．	ポップ菓子，パン，ビスケット，麺，酢
	キヌア	アカザ科．アンデス地方原産．アマランサスと同様に栄養価が高い．品種によってはサポニンが多い	パン，ビスケット，茶

* うるち種ともち種が存在する作物

表4.12 世界の雑穀類

はイヌリン，コンニャクイモはグルコマンナンを貯蔵する．イモの一般成分は種類，品種，産地，栽培条件，収穫時期，貯蔵期間によって大きく変動する．

　イモの化学成分の分布は均一でなく，ジャガイモではデンプン含量は内髄から外髄に向かって多くなる．タンパク質，脂質は外髄に分布する（図4.19）．有毒配糖体ソラニンまたはチャコニンは芽周辺に多い．またキャッサバには有毒なシアンが含まれるので，ふつうイモをすりつぶして水にさらし，デンプン（タピオカデンプン）を集める．

　イモ類は，軟らかいので傷がつきやすく，収穫時の保存性，輸送性に注意を払う必要がある．たとえば，傷がつくとその部分に木栓（コルク）化が起こり，ポテトチップスなどの加工食品としての質が低下する．またジャガイモは低温（0～5℃）保存するとグルコースなどの還元糖やスクロースが増加する．還元糖が増加す

イモ	科	利用部位	世界の生産高（万トン）
ジャガイモ	ナス科	塊茎	36,837
キャッサバ	トウダイグサ科	塊根	25,653
サツマイモ	ヒルガオ科	塊根	10,377
ヤムイモ*	ヤマノイモ科	担根体	5,729
タロイモ	サトイモ科	球茎	996

FAOSTAT (2012) より

表4.13 おもなイモ類と生産量
* ヤマノイモ類のうち，食用種を一括してヤムイモ（ヤム）という．日本で栽培され食品成分表に記載されている3種のヤマノイモ，すなわちヤマノイモ（ナガイモ，イチョウイモ，ヤマトイモなど），ジネンジョ，ダイジョはすべてヤムイモの一部である．

図4.19 ジャガイモの各部の名称と内部構造
[知識敬道, 馬鈴薯概説 p. 26, 全国農村教育協会(1999)]

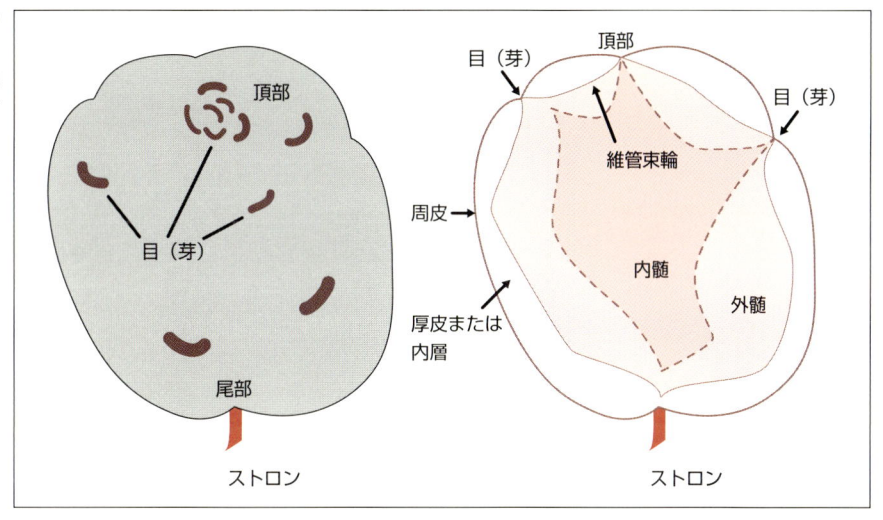

るとポテトチップやフライにしたときに褐変が強くなる.

c. 豆類

大豆を除く豆類に含まれる炭水化物はデンプン(50〜60%)である. 油糧種子(大豆)やガムを含む豆類(グアール)は一般にデンプンを含まないとされる. 豆類は煮豆にするほか, アズキ, エンドウ, ソラマメ, インゲン, ササゲは餡の原料となる. また豆類のデンプン中のアミロース含量は25〜40%と穀類よりも高いので老化しやすい. 緑豆ハルサメはその性質を利用してつくられる.

豆類は数種の糖を1〜2%含み, 穀類よりも多い. おもな糖はスクロースなどのオリゴ糖である. 大豆に含まれる約30%の炭水化物の構成はスクロース(5%), スタキオース(4%)などのオリゴ糖とガラクタン, アラバンなどの難消化性多糖(食物繊維)である.

d. 海藻類

藻類(素干しまたは乾燥品の場合)は食物繊維含量が高い食材である(表4.6参照). 藻類は4種に分類できる. その特徴を表4.14に示した. また, 海藻類には多種多様な物性や生理機能を有する食物繊維が存在する(p. 50 表4.4参照).

表4.14 藻類の炭水化物

	クロロフィル	貯蔵多糖	細胞壁多糖
ラン藻類	クロロフィルaのみ	ラン藻デンプン(グリコーゲン様)	ペプチドグリカン
紅藻類	クロロフィルa, クロロフィルd	紅藻デンプン	セルロース, キシラン, マンナン, 寒天, カラゲナン
褐藻類	クロロフィルa, クロロフィルc	ラミナラン, マンニトール	セルロース, アルギン酸, フコイダン
緑藻類	クロロフィルa, クロロフィルb	デンプン	セルロース(一部の緑藻ではマンナン, キシラン)

注:ラン藻は原核生物, 他は真核生物. クロロフィルa, bの構造は図4.36 (p.120)を参照.

1) 炭水化物は単糖類,オリゴ糖類,多糖類,およびそれらの誘導体に分類される.
2) 単糖類は炭素数 3 〜 7 で,カルボニル基(アルデヒド基またはケトン基)を有する.
3) 単糖類はいくつかの不斉炭素を有するので,立体異性体が存在する.
4) 3 炭糖グリセルアルデヒドの場合,2 位の炭素は不斉炭素である.ヒドロキシル基が右側に来るものを D 型,左側に来るものを L 型という.
5) 天然に存在する単糖はほとんど D 型である.すなわち,カルボニル基から最も離れた位置にある不斉炭素の立体配置は D-グリセルアルデヒドと同じである.
6) 単糖は,分子内のカルボニル基(炭素 1 位)とアルコール性ヒドロキシル基(炭素 5 位)がヘミアセタールを形成し環状構造をとる.その際炭素 1 位が不斉炭素となり,新たに一対の異性体(α-アノマーと β-アノマー)が生じる.
7) 単糖のヘミアセタールが他の糖のアルコール性ヒドロキシル基と縮合すると,アセタールを形成する.これをグリコシド結合という.オリゴ糖類や多糖類は,単糖類がグリコシド結合によって重合したものである.
8) エネルギー源となるおもな多糖類はデンプン(アミロース,アミロペクチン)とグリコーゲンで,これらはグルコースの重合体である.
9) 食物繊維はヒトの消化酵素で消化されない,もしくは消化されにくい食品成分の総称であり,水溶性食物繊維と不溶性食物繊維に分類される.
10) 糖の誘導体として,糖アルコール,ウロン酸,アルドン酸,糖酸,アミノ糖などがあり,単独または多糖の構成成分として存在する.
11) 炭水化物を多く含む食品は,穀類,イモ類,豆類,海藻類である.

4.3 脂質

A. 脂質の化学と機能

a. 脂質の摂取について

　日本人の食事摂取基準(2015 年版)において,18 〜 29 歳の場合の脂質の摂取基準は,脂肪エネルギー比率(%エネルギー)が 20 以上 30 未満とされている.脂質の過剰摂取,すなわち脂肪エネルギー比率が高くなることは生活習慣病の発症と密接に関係しており,逆に脂肪エネルギー比率が 15%以下になると脳出血が増加し,平均余命が低くなる.脂質の摂取は多すぎても少なすぎても健康に影響

をおよぼす．

　また，健康を維持・増進するためには，どのような脂肪酸を摂取するのかということも重要である．日本人の食事摂取基準(2015年版)では，飽和脂肪酸，n–6系脂肪酸，n–3系脂肪酸などについても言及されている．

b. 脂質とは

　水に溶解せず，エーテル，クロロホルム，アルコール，アセトン，ヘキサンなどの有機溶媒に溶解する成分を脂質という．脂質は中性脂肪，リン脂質，ステロールエステルやそれらの加水分解物などが大部分を占め，そのほかに脂肪酸やコレステロール，微量成分である脂溶性色素や脂溶性ビタミンなどが含まれる（表4.15）．脂質は大別すると単純脂質，複合脂質，誘導脂質，その他の4つに分類される．

c. 脂質の種類

(1) 中性脂肪　　中性脂肪はグリセロールと脂肪酸のエステルである．1分子のグリセロールには3個のアルコール性ヒドロキシル基があり，最大3分子の脂肪酸とエステル結合することができる．1分子のグリセロールと3分子の脂肪酸が結合した脂質をトリアシルグリセロール（トリグリセリド，中性脂肪と表記される場合もある），2分子の脂肪酸と結合したものをジアシルグリセロール，1分子の脂肪酸と結合したものをモノアシルグリセロールという（図4.20）．食用油脂や，ヒトの脂肪細胞に含まれる脂質は，トリアシルグリセロールが圧倒的に多い．

　中性脂肪には，常温で固体のものと液体のものがある．固体のものを脂(fat)，液体のものを油(oil)といい，両者をあわせて油脂という．油脂の性状は，油脂を構成する脂肪酸の種類によって決定される．一般に動物性脂肪は常温で固体のものが多く，植物性脂肪や魚に含まれる脂肪は液体のものが多い．

　モノアシルグリセロールやジアシルグリセロールは，分子内に疎水基と親水基を有するため，食品製造のために乳化剤として利用される．

(2) 脂肪酸　　脂肪酸は脂質の構成成分で，脂肪を酸，アルカリもしくは酵素で

表4.15 脂質の分類

単純脂質 (脂肪酸とアルコールのエステル)	①アシルグリセロール(脂肪酸とグリセロールのエステル) 　モノアシルグリセロール 　ジアシルグリセロール 　トリアシルグリセロール(中性脂肪)
	②エーテル型グリセロール
	③ろう(脂肪酸と脂肪族アルコールのエステル)
	④ステロールエステル(脂肪酸とステロールのエステル)
複合脂質 (脂肪酸とアルコール以外にリン酸，アミノ酸，糖などが結合している)	①リン脂質(グリセロリン脂質，スフィンゴリン脂質)
	②糖脂質(グリセロ糖脂質，スフィンゴ糖脂質)
誘導脂質	①脂肪酸，②脂肪族アルコール，③ステロール
その他の脂質	①炭化水素，②脂溶性色素，③脂溶性ビタミン

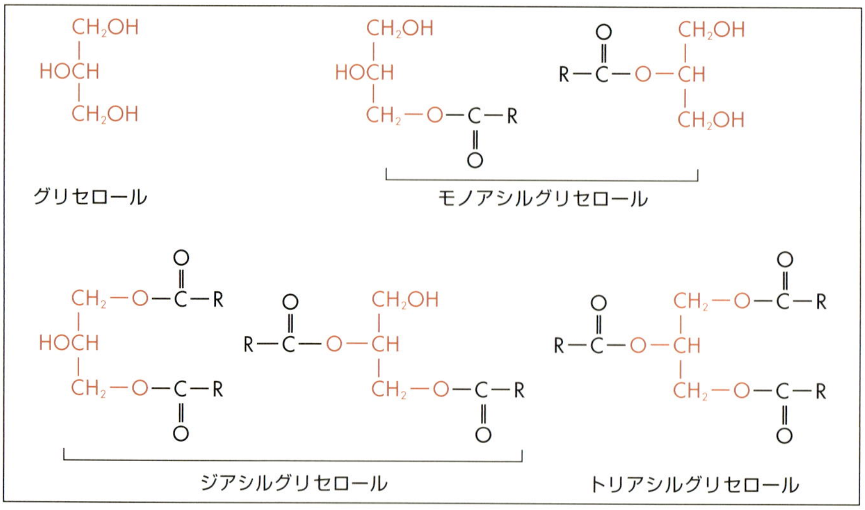

図4.20 グリセロールと中性脂肪の構造

あるリパーゼにより加水分解することによって生じる．脂肪酸は鎖状炭化水素の末端がカルボキシル基（-COOH基）に置換されたもので，一般にRCOOHで表される．また，C$m:n$と表されることもある（mは脂肪酸を構成する炭素の数，nは二重結合の数を示す）．

食品中の主要な脂肪酸を表4.16に示した．

1）脂肪酸を構成する炭素の数　天然の脂肪酸の炭素数はほとんど偶数個である．これは，動物や植物の体内の脂肪酸はアセチルCoA（炭素数2個）を材料として生合成されるためである．

脂肪酸を構成する炭素の数が多くなると，分子量は増加し，融点が高くなる．炭素数が少ない（分子量が小さい）と揮発性が高い．たとえばバターの独特の香りは，揮発性の高い酪酸（炭素数4）やカプロン酸（炭素数6）を多く含むためである．

炭素数が6個以下のものを短鎖脂肪酸，8～10個のものを中鎖脂肪酸，12個以上のものを長鎖脂肪酸と分類する場合もある．炭素数が異なると，体内での消化・吸収が異なる．最近，中鎖脂肪酸の機能性が注目されている．

少量ではあるが，メチオニンやイソロイシンの代謝過程で生成するプロピオニルCoA（炭素数3個）から生成する炭素数が奇数個の脂肪酸，バリン，ロイシン，イソロイシンの分岐鎖アミノ酸（BCAA）の代謝過程由来の枝分かれ構造をもつ炭素数が奇数個の脂肪酸（イソ酸，アンテイソ酸）も存在している．

2）二重結合の数　脂肪酸には，炭化水素鎖中に二重結合をもたない飽和脂肪酸と，二重結合をもつ不飽和脂肪酸がある（図4.21）．不飽和脂肪酸はさらに二重結合の数で分類され，二重結合が1個のものを一価不飽和脂肪酸（モノエン酸），二重結合が2個以上のものを多価不飽和脂肪酸（ポリエン酸）と総称する．

二重結合の数が増加すると，脂肪酸の融点は低くなる．たとえば，表4.16の脂肪酸の炭素数が18であるステアリン酸（C18：0），オレイン酸（C18：1，n-9），

表4.16 油脂を構成する主要な脂肪酸

	慣用名	炭素数：二重結合の数	系統名	融点(℃)
飽和脂肪酸	酪酸	4：0	ブタン酸	-7.9
	カプロン酸	6：0	ヘキサン酸	-3.4
	カプリル酸	8：0	オクタン酸	16.7
	カプリン酸	10：0	デカン酸	31.6
	ラウリン酸	12：0	ドデカン酸	44.2
	ミリスチン酸	14：0	テトラデカン酸	53.9
	パルミチン酸	16：0	ヘキサデカン酸	63.1
	ステアリン酸	18：0	オクタデカン酸	69.6
	アラキジン酸	20：0	イコサン酸[*2]	76.5
一価不飽和脂肪酸	オレイン酸[*1]	18：1 n-9	9-オクタデセン酸	13.4
	エライジン酸	t18：1 n-9	トランス-9-オクタデセン酸	46.5
	シス-バクセン酸[*1]	c18：1 n-7	シス-11-オクタデセン酸	14.5
	エルカ酸[*2]	22：1 n-9	13-ドコセン酸	34.7
多価不飽和脂肪酸	リノール酸	18：2 n-6	9,12-オクタデカジエン酸	-5.1
	γ-リノレン酸	18：3 n-6	6,9,12-オクタデカトリエン酸	−
	α-リノレン酸	18：3 n-3	9,12,15-オクタデカトリエン酸	-10.7
	アラキドン酸	20：4 n-6	5,8,11,14-イコサテトラエン酸[*2]	-49.5
	イコサペンタエン酸[*3]	20：5 n-3	5,8,11,14,17-イコサペンタエン酸[*2]	-54.1
	ドコサヘキサエン酸	22：6 n-3	4,7,10,13,16,19-ドコサヘキサエン酸	-44.3

[*1] 脂肪酸成分表ではオレイン酸とシス-バクセン酸の合計値が「C18：1 計」と表記される.
[*2] エルシン酸ともいう.
[*3] 20 を示す接頭語としてアイコサまたはエイコサ(eicosa)が使われていたが，イコサ(icosa)と変更された.

中鎖脂肪酸

中鎖脂肪酸は炭素数が 8 〜 10 個の脂肪酸で，母乳や牛乳などの乳製品やヤシ油などに含まれている．中鎖脂肪酸の消化・吸収は長鎖脂肪酸とは異なる．膵リパーゼで脂質から遊離され，吸収され，そのまま肝臓に運ばれて分解される．カルニチンの作用を必要としないのでエネルギーになりやすいという特徴がある．この特徴を利用して，未熟児のエネルギー補給や術後の治療食，エネルギー補給が必要な高齢者用食品などに利用されてきた．さらに，直接肝臓に運ばれ分解されるため体脂肪になりにくいという性質に注目し，最近では肥満予防の観点から利用が高まり，中鎖脂肪酸を含む植物油が普及している．

リノール酸(C18：2)，α-リノレン酸(C18：3)の 4 つの脂肪酸の融点を比較すると，二重結合の数が多くなると融点が低くなる．

ヒトの体内では飽和脂肪酸，一価不飽和脂肪酸は合成できるが，多価不飽和脂肪酸は合成することができない．

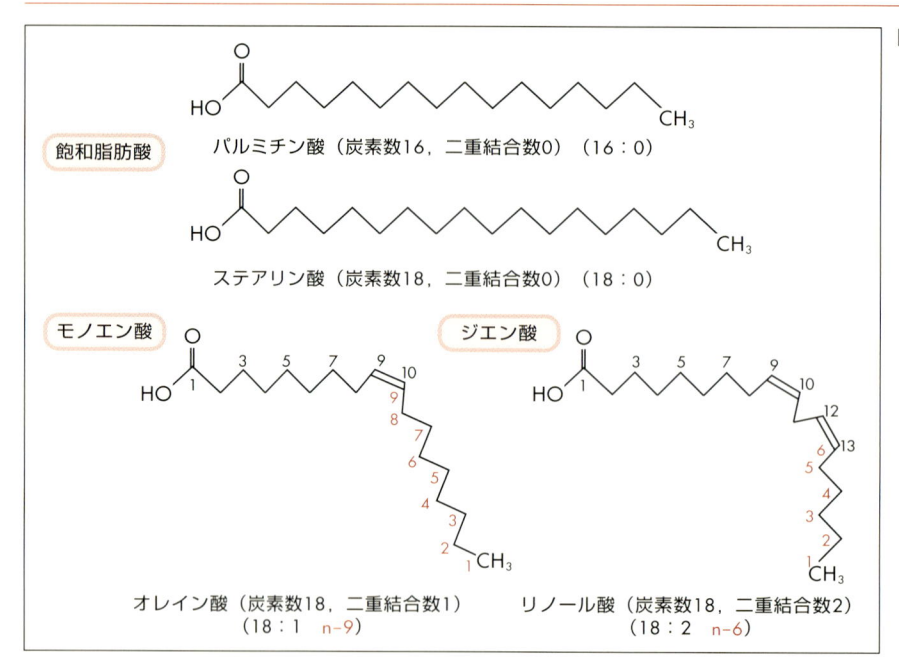

図4.21 脂肪酸の構造

飽和脂肪酸
パルミチン酸（炭素数16，二重結合数0）（16：0）
ステアリン酸（炭素数18，二重結合数0）（18：0）

モノエン酸
オレイン酸（炭素数18，二重結合数1）
（18：1　n–9）

ジエン酸
リノール酸（炭素数18，二重結合数2）
（18：2　n–6）

3）**二重結合の位置**　不飽和脂肪酸のメチル基末端（カルボキシル基の反対側）から数えて，最初の二重結合の炭素の位置が3番目のものをn–3系列，6番目のものをn–6系列，9番目のものをn–9系列と呼ぶ．たとえば，リノール酸やアラキドン酸はn–6系列，α-リノレン酸やドコサヘキサエン酸（DHA）はn–3系列の脂肪酸に属する．

n–6系列とn–3系列の脂肪酸は体内での役割が異なる．

4）**二重結合の立体配置**　天然に存在する脂肪酸の二重結合の立体配置はそのほとんどがシス型である．シス型では二重結合部分をはさんで，炭素鎖が並列に結合しているため，二重結合の位置で分子鎖が折れ曲がる（図4.22）．

シス型二重結合を多く含む脂肪酸（多価不飽和脂肪酸）は炭素鎖がさらに大きく折れ曲がる．したがって，多価不飽和脂肪酸を多く含む脂質は分子構造が立体的に一様でないために，流動性をもち，液状となる．一方，二重結合をもたない飽和脂肪酸を多く含む脂質は，分子形態が類似しているため整然と並びやすく，流動性が低いために固体となる．

立体配置がトランス型（二重結合をはさんで炭素鎖が対角線上に位置する）になって

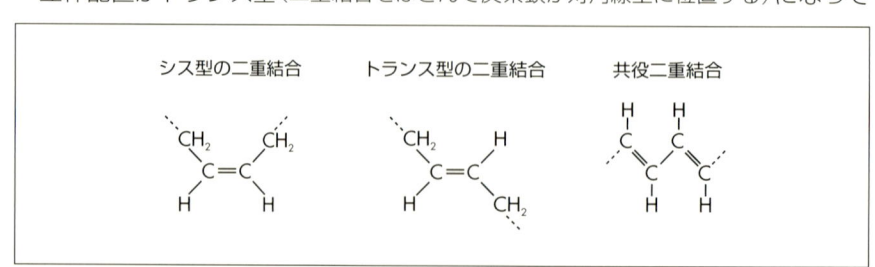

図4.22 シス型とトランス型

シス型の二重結合　　トランス型の二重結合　　共役二重結合

トランス脂肪酸

トランス脂肪酸とは，不飽和脂肪酸の二重結合がトランス型になっている脂肪酸の総称である．トランス脂肪酸には，油脂を精製・加工する際に生成するものと，天然の食品中に含まれているものとがある．前者はマーガリン，ファットスプレッド，ショートニングなどの加工油脂を製造する際に水素添加によって生じ，その摂取量が多いと血液中のLDLコレステロールの増加，HDLコレステロールの減少をひき起こすため，冠動脈疾患のリスクを高めることが明らかにされている．後者の自然界に存在するトランス脂肪酸は，牛などの反芻動物の胃で微生物により生成され，乳製品や肉に含まれているが，これらは冠動脈疾患のリスクとはならないことが明らかにされている．

トランス脂肪酸は非常に種類が多い．たとえばリノール酸（C18：2）には二重結合が2つあるが，そのうちメチル基側から数えて6番目の炭素の位置の二重結合がトランス型，9番目の二重結合がシス型のもの，逆に6番目の二重結合がシス型，9番目の二重結合がトランス型のもの，二重結合が両方ともトランス型のものと，3種類のトランス脂肪酸が存在する．このようにトランス脂肪酸の種類は多いが，どのトランス脂肪酸がどのような影響を及ぼすのかは，明らかにされていない部分も多い．

2003（平成15）年から2007（平成19）年の5年間の国民健康・栄養調査の結果を用いて算出すると，トランス脂肪酸摂取量の中央値は男性0.292 g/日，女性0.299 g/日であった．また，若年層でその摂取量が多いことがわかった．これらの値はアメリカのNHANES Ⅲ 1988～1994年の調査結果と比較すると少ない．トランス脂肪酸による健康への悪影響を示す研究の多くは，摂取量が多い欧米人を対象としたものであり，日本人の場合にも同じ影響があるのかどうかは不明である．しかし，個々の加工油脂でトランス脂肪酸含有割合は大きく異なること，また脂質の摂取量に個人差があること，加工油脂を原材料とするパン，ケーキ，ドーナツ等にもトランス脂肪酸が含まれているので，これらの食品を多く摂取する場合にトランス脂肪酸摂取量が増加する可能性がある．

現時点では，日本において食品中のトランス脂肪酸について，表示の義務や含有量に関する基準値はないが，食事，栄養および慢性疾患予防に関するWHO/FAO合同専門家会合は，トランス脂肪酸の摂取量を，総エネルギー摂取量の1%未満とするよう勧告している．平均的な日本人の場合，1人1日あたり約2 g未満が目標量に相当する．

いるものをトランス脂肪酸という．トランス型の二重結合であっても共役二重結合の場合はトランス脂肪酸には含めない．トランス脂肪酸は天然の脂質にはわず

かしか存在しないが，不飽和脂肪酸の二重結合部分に水素を添加して硬化させる場合に生じやすい．

　食品中に含まれる脂質を構成する脂肪酸の炭素数は，そのほとんどが 16～20 である．パルミチン酸（C16：0），ステアリン酸（C18：0），オレイン酸（C18：1, n-9），リノール酸（C18：2），α-リノレン酸（C18：3），アラキドン酸（C20：4），イコサペンタエン酸（IPA, C20：5），ドコサヘキサエン酸（DHA, C22：6）が多く含まれており，中でも C18：1 計（オレイン酸（C18：1, n-9）およびシス-バクセン酸）（C18：1, n-7），リノール酸が多く含まれる．リノール酸，α-リノレン酸は体内で合成できない．不足すると欠乏症を起こすため，必ずこれらの脂肪酸を食事として摂取しなければならないので，必須脂肪酸と呼ばれる．

　なお，ヒトの体内ではリノール酸からアラキドン酸を，また α-リノレン酸からイコサペンタエン酸やドコサヘキサエン酸を合成することが可能であるが，体内での合成量は必要量を満たすことができないので，これらの脂肪酸を食事から摂取することは必要不可欠である．

(3) リン脂質　　リン脂質はリン酸を含む脂質で，グリセロリン脂質とスフィンゴリン脂質がある．食品成分として重要なものは，グリセロリン脂質である．これは 1 分子のグリセロールに 2 分子の脂肪酸と 1 分子のリン酸と塩基が結合している．

　リン酸基は極性が高く，そのため水と親和性が高い．逆に脂肪酸の部分は極性が低いため疎水性となる．この性質を利用して，リン脂質を乳化剤として利用している．たとえば，マヨネーズは，卵黄に含まれるリン脂質であるレシチン（ホスファチジルコリン）を利用し，酢と油を乳化して安定な状態にしている．レシチンは卵黄以外にも大豆にも含まれている．代表的なリン脂質を図 4.23 に示した．

(4) 糖脂質　　リン酸を含まず，糖を含む脂質を総称して糖脂質と呼ぶ．動物の

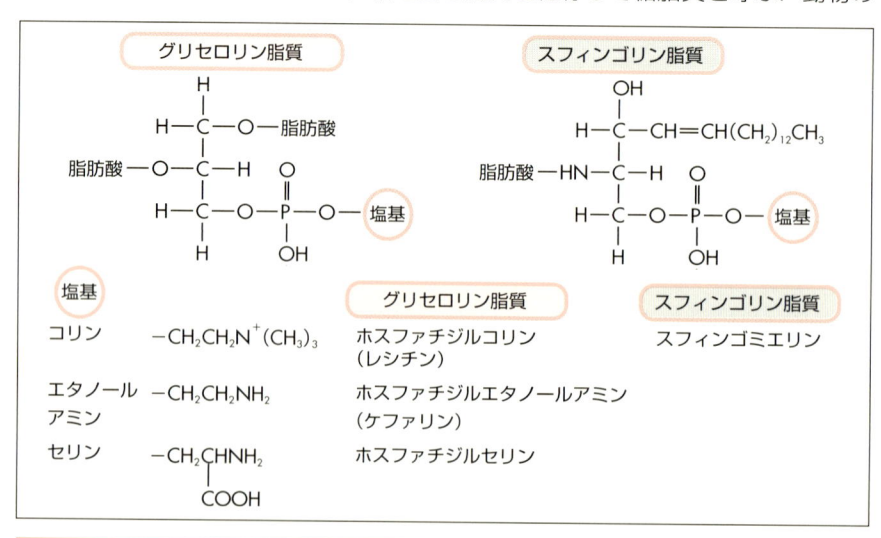

図 4.23　リン脂質の構造

塩基		グリセロリン脂質	スフィンゴリン脂質
コリン	$-CH_2CH_2N^+(CH_3)_3$	ホスファチジルコリン（レシチン）	スフィンゴミエリン
エタノールアミン	$-CH_2CH_2NH_2$	ホスファチジルエタノールアミン（ケファリン）	
セリン	$-CH_2CHNH_2$ 　　　$\mid$ 　　　COOH	ホスファチジルセリン	

図4.24 糖脂質の構造

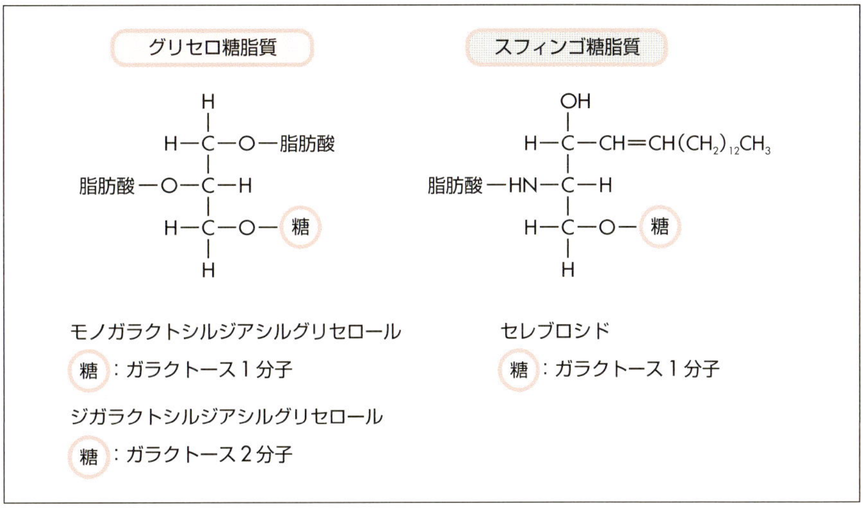

グリセロ糖脂質

モノガラクトシルジアシルグリセロール
糖：ガラクトース1分子

ジガラクトシルジアシルグリセロール
糖：ガラクトース2分子

スフィンゴ糖脂質

セレブロシド
糖：ガラクトース1分子

脳, 神経組織には, スフィンゴ糖脂質であるセレブロシドが多く含まれている. グリセロ糖脂質は高等植物の葉緑体組織に多く存在することが知られており, リノレン酸など高度不飽和脂肪酸を多く含むことが特徴である.

代表的な糖脂質を図4.24に示した.

(5) ステロール ステロイド核を有する物質の総称で, ステロール, 胆汁酸, ステロイドホルモン, サポニンなどがある.

動物にはコレステロールが, 植物にはβ-シトステロールやスチグマステロール, カンペステロールが含まれる（図4.25）. コレステロールは, 鶏卵, レバー, イクラやカズノコ, ウニなど魚介類の卵にも多く含まれている. 植物ステロールは小麦胚芽油, 藻類, 植物油などに含まれている.

(6) 高級脂肪族アルコール 末端にアルコール性ヒドロキシル基をもつ炭素数が11以上の脂肪族化合物を高級脂肪族アルコールといい, セチルアルコール, ス

図4.25 おもなステロールの構造

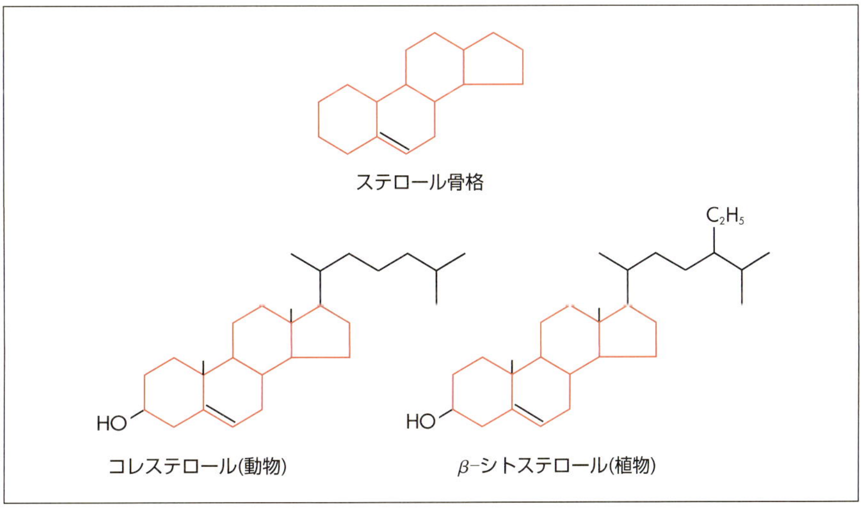

ステロール骨格

コレステロール（動物）

β-シトステロール（植物）

テアリルアルコールなどがある．

　高級脂肪族アルコールと脂肪酸がエステル結合したものをロウ（ワックス）という．ロウは水に不溶の固体で，動植物体の表面保護物質として，体表が乾燥したり，また湿潤するのを防いでいる．また，ロウは微生物や消化酵素の作用を受けにくい．肉質部に多量の不消化性ワックスが含まれているバラムツ（深海魚の一種）を食べると下痢を起こすので，注意が必要である．

(7) 生理活性物質　　生体内でオレイン酸（C18：1，n-9），リノール酸，α-リノレン酸などから生理活性物質であるプロスタグランジン，トロンボキサン，ロイコトリエンなどがつくられる．

　プロスタグランジンは脂肪酸の一種で，プロスタン酸を基本構造とする．子宮の筋肉を収縮させる物質として発見されたが，あらゆる細胞に存在し，血小板凝集の抑制，血管の拡張，腸管の収縮，胃酸分泌抑制など特異的な働きをすることが明らかにされている．ヒトの体内で合成される．

　トロンボキサンはトロンバン酸を基本構造とし，血小板凝集や気管支の平滑筋の収縮にかかわる強力な生理活性物質である．血栓症，狭心症，気管支喘息の成因の1つであると考えられている．

　ロイコトリエンはアラキドン酸からつくられ，平滑筋の収縮，血管透過性を亢進させるなどの作用が知られている．

(8) 脂溶性ビタミン，脂溶性色素　　脂溶性ビタミンについては 4.5 節，脂溶性色素については 4.6 節の色素成分を参照されたい．

B. 脂質の性質と劣化

a. 理化学的性質

(1) 色，味，香り，比重　　純粋な脂質は色や香りがないが，実際に日常的に利用している食用油にはその種により特徴的な色や香りがある．これは，脂質に含まれる微量成分（種によって異なる）によるものである．これがさまざまな脂質の風味などに影響している．

　また，脂質は時間とともに酸化され，特有の臭気を生じる．この変化を酸敗という．

　脂質の比重は水より小さく，0.90 程度である．脂質と水を試験管に入れ，振りまぜた場合，極性のちがいによって分離するが，比重の小さい脂質が上層となる．比重は，脂質を構成する脂肪酸の炭素数の減少，二重結合数の増加により大きくなる．また酸化の進行によっても比重が大きくなることが知られている．

(2) 融点　　融点は，脂質を構成する脂肪酸の組成により異なる．融点は，脂肪酸の炭素数が多くなると上昇し，二重結合の数が多くなると低下する．

　また脂質を構成する脂肪酸の種類は単一ではないため，融点には幅がある．す

なわち，脂質を加熱した場合に，固体の脂が融け始めてから完全に液体状になるまで時間がかかる．構成脂肪酸が多様であるほど融点の幅は大きい．逆に，カカオ脂のように構成脂肪酸がシンプルであれば融点の幅は小さくなる．

融点が室温より高い場合，脂質は固体となり，低い場合には液体となる．融点は脂質の嗜好性にも影響をおよぼす．たとえば，牛脂，ラード（豚脂）と比較して羊脂は融点が高いため，冷めるとザラザラした触感を与えるといわれている．

(3) 粘度　脂質は水などと比較すると，非常に粘度の高い物質である．脂質を構成する脂肪酸の炭素数が多くなると粘度は増大し，不飽和脂肪酸は粘度を減少させる．また，脂質の粘度は温度にも依存しており，温度が高くなると粘度が減少する．脂質の劣化により，粘度は増大する．

(4) 発煙点，引火点　油の表面から連続して発煙が起こり始める温度を発煙点といい，脂質の場合，通常200℃以上である．また，引火点は300℃以上である．脂質を構成する脂肪酸の炭素数が小さくなると発煙点，引火点は低下する．また，発煙点，引火点は脂質が劣化すると低下する．揚げ調理を行う場合，注意する必要がある．

(5) 溶解性　有機溶媒には溶解するが，水にはほとんど溶けない．

(6) 乳化性　脂質は水に溶解しないため両者は混じらないが，乳化剤の作用によってエマルジョンを形成すると安定的に分散させることが可能である．油の層の中に水を分散させたものを油中水滴型（W/O型），水の層の中に油を分散させたものを水中油滴型（O/W型）という．代表的なものは，バター（W/O型），マヨネーズ（O/W型）などである．

脂質のなかにも乳化性を有するものがある．モノアシルグリセロール，ジアシルグリセロールは乳化剤として，また消泡剤としても用いられている．リン脂質であるレシチンは乳化剤として菓子類などの製造に広く用いられている．スクロース（ショ糖）脂肪酸エステルは，乳化剤として，また粘度調整やデンプン質食品の老化防止，食感の改良の目的などで食品製造に用いられている．

(7) 加水分解　酵素のリパーゼの作用によって，また熱，水蒸気，酸などによって，中性脂肪は加水分解され，脂肪酸を遊離する．

(8) 水素添加　ニッケルを触媒にして，油脂に水素ガスを送り込むと，不飽和脂肪酸の二重結合部分に水素が付加され，二重結合が消滅する．このように水素添加された油脂を硬化油と呼ぶ．この反応は，マーガリンやショートニングの製造に利用されている．

水素添加するとトランス脂肪酸が生じる場合がある．トランス脂肪酸を多く摂取すると，動脈硬化や心筋梗塞のリスクが高まることが知られており，マーガリンなどはトランス脂肪酸を含まないように工夫されている．

(9) エステル交換反応　中性脂肪をナトリウムメチラートなどの触媒存在下で

図4.26 油脂のエステル交換反応

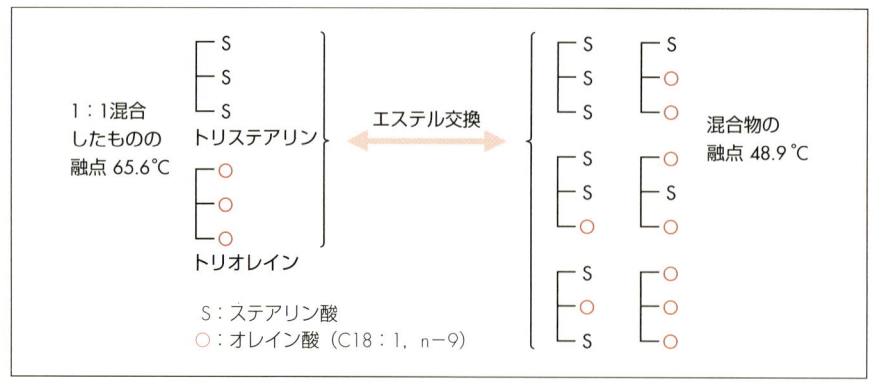

加熱すると，構成している脂肪酸の交換が生じる．これをエステル交換反応といい，脂質の性質改善などの目的で行われる（図4.26）．

b. 化学的性質

脂質の特徴を示すおもな指標を以下に示す．けん化価およびヨウ素価は，脂質を構成する脂肪酸がどのようなものであるか示す指標であり，酸価，過酸化物価，カルボニル価，チオバルビツール価は主として脂質の劣化状態を判定するのに適した指標である．

(1) けん化価 脂質をアルカリと加熱すると容易に加水分解され，脂肪酸塩（石けん）とグリセロールなどを生じる．この反応をけん化という．

けん化価は油脂1gをけん化するのに必要な水酸化カリウム(KOH)のmg数である．脂質を構成する脂肪酸の平均分子量が小さくなる（炭素鎖が短くなる）につれてけん化価は大きくなる．これはけん化価が脂質の単位重量あたりのエステルの結合数に比例するためである．

(2) ヨウ素価 不飽和脂肪酸の二重結合部分では付加反応が比較的容易に進行する．

ヨウ素価は，油脂100gに付加されるヨウ素のg数である．二重結合が多いとヨウ素価は大きくなる．ヨウ素価が100以下のものを不乾性油，100から130のものを半乾性油，130以上のものを乾性油という．

(3) 酸価 (AV) 脂質の精製度や酸敗の程度の指標で，油脂1gを中和するために必要な水酸化カリウムのmg数で表される．

食用脂質を製造する段階で遊離脂肪酸を取り除く工程があるため，精製油では酸価は0.1以下である．脂質を長期間保存したり，加熱すると脂肪酸が遊離するため，酸価が上昇する．

酸価は油脂および油脂食品の品質基準の指標として用いられている．また，乳脂におけるオフフレーバーの原因となる酪酸などを検出するのに用いられる．

(4) 過酸化物価 (POV) 脂質の酸敗の程度を表す指標で，油脂1kgに含まれる過酸化物のミリ当量数で示される．脂質が酸化される初期段階で過酸化物が生成

されるため過酸化物価は大きくなるが，さらに酸化が進行すると，過酸化物は分解されるため，値が小さくなることに注意する必要がある．

(5) **カルボニル価（CV）**　油脂1 kgに含まれるカルボニル化合物のミリ当量数で示される．脂質の酸化によって生じた過酸化物が分解することによって生じたアルデヒドやケトンなどカルボニル基を含む二次生成物の量に比例する．脂質の酸化が進行すると値が大きくなる．

(6) **チオバルビツール価（TBA価）**　脂質酸化の二次生成物であるマロンジアルデヒドなどをチオバルビツール酸と反応させて生成した縮合物を分光学的に測定するものである．

> **極性化合物**
>
> 極性化合物とは，脂質に含まれるトリグリセリド以外のすべてのもの（モノグリセリド，過酸化物，カルボニル化合物，着色化合物，重合物など）と定義されている．極性化合物量は，脂質中に含まれる極性化合物の割合（％）であり，揚げ油の劣化指標として，ヨーロッパを中心に用いられている．

c.　脂質の劣化

　脂質は，それを含む食品の加工・保蔵工程で着臭，着色などの劣化が起こる．このような劣化現象は酸敗と呼ばれ，食品加工において考慮すべき因子である．脂質は酸敗によって品質低下が生じると同時に栄養価も低下し，さらに毒性を示すようになる．酸敗には，いくつかのメカニズムがある．

(1) **自動酸化**　自動酸化はラジカル連鎖反応として進行する．

　まず，分子状の酸素が脂質中の不飽和脂肪酸の二重結合の部分に付加し，一次生成物として過酸化物であるヒドロペルオキシドが生成する．このヒドロペルオキシドは不安定であるため，アルデヒドやケトンなどカルボニル化合物を生成する．これらが二次生成物であり，酸素，光，酵素や金属によって，この反応は促進される（p. 142「食品成分間反応」参照）．

(2) **加熱による酸化**　揚げ調理，炒め調理の際には脂質が熱媒体として利用される．このとき，脂質は高温で加熱されるため，空気と触れる表面で劣化が生じる．これを熱酸化という．熱酸化では，加水分解が生じ脂肪酸が遊離される．また，不飽和脂肪酸だけでなく，飽和脂肪酸も分解を受ける．ヒドロペルオキシドは低分子化合物へ分解されたり，重合して二量体を形成したりする．このため，熱酸化が生じると，粘度が増加し，泡立ち，着色，発煙が生じる．

　揚げ油から揮発する成分は主としてアクロレインによるもので，いわゆる油酔いの原因である．

(3) **酵素的酸化**　酵素リポキシゲナーゼの作用により，リノール酸，リノレン

酸，アラキドン酸からヒドロペルオキシドが生成される．リポキシゲナーゼは動植物に広く分布しており，動物でのプロスタグランジンやロイコトリエンの合成，植物でのグリーンフレーバーの生成などに関与する酵素である．

たとえば，大豆では，リポキシゲナーゼの作用によりヒドロペルオキシドが生成し，さらに大豆特有の臭いの成分であるn-ヘキサナールが生成する．

C. 脂質の生理作用

a. エネルギー源としての利用

脂質は1gあたり約9kcalと，糖質やタンパク質の2倍以上の高エネルギー食品成分である．そのため，脂質を多く含む食品は，エネルギー摂取の観点からは有利である．摂取エネルギーが少ない場合，脂質摂取により不足エネルギーを補うことで，体のタンパク質の余分な消費を防ぎ，タンパク質の有効利用に役だつ．また，脂質をエネルギーとして利用する場合には，ビタミンB_1節約効果があり，同時にインスリンの分泌抑制にも効果がある．

日本人の食事摂取基準では，18～29歳の場合の脂質の摂取基準は，脂肪エネルギー比率(%エネルギー)が20～30%とされている．

日本における脂質摂取状況は，魚類を多く摂取していること，大豆などの植物性の脂質を摂取していることから，概ねバランスがいいといわれている．しかし，これはあくまで平均的な評価であり，脂質摂取状況は非常に個人差が大きいと考えられるため，いわゆる欧米型の食生活を送っている場合は注意が必要である．

b. 必須脂肪酸

動物を無脂肪食で飼育すると，成長抑制，皮膚炎，腎臓障害などをひき起こすが，ある種の多価不飽和脂肪酸を与えると症状が改善することが知られている．このことから，多価不飽和脂肪酸は体内で合成することができず，食物から摂取しなければならないことが明らかになった．これらの不飽和脂肪酸を必須脂肪酸という．

ヒトの場合は，飽和脂肪酸，一価不飽和脂肪酸は体内で合成することが可能であるが，多価不飽和脂肪酸を合成することはできない．そのため，リノール酸，α-リノレン酸，アラキドン酸に加え，近年生理作用が明らかにされてきたイコサペンタエン酸およびDHAも，生体内で十分に産生できないので必須脂肪酸に加えられるようになった．必須脂肪酸の摂取量は，総摂取エネルギーの2%程度のエネルギー比率が望ましいとされている．

必須脂肪酸は，まず，生体膜を構成するリン脂質の主要構成成分として，物質透過などの機能保持のために必要不可欠な存在である．また，血清中のリポタンパク質の成分として脂質の代謝にもかかわっており，コレステロール代謝に関与することによって動脈硬化の予防や抑制に効果がある．プロスタグランジンなど

生理活性物質の前駆体でもある．

n-6系(リノール酸およびアラキドン酸)，n-3系(α-リノレン酸，IPAおよびDHA)は，体内での代謝経路が異なる．これらの脂肪酸は二重結合を多く含むため，生体内で過酸化脂質を生成する可能性があるので，それを抑制するためにビタミンEやビタミンCを同時に摂取することが大切であるといわれている．

c. その他の生理作用

脂質は，脂溶性ビタミンなどの吸収を助ける働きをする．

リン脂質，糖脂質，コレステロールは細胞膜の構成成分として重要であり，またコレステロールは胆汁酸やステロイドホルモンの合成に利用される．

また，摂取された脂質は，胃の蠕動運動を緩慢にし，胃液の分泌抑制，食物の胃内滞留時間の延長などの働きがあるため，腹もちをよくする効果がある．

D. 脂質に富んだ食品

1965年以降日本人の生活水準が向上するのに伴い，食生活が多様化してきた．国民健康・栄養調査による統計データから，日本人の食生活は動物性タンパク質の摂取量とともに脂質の摂取量が増加している．脂肪は9 kcal/gのエネルギー量を供給する非常にエネルギー効率のよい栄養素であるが，過剰摂取すると肥満や生活習慣病の原因となる．近年増加の傾向が見られる生活習慣病やメタボリックシンドロームは脂質摂取の増加と関連するといわれている．また脂質摂取の増加は乳がんや大腸がんの増加をひき起こすことが懸念されている．食品中にはさまざまな種類と量の脂質が含まれる．食品を健全に摂取するうえで，そのことを理解しておくことが必要である．

a. 食用油脂

食用油脂には植物油，動物油，加工油脂などがあり，それぞれ特徴的な脂肪酸組成をもち，物理化学的な性質や栄養効果が異なる．代表的な食用油脂の脂肪酸組成を表4.17に示した．

(1)植物油

1)大豆油 大豆を原料にして得られ，リノール酸(C18:2)を50%以上含む．抗酸化成分のビタミンE(α, β, γ, δ-トコフェロール)を比較的多く含む(約110 mg/100g)が，α-リノレン酸(C18:3)を約7%含むことから酸化されやすい油である．大豆油の精製過程で分離されるリン脂質の大豆レシチンは食用乳化剤として広く用いられている．

2)ナタネ油 従来のナタネ油はエルカ酸(C22:1)を多く含んでいたが，心臓障害をひき起こすことが問題となり，現在ではエルカ酸含量の少ないナタネ油(キャノーラ種)が開発され使用されている．

3) サフラワー油 ベニバナの種子から圧搾法で採油する．リノール酸(C18:

表4.17 植物油脂および動物脂の脂肪酸組成（総脂肪酸100 gあたり脂肪酸(g)）

食品名	飽和脂肪酸						不飽和脂肪酸		
	オクタン酸	デカン酸	ラウリン酸	ミリスチン酸	パルミチン酸	ステアリン酸	計	リノール酸	α-リノレン酸
	C8:0	C10:0	C12:0	C14:0	C16:0	C18:0	C18:1	C18:2	C18:3
（植物油）									
大豆油	−	0	0	0.1	10.6	4.3	23.5	53.5	6.6
ナタネ油	−	0	0.1	0.1	4.3	2.0	62.7	19.9	8.1
サフラワー油									
ハイオレイック	−	0	0	0.1	4.7	2.0	77.1	14.2	0.2
ハイリノール	−	0	0	0.1	6.8	2.4	13.5	75.7	0.2
綿実油	−	0	0	0.6	19.2	2.4	18.2	57.9	0.4
トウモロコシ油	−	0	0	0	11.3	2.0	29.8	54.9	0.8
オリーブ油	−	0	0	0	10.4	3.1	77.3	7.0	0.6
ゴマ油	−	0	0	0	9.4	5.8	39.8	43.6	0.3
米ヌカ油	−	0	0	0.3	16.9	1.9	42.6	35.0	1.3
（植物脂）									
パーム油	−	0	0.5	1.1	44.0	4.4	39.2	9.7	0.2
パーム核油	4.1	3.6	48.0	15.4	8.2	2.4	15.3	2.6	0
ヤシ油	8.3	6.1	46.8	17.3	9.3	2.9	7.1	1.7	0
（動物脂）									
ラード（豚脂）	−	0.1	0.2	1.7	25.1	14.4	43.2	9.6	0.5
牛脂	0	0	0.1	2.5	26.1	15.7	45.5	3.7	0.2

C18:1の計は，C18:1（n-9）オレイン酸とC18:1（n-7）シス-バクセン酸の合計値．

「日本食品標準成分表2015年版（七訂）脂肪酸成分表編」(2015)より．

2)を約76%含むハイリノールタイプと，C18:1計を約77%含むハイオレイックタイプがある．

　4)綿実油　ワタを採取した残りの種子を圧搾して得られる．リノール酸（C18:2）を約58%含む．

　5)トウモロコシ油　胚芽から搾油した植物油で，リノール酸（C18:2）を50～60%，C18:1計を約30%含む．ビタミンEを比較的多く含むため安定性がよい．

　6)オリーブ油　オリーブの果肉と種子から圧搾抽出して得る．C18:1計を約80%含有する．イタリア料理に広く使われる．

　7)ゴマ油　ゴマ油には，焙煎してから圧搾濾過した焙煎ゴマ油と，焙煎することなく搾油して精製工程を経たゴマサラダ油とがある．リノール酸（C18:2）を約44%，C18:1計を約40%含むが，抗酸化成分であるビタミンEやゴマリグナンを含むため，酸化安定性に優れている．

　8)米ヌカ油　玄米を精白する際に得られる米ヌカから抽出する．C18:1計を約43%，リノール酸（C18:2）を約35%含む．

(2)植物脂

　1)パーム油　アブラヤシ果実を圧搾して抽出する．パルミチン酸（C16:0），C18:1計をそれぞれ約40%含む半固体脂である．マーガリン，チョコレートなどに用いられている．

　2)パーム核油　アブラヤシ種子（核）を圧搾して採油する．中鎖脂肪酸のラウリ

ン酸(C12：0)を約50%含む固体脂である．アイスクリーム，マーガリン，チョコレートなどに用いられている．

3)ヤシ油 ココヤシの果肉や種子を圧搾して採油する．中鎖脂肪酸のラウリン酸(C12：0)を約50%含む固体脂である．そのほかにパーム核油と同様にオクタン酸(C8：0)，デカン酸(C10：0)，ミリスチン酸(C14：0)などの低級脂肪酸含量が高い．

4)カカオ脂 カカオ豆から採油され，カカオ独特の風味がある．常温で硬く，体温付近で溶解するという特徴がある．チョコレートの原料として重要である．

(3)動物油

魚油 多価不飽和脂肪酸であるIPA（イコサペンタエン酸，C20：5），DHA（ドコサヘキサエン酸，C22：6)が含まれる．IPAはイワシ魚油などから，DHAはマグロ魚油などから分離精製され，健康食品の原料とされる．しかしこれらの脂肪酸は酸化されやすいため，水素を添加した硬化油の原料として用いられる．

(4)動物脂

1)ラード(豚脂) ブタの脂肪組織より融出法により採油する．日本農林規格によると，ラードのみを用いた純製ラードと，ラードを主原料とし他の食用油脂も含む調製ラードがある．脂肪酸組成はパルミチン酸(C16：0)約25%，C18：1計約43%が主であるが，牛脂よりリノール酸(C18：2)含量が高い(約10%)．インスタント麺の揚げ油としてや，マーガリン，ショートニングの原料となる．

2)牛脂(ヘット，タロー) ウシの脂肪組織を融解して得られる．ラードに比べて，リノール酸，α-リノレン酸含量が低く融点が40〜50℃と高いため口腔中で融けにくく，冷やしたまま食する料理には適さない．

(5)加工油脂(表4.18)

1)硬化油 油脂に含まれる不飽和脂肪酸の二重結合に水素添加することにより不飽和度を低くした油である．水素添加油ともいう．水素添加の度合いによって硬化油の硬さを目的の硬さに調節できる．水素添加は油脂の安定性向上，色調

表4.18 加工油脂の脂肪酸組成
（総脂肪酸100gあたり脂肪酸(g)）

食品名	飽和脂肪酸								不飽和脂肪酸		
	酪酸	ヘキサン酸	オクタン酸	デカン酸	ラウリン酸	ミリスチン酸	パルミチン酸	ステアリン酸	計	リノール酸	α-リノレン酸
	C4：0	C6：0	C8：0	C10：0	C12：0	C14：0	C16：0	C18：0	C18：1	C18：2	C18：3
バター											
(有塩)	3.8	2.4	1.4	3.0	3.6	11.7	31.8	10.8	22.2	2.4	0.4
(発酵)	4.1	2.5	1.4	2.9	3.5	11.6	31.6	10.7	22.2	2.4	0.4
マーガリン											
ソフトタイプ	0	0.1	0.5	0.5	4.8	2.3	15.1	6.4	51.6	15.7	1.6
ファットスプレッド	0	0	0.6	0.6	7.9	2.8	13.3	7.3	33.3	29.9	2.8
ショートニング	0	0	0.3	0.3	3.7	2.1	32.8	8.8	37.6	11.3	1.1

「日本食品標準成分表2015年版(七訂)脂肪酸成分表編」(2015)より．

の改善，においや風味の改良，また物性の改善の目的で行われる．天然の油脂（シス型）と異なる点は，硬化油は二重結合がトランス型になる点である．硬化油はおもに，マーガリン，ショートニングなどの原料に用いられる．食用硬化油の原料には，魚油や大豆油，綿実油，米ヌカ油などが用いられている．

2）マーガリン 精製した動植物油脂や硬化油，あるいはこれらの混合油脂に水などを加えて乳化し，急冷練り合わせ，熟成，成型したものである．ハード型とソフト型があるが，一般的にはソフトマーガリンが好まれ，リノール酸を70%も含む製品もある．マーガリンの製造工程で生成されるトランス脂肪酸の安全性が問題視されているため，特別な製造法によりトランス脂肪酸含量の低いマーガリンも市販されている．

3）ショートニング ラードの代用品として開発された．目的に応じて油脂に窒素ガスを吹き込みながら練り合わせてつくる可塑性油脂で，マーガリンやバターのように水分を含まず100%油脂からなる製品である．原料には硬化油，動植物油が用いられる．クリーミング性（空気をよく抱き込む性質），乳化性をもつため，製菓，製パン用として広く用いられている．

4）バター 牛乳から分離したO/W型エマルション（クリーム）をチャーニング（撹拌）によりW/O型エマルションに転換させ，練圧して調製したものである（乳製品の項参照）．

5）粉末油脂 油脂にタンパク質（ゼラチン，カゼインなど）や炭水化物，乳化剤，水などを加えて乳化させ，噴霧乾燥してつくる．油分は15～100%の範囲で製品により異なる．油の表面がタンパク質でおおわれており，互いに結合しないため酸化安定性が高い．粉末スープ，ケーキミックスなどへ利用されている．

b. 穀類に含まれる脂肪

(1) 米 米は玄米で約3%，白米で約1%の脂質を含んでいる（表4.19）．脂質は胚芽，ヌカ中に多く米ヌカ油の原料となっている．米油の脂肪酸組成は表4.17の米ヌカ油に見られるようにC18：1計，リノール酸（C18：2），パルミチン酸

表4.19 米，トウモロコシの一般成分および主要脂肪酸含量（可食部100gあたり(g)）

食品名	水分	タンパク質	脂質	炭水化物	灰分	パルミチン酸	計	リノール酸
						C16:0	C18:1	C18:2
米								
玄米	14.9	6.8	2.7	74.3	1.2	0.52	0.81	0.87
胚芽精米	14.9	6.5	2.0	75.8	0.7	0.48	0.51	0.67
精白米	14.9	6.1	0.9	77.6	0.4	0.25	0.2	0.3
トウモロコシ								
玄穀	14.5	8.6	5.0	70.6	1.3	0.87	1.0	2.2
コーンミール	14.0	8.3	4.0	72.4	1.3	0.7	0.84	1.7
コーングリッツ	14.0	8.2	1.0	76.4	0.4	0.17	0.21	0.43
コーンフラワー	14.0	6.6	2.8	76.1	0.5	0.49	0.59	1.2

「日本食品標準成分表2015年版（七訂）」，「日本食品標準成分表2015年版（七訂）脂肪酸成分表編」(2015)より．

(C16:0)が多い．リノール酸が全脂肪酸中の3分の1以上を占めているため，体内の脂肪分解を促進するとともに血中コレステロール低下作用の点からも好ましい．

一方，米の主要脂肪酸であるC18:1計とリノール酸含量には負の相関があり，栽培型（インド型，中国型，日本型，ジャワ型）のちがいによりそれらの含量比が異なる．また登熟温度の高い早期栽培ではC18:1計含量が，晩期栽培ではリノール酸含量が高い．米の脂肪含量はデンプンやタンパク質に比較して少ないが，脂質は古米臭の生成，デンプンの糊化，日本酒の香りなどに関係するといわれる．米の貯蔵中に脂肪の分解が進行するため，米の品質劣化の指標に脂肪酸度（デンプン100 g中の遊離脂肪酸の中和に要する水酸化カリウム mg）がよく用いられる．

(2) トウモロコシ　トウモロコシの玄穀には脂質が5%含まれている．また胚芽を取り除いたコーンミールには4%，コーングリッツには1%，コーンフラワーには2.8%の脂質が含まれる．胚芽部分には脂質が約36%含まれており，全脂質の約80%を含むため，トウモロコシ胚芽油（トウモロコシ油）の原材料となる．胚芽油の脂肪酸組成は表4.17に示すように，リノール酸（C18:2），C18:1計，パルミチン酸（C16:0）が主である．

c. 豆類で脂質を多く含むもの

豆類には，アズキ，インゲンマメ，エンドウ，ササゲ，ソラマメなど炭水化物とタンパク質に富むものが多いが，大豆は脂質とタンパク質を多く含む（表4.20）．

大豆　大豆中にはタンパク質35.3%，脂質19%，炭水化物28.2%が含まれる．大豆の脂質に含まれる主要な脂肪酸は，リノール酸（C18:2, 約52%），C18:1計（約22%），α-リノレン酸（C18:3, 約11%）などの不飽和脂肪酸であり酸化されやすい脂質であるが，コレステロール低下作用と関連して注目されているリン脂質も1.5%含まれており，食品の乳化剤として広く使われている．米国産大豆は中国産や国産大豆に比較して脂肪含量が約2〜3%多い．その分タンパク質含量が少なくなっている．これは米国では油糧作物として大豆を品種改良により育種したためである．

d. 種実類で脂質を多く含むもの

種実類は一般に水分が少なく，脂質，炭水化物，タンパク質含量の高いものが

表4.20 豆類（乾燥）の一般成分
（可食部100 gあたり(g)）

食品名	水分	タンパク質	脂質	炭水化物	灰分
大豆	12.4	33.8	19.7	29.5	4.7
アズキ	15.5	20.3	2.2	50.7	3.3
インゲンマメ	16.5	19.9	2.2	57.8	3.6
エンドウ	13.4	21.7	2.3	60.4	2.2
ササゲ	15.5	23.9	2.0	55.0	3.6
ソラマメ	13.3	26.0	2.0	55.9	2.8

「日本食品標準成分表2015年版（七訂）」より．

食品名	水分	タンパク質	脂質	炭水化物	灰分	パルミチン酸	ステアリン酸	計	リノール酸	α-リノレン酸
						C16:0	C18:0	C18:1	C18:2	C18:3
(脂質含量の多い種実類)										
アーモンド(乾)	4.7	19.6	51.8	20.9	3.0	3.2	0.67	33.0	12.0	0.009
エゴマ(乾)	5.6	17.7	43.4	29.4	3.9	2.3	0.94	6.5	5.1	24.0
カシューナッツ(フライ)	3.2	19.8	47.6	26.7	2.7	4.8	4.4	27.0	8.0	0.076
クルミ(いり)	3.1	14.6	68.8	11.7	1.8	4.7	1.9	10.0	41.0	9.0
ココナッツ(パウダー)	2.5	6.1	65.8	23.7	1.9	5.6	1.7	4.3	1.0	0
ゴマ(乾)	4.7	19.8	51.9	18.4	5.2	4.3	2.9	19.0	22.0	0.15
スイカ(いり)	5.9	29.6	46.4	13.4	4.7	3.6	2.5	3.9	25.0	0.06
ピスタチオ(いり)	2.2	17.4	56.1	20.9	3.4	5.4	0.63	30.0	16.0	0.2
ヒマワリ(フライ)	2.6	20.1	56.3	17.2	3.8	3.0	1.8	13.0	28.0	0.09
ブラジルナッツ(フライ)	2.8	14.9	69.1	9.6	3.6	9.5	6.0	21.0	29.0	0.061
ヘーゼルナッツ(フライ)	1.0	13.6	69.3	13.9	2.2	4.3	1.8	54.0	5.2	0.068
ペカン(フライ)	1.9	9.6	73.4	13.3	1.8	5.4	1.7	37.0	23.0	0.99
マカデミアナッツ(いり)	1.3	8.3	76.7	12.2	1.5	6.6	2.5	42.0	1.5	0.085
マツ(生)	2.5	15.8	68.2	10.6	2.9	3.3	1.5	17.0	29.0	0.12
ラッカセイ(乾)	6.0	25.4	47.5	18.8	2.3	4.1	1.3	22.0	14.0	0.084
(脂質含量の少ない種実類)										
ギンナン(生)	57.4	4.7	1.6	34.8	1.5	0.12	0.012	0.42	0.56	0.036
クリ(日本)(生)	58.8	2.8	0.5	36.9	1.0	0.082	0.004	0.041	0.2	0.048
ハス(生)	77.5	5.9	0.5	14.9	1.2	0.078	0.003	0.032	0.18	0.021

「日本食品標準成分表2015年版(七訂)」,「日本食品標準成分表2015年版(七訂)脂肪酸成分表編」(2015)より.

表4.21 種実類の一般成分および主要脂肪酸含量
(可食部100gあたり(g))

多い.種実類の主要成分と脂肪酸組成を表4.21に示した.

e. 野菜類

野菜類は一般に脂肪含量が小さく,0.1〜0.3%程度である.脂溶性成分としては中性脂肪のほかにリン脂質,ステロール,ロウ,脂溶性ビタミンなどを含む.リノール酸(C18:2),α-リノレン酸(C18:3)など多価不飽和脂肪酸の含量が高く,常温では液体である.飽和脂肪酸ではパルミチン酸(C16:0)が多い.野菜類にはコレステロールは含まれていない.植物ステロールにはさまざまなものがあるが,代表的なものとしてβ-シトステロール,カンペステロール,エルゴステロールなどがある.これら植物ステロールは,コレステロールの吸収を阻害し血中コレステロール濃度を低下させる.

f. 肉類

食肉の脂肪は,皮下,腎臓周囲,筋肉間などに存在する蓄積脂肪と,筋肉組織や臓器組織の中に入り込んでいる組織脂肪とに分けられる.脂肪の含量割合は蓄積脂肪の方が大きく,その含量は動物の種類,品種,年齢,部位,栄養状態などにより大きく異なる.蓄積脂肪の約90%は中性脂肪で,栄養状態がよく肥育した筋肉は,脂肪の蓄積が皮下,内臓周囲からさらに筋鞘,筋周膜までにおよび,いわゆる霜降り肉の状態を呈する.牛肉の場合,部位により脂肪含量は約15〜50%の間で変動する.脂質に含まれる脂肪酸は,C18:1計,パルミチン酸(C16:0),ステアリン酸(C18:0)がほとんどである.しかし豚肉,鶏肉には不飽和脂肪

食品名		水分	タンパク質	脂質	炭水化物	灰分	パルミチン酸	ステアリン酸	パルミトレイン酸	計	リノール酸
							C16:0	C18:0	C16:1	C18:1	C18:2
牛											
	かた	58.8	17.7	22.3	0.3	0.9	4.7	1.7	1.2	10.0	0.56
	かたロース	47.9	13.8	37.4	0.2	0.7	7.8	3.0	1.8	17.0	0.92
	リブロース	34.5	9.7	56.5	0.1	0.4	12.0	5.6	2.2	26.1	1.2
	サーロイン	40.0	11.7	47.5	0.3	0.5	11.0	4.0	2.4	21.0	1.0
	ばら	38.4	11.0	50.0	0.1	0.5	10.0	3.8	2.8	23.0	1.0
	もも	61.2	19.2	18.7	0.5	1.0	3.9	1.4	0.91	8.1	0.46
	そともも	60.8	17.8	20.0	0.5	0.9	4.2	1.4	1.2	8.8	0.43
	ランプ	53.8	15.1	29.9	0.4	0.8	6.3	2.4	1.6	13.0	0.67
	ヒレ(赤肉)	64.6	19.1	15.0	0.3	1.0	3.6	1.6	0.45	6.2	0.41
豚											
	かた	65.7	18.5	14.6	0.2	1.0	3.2	1.8	0.31	6.0	1.4
	ロース	60.4	19.3	19.2	0.2	0.9	4.5	2.9	0.35	7.1	1.9
	ばら	49.4	14.4	35.4	0.1	0.7	8.7	4.8	0.87	14.0	3.0
	もも	68.1	20.5	10.2	0.2	1.0	2.2	1.2	0.23	3.9	1.1
	そともも	63.5	18.8	16.5	0.2	1.0	3.6	1.8	0.41	6.8	1.7
	ヒレ(赤肉)	73.4	22.2	3.7	0.3	1.2	0.78	0.45	0.076	1.3	0.35
鶏											
	手羽(皮つき)	66.0	23.0	10.4	0	0.6	1.6	0.4	0.34	4.4	2.1
	むね(皮つき)	62.6	19.5	17.2	0	0.7	4.0	0.99	0.99	7.1	2.1
	もも(皮つき)	62.9	17.3	19.1	0	0.7	4.3	1.1	1.0	7.8	2.5
	ささ身	73.2	24.6	1.1	0	1.1	0.15	0.066	0.01	0.25	0.16

「日本食品標準成分表 2015 年版(七訂)」,「日本食品標準成分表 2015 年版(七訂)脂肪酸成分表編」(2015)より.

表4.22 牛肉,豚肉,鶏肉の部位別一般成分および脂肪酸含量
(可食部100 g あたり(g))

酸(とくにリノール酸)が比較的多く含まれる.そのため動物の種類により脂肪の融点が異なり,牛脂で 40 ～ 50℃,ラードで 33 ～ 46℃,鶏肉で 30 ～ 32℃,羊脂で 44 ～ 55℃である.

表 4.22 に牛,豚,鶏肉の部位による主要成分組成と脂肪酸組成を,表 4.23 に動物の種類による主要成分組成と脂肪酸組成を示す.羊の脂肪は牛脂に似ているが,短鎖の揮発性脂肪酸を含み,これが羊脂特有の臭気の原因となる.食肉の脂肪酸は魚肉のような不飽和脂肪酸が少ないため,常温では固体となる.食肉類にはその他の脂質として約 70 ～ 100 mg/100g のコレステロールが含まれる.

g. 乳類

(1) 牛乳中の脂肪　　牛乳の成分は泌乳期,品種,飼料,飼育の方法,気温や季節などにより変動する.とくに乳脂肪の変化が大きい.牛乳には水分 85 ～ 88% と固形分が 12 ～ 15%含まれており,固形分にはタンパク質 3 ～ 4%,脂質 3 ～ 5%,乳糖 5%,灰分 0.7%が含まれている.脂質の約 98%はトリアシルグリセロール(中性脂肪)である.そのほかリン脂質(約 1%),コレステロール類(0.5%,うちコレステロール 10 ～ 20 mg/100g),ジアシルグリセロール(0.2 ～ 1%),モノアシルグリセロール(0.1%未満),遊離脂肪酸(約 0.3%)が含まれる.脂質を構成する脂肪酸はパルミチン酸(C16:0,30.0%),C18:1 計(23.0%),ステアリン

食品名	水分	タンパク質	脂質	炭水化物	灰分	パルミチン酸	ステアリン酸	パルミトレイン酸	計	リノール酸
						C16:0	C18:0	C16:1	C18:1	C18:2
いのしし(脂身つき)	60.1	18.8	19.8	0.5	0.8	3.9	1.6	0.58	8.5	2.3
うさぎ(赤肉)	72.2	20.5	6.3	Tr	1.0	1.3	0.4	0.19	1.1	1.0
うま(赤肉)	76.1	20.1	2.5	0.3	1.0	0.61	0.076	0.22	0.74	0.18
くじら(赤肉)	74.3	24.1	0.4	0.2	1.0	0.04	0.016	0.015	0.088	0.007
しか(赤肉)	74.6	22.3	1.5	0.5	1.1	0.21	0.18	0.041	0.2	0.08
ひつじ(マトン, ロース)	68.2	19.8	15.0	0.2	0.8	3.3	2.8	0.17	5.2	0.3
(ラム, ロース)	56.5	15.6	25.9	0.2	0.8	4.9	5.2	0.31	8.9	0.51
やぎ(赤肉)	75.4	21.9	1.5	0.2	1.0	0.17	0.16	0.015	0.32	0.094
かも	72.1	23.6	3.0	0.1	1.2	0.46	0.22	0.044	0.79	0.31
はと	71.5	21.8	5.1	0.3	1.3	0.79	0.42	0.3	1.6	0.8

「日本食品標準成分表 2015 年版(七訂)」,「日本食品標準成分表 2015 年版(七訂)脂肪酸成分表編」(2015)より.

表4.23 その他の食肉類の一般成分および脂肪酸組成
(可食部 100 g あたり(g))

酸(C18:0, 12.0%), ミリスチン酸(C14:0, 10.9%)が主であり, 人乳に比較して酪酸やヘキサン酸などの低級脂肪酸含量が高い(表4.24).

乳中の脂肪酸は血漿脂質と乳腺内で合成された脂質によるものである. ウシのような反芻(はんすう)動物では第一胃内の微生物により水素添加が行われるため, 飼料による脂肪酸組成の変動は少ない. また乳脂肪を構成する脂肪酸に短中鎖脂肪酸が多いのは, 第一胃内に共生する微生物の発酵により生成した酢酸と β-ヒドロキシ酪酸を基に脂肪酸がつくられるためである. 乳脂肪中に含まれる短中鎖脂肪酸を摂取すると長鎖脂肪酸の場合と異なり, 直接門脈から肝臓に入り, ミトコンドリア内で代謝される.

牛乳中の脂肪は脂肪球として存在しており, その直径は 1〜8 μm で, 牛乳 1 ml 中, 1.5〜4.6×10^9 個がエマルションとなって分散している.

(2) 牛乳・乳製品 牛乳および乳製品は厚生労働省の「乳及び乳製品の成分規格等に関する省令」(乳等省令)により, 規格が定められている. 牛乳・乳製品の一般成分値を表 4.25 に示した.

1) **牛乳** 乳牛からしぼったままの正乳をそのまま殺菌し, 紙容器やびんなどに密栓して販売するもので, 他の乳製品, 水, 添加物などを加えてはならない.

2) **加工乳** 加工乳は生乳, 牛乳, 特別牛乳, 乳製品(脱脂乳, 脱脂粉乳, クリーム,

表4.24 牛乳および人乳の脂肪酸組成の比較
(総脂肪酸 100 g あたり(g))

脂肪酸	酪酸	ヘキサン酸	オクタン酸	デカン酸	ラウリン酸	ミリスチン酸	パルミチン酸	パルミトレイン酸	ステアリン酸	計	リノール酸	α-リノレン酸
	C4:0	C6:0	C8:0	C10:0	C12:0	C14:0	C16:0	C16:1	C18:0	C18:1	C18:2	C18:3
牛乳	3.7	2.4	1.4	3.0	3.3	10.9	30.0	1.5	12.0	23.0	2.7	0.4
人乳	0	0	0.1	1.1	4.8	5.2	21.2	2.3	5.4	40.9	14.1	1.4

「日本食品標準成分表 2015 年版(七訂)脂肪酸成分表編」(2015)より.

表4.25 乳類の一般成分（可食部100gあたり（g））

食品名	水分	タンパク質	脂質	炭水化物	灰分
生乳					
ジャージー種	85.9	3.6	5.1	4.7	0.7
ホルスタイン種	87.7	3.2	3.7	4.7	0.7
普通牛乳	87.4	3.3	3.8	4.8	0.7
加工乳					
濃厚牛乳	86.3	3.5	4.2	5.2	0.8
低脂肪牛乳	88.8	3.8	1.0	5.5	0.9
脱脂乳	91.1	3.4	0.1	4.7	0.7
乳飲料（コーヒー）	88.1	2.2	2.0	7.2	0.5
全粉乳	3.0	25.5	26.2	39.3	6.0
脱脂粉乳	3.8	34.0	1.0	53.3	7.9
調製粉乳	2.6	12.4	26.8	55.9	2.3
無糖練乳	72.5	6.8	7.9	11.2	1.6
加糖練乳	26.1	7.7	8.5	56.0	1.6
クリーム（乳脂肪）	49.5	2.0	45.0	3.1	0.4
ホイップクリーム（乳脂肪）	44.3	1.8	40.7	12.9	0.4
ヨーグルト（全脂無糖）	87.7	3.6	3.0	4.9	0.8
乳酸菌飲料（乳製品）	82.1	1.1	0.1	16.4	0.3
ナチュラルチーズ					
エダム	41.0	28.9	25.0	1.4	3.7
エメンタール	33.5	27.3	33.6	1.6	4.0
カッテージ	79.0	13.3	4.5	1.9	1.3
カマンベール	51.8	19.1	24.7	0.9	3.5
クリーム	55.5	8.2	33.0	2.3	1.0
ゴーダ	40.0	25.8	29.0	1.4	3.8
チェダー	35.3	25.7	33.8	1.4	3.8
パルメザン	15.4	44.0	30.8	1.9	7.9
ブルー	45.6	18.8	29.0	1.0	5.6
プロセスチーズ	45.0	22.7	26.0	1.3	5.0
アイスクリーム（普通脂肪）	63.9	3.9	8.0*	23.2	1.0
アイスミルク	65.6	3.4	6.4*	23.9	0.7
ラクトアイス（普通脂肪）	60.4	3.1	13.6*	22.2	0.7

「日本食品標準成分表 2015 年版（七訂）」より．
＊ アイスクリームの脂肪：乳脂肪，アイスミルクの脂肪：植物性脂肪を含む，ラクトアイスの脂肪：おもな脂肪は植物性脂肪．

バター，濃縮乳など）を加工したもので，濃縮牛乳，低脂肪乳などがある．

　3）**脱脂乳**　生乳を遠心分離して乳脂肪分を除去したものである．乳脂肪含量が0.5％未満のものを脱脂乳といい，0.5〜3.0％未満のものを部分脱脂乳という．

　4）**乳飲料**　生乳，牛乳，特別牛乳およびこれらを原料として製造された乳製品を主原料としてカルシウム，ビタミンなどの栄養素やコーヒー，果実などを加えたものである．

　5）**粉乳**　粉乳は生乳，牛乳，特別牛乳から水分を除いて粉末状に乾燥したものである．脂肪含量が高いため保存中に脂肪が酸化されやすく，長期の保存には適さない．脱脂粉乳は乳脂肪をとった残りの脱脂乳を乾燥したもので，脂肪含量が少ないため保存性がよい．このほかに全脂粉乳にスクロース（ショ糖）を加えた加糖粉乳があるが，現在では生産されていない．また牛乳または乳製品に，乳幼児

に必要な栄養素を加えて粉末状にした調整粉乳がある.

6) 練乳 練乳は濃縮乳の一種であり，無糖練乳と加糖練乳がある．無糖練乳は乳分脂肪分 7.5% 以上，乳固形分 25.0% 以上と規定されている．加糖練乳は生乳，牛乳，特別牛乳にスクロースを加え，濃縮したものである．製菓用，アイスクリームの原料として用いられている．加糖練乳には加糖全脂練乳と加糖脱脂練乳があり，加糖脱脂練乳は生乳，牛乳，特別牛乳から乳脂肪分を除去しスクロースを加えて濃縮したものである．

7) 発酵乳 乳に乳酸菌や酵母などを加えて発酵させたものである．発酵乳は無脂乳固形分 8.0% 以上，乳酸菌数（または酵母数）1000 万個以上と定められている．乳酸発酵だけによる酸乳（酸発酵乳）と，乳酸発酵とアルコール発酵によるアルコール発酵乳とがある．酸発酵乳としてはヨーグルトのほか，アシドフィラスミルク，人工バターミルクなどがある．一方，アルコール発酵乳は代表的なものに，コーカサス地方でつくられるケフィア，クミスなどがある．

8) 乳酸菌飲料 乳などを乳酸菌や酵母で発酵させたものを加工，または主原料とした飲料で，無脂乳固形分 3.0% 以上，乳酸菌数 1000 万以上の乳製品乳酸菌飲料と，無脂乳固形分 3.0% 未満，乳酸菌数 100 万以上のものに分けられる．

9) クリーム 生乳，牛乳，特別牛乳から乳脂肪以外の成分を除去したものである．乳脂肪分を 18.0% 以上含有し，その他の植物性脂肪乳化安定剤などを含まないと規定されているが，市販の製品には植物油脂を添加したり他の原料を添加しているものが多く，乳等省令上のクリームではない．しかし一般にはクリームと同様に受け取られることが多い．

10) バター バターは牛乳から分離したクリームに撹拌と衝撃を与え（チャーニング），塊状に集合させ，これを練り上げて（ワーキング）成型したものである．水中油滴型（O/W）のクリームから油中水滴型（W/O）のバターに相転換される．乳脂肪分を 80.0% 以上含有し，また食塩添加の有無により加塩バター（食塩 1.0～2.0% 添加）と無塩バターに分けられる．さらに原料クリームの乳酸発酵の有無により発酵バターと非発酵バターに分けられる．

11) チーズ 乳に乳酸菌や凝乳酵素レンニン（キモシン）を添加してカードを生成させ，さらに熟成させて製造される．世界中で数百種類ある．ナチュラルチーズとプロセスチーズに分けられる．ナチュラルチーズは，乳，クリーム，バターミルクまたはこれらを混合したものを凝固させた後，ホエーを除去して得られ，生鮮または熟成したものである．また，プロセスチーズは 1 種類または 2 種類以上のナチュラルチーズを粉砕，融解，乳化したもので，乳化剤などを使用することができる．

12) アイスクリーム類 乳などを原料とした食品を凍結させたものである．乳脂肪 8% 以上，乳固形分 15% 以上のものをアイスクリームといい，乳脂肪 3% 以

食品名	水分	タンパク質	脂質	炭水化物	灰分	コレステロール	パルミチン酸	ステアリン酸	計	リノール酸	アラキドン酸	ドコサヘキサエン酸
							C16:0	C18:0	C18:1	C18:2	C20:4	C22:6
全卵	76.1	12.3	10.3	0.3	1.0	0.42	2.1	0.71	3.5	1.3	0.15	0.12
卵黄	48.2	16.5	33.5	0.1	1.7	1.4	6.7	2.3	11.0	4.2	0.48	0.38
卵白	88.4	10.5	Tr	0.4	0.7	0.001	0.002	0.001	0.003	0.001	0.001	Tr

「日本食品標準成分表 2015 年版（七訂）」,「日本食品標準成分表 2015 年版（七訂）脂肪酸成分表編」(2015)より.

表4.26 鶏卵の一般成分および脂肪酸含量
(可食部 100 g あたり(g))

上，乳固形分 10％以上のものをアイスミルクという．ラクトアイスは乳固形分 3％以上で乳脂肪の規制がないものである．

h. 卵類

(1) 卵の脂肪 鶏卵中に含まれる脂質はほとんど卵黄に存在し，その含量は卵黄固形物の約 60％以上を占める．卵黄脂質はトリアシルグリセロール（62.3％）とリン脂質（32.8％）が主成分で，そのほかコレステロール，セレブロシドなどが少量含まれる．卵黄脂質を構成する脂肪酸は C18：1 計，リノール酸（C18：2）などの不飽和脂肪酸が多い（表 4.26）．また全卵ではコレステロールを可食部 100 g 中 420 mg，卵黄は 100 g 中 1.4 g 含む．卵黄グリセリドの脂肪酸組成は飼料により著しく変動する．不飽和脂肪酸を多く含む油脂を飼料に加えると卵黄脂肪には不飽和脂肪酸が多く含まれるようになる．

卵黄のリン脂質はタンパク質と結合したリポタンパク質として卵黄の乳化能に大きく寄与している．卵黄リン脂質の主要成分はレシチン（ホスファチジルコリン）とケファリン（ホスファチジルエタノールアミン）であり，それぞれ約 80％および約 20％含まれる．卵黄リン脂質の特徴は，レシチンの割合が非常に多いところである．飼料に不飽和度の高い脂肪酸が多いと，不飽和度の高い脂肪酸は選択的にリン脂質に取り込まれる．卵黄に含まれるコレステロールの約 84％は遊離型のコレステロールであり，残りの約 16％がエステル型のコレステロールである．コレステロール含量は飼料の影響を受けないといわれている．

(2) 卵の加工製品 卵黄にはリポタンパク質およびリン脂質が存在するため，高い乳化力を有する．この性質を利用してマヨネーズやドレッシングがつくられている．マヨネーズの乳化は O/W（水中油滴型）であるが，これは卵黄中のリポタンパク質の寄与が大きい．

i. 魚類

魚類には，一般的にタンパク質が 15～20％含まれ，脂質が 0.5～20％含まれる．一般に普通肉の脂質含量はマイワシ，サンマなどの赤身魚の方が高く，タラやヒラメなどの白身魚では低い．脂質含量は，魚の種類，雌雄，季節，部位，生殖水域，養殖か否かなどの要因により変動する．また背肉は腹肉より，普通肉は血合肉より，天然魚は養殖魚より脂肪含量が低い．魚類では脂質含量が高い時期

を旬といい，産卵前の2～3か月に含量が高くなる．魚の構成脂肪酸の種類は食肉のものより著しく多い．とくにイコサペンタエン酸(C20:5)やドコサヘキサエン酸(C22:6)などの高度不飽和脂肪酸の組成比が高いことが特徴である(表4.27)．

脂肪酸は鮮度の高い状態ではトリアシルグリセロールなどのエステルとして存在するが，死後には時間経過とともに酵素による加水分解を受けて脂肪酸が遊離，蓄積する．魚類のステロールは食肉の場合と同じく大部分がコレステロールである(50～100 mg/100g)．魚油は酸化に対して不安定な高度不飽和脂肪酸を大量に含むため，魚肉の加工食品は脂質酸化に対して極めて不安定である．脂質の酸化は食品のにおい，味，色調，物性，栄養価，安全性に深く関与している．

表4.27 各種魚介類の一般成分および脂肪酸含量
（可食部100 gあたり(g)）

食品名	水分	タンパク質	脂質	炭水化物	灰分	パルミチン酸	ステアリン酸	計	イコサペンタエン酸	ドコサヘキサエン酸
						C16:0	C18:0	C18:1	C20:5	C22:6
マアジ	75.1	19.7	4.5	0.1	1.3	0.67	0.25	0.63	0.3	0.57
マイワシ	68.9	19.2	9.2	0.2	1.2	1.6	0.34	1.0	0.78	0.87
ウナギ	62.1	17.1	19.3	0.3	1.2	2.8	0.71	5.9	0.58	1.1
カツオ										
春獲り	72.2	25.8	0.5	0.1	1.4	0.074	0.028	0.046	0.024	0.088
秋獲り	67.3	25.0	6.2	0.2	1.3	0.93	0.23	0.77	0.4	0.97
ギンザケ	66.0	19.6	12.8	0.3	1.3	1.4	0.36	0.73	0.74	1.2
マサバ	62.1	20.6	16.8	0.3	1.1	2.9	0.83	0.92	0.69	0.97
サンマ	57.7	17.6	23.6	0.1	0.9	2.1	0.35	1.1	0.85	1.6
マダイ										
天然	72.2	20.6	5.8	0.1	1.3	0.92	0.28	0.95	0.3	0.61
養殖	68.5	20.9	9.4	0.1	1.3	1.4	0.38	1.6	0.52	0.78
スケトウダラ	81.6	17.4	0.3	0	1.1	0.034	0.007	0.03	0.032	0.046
ニシン	66.1	17.4	15.1	0.1	1.3	1.8	0.17	2.8	0.88	0.77
ヒラメ										
天然	76.8	20.0	2.0	Tr	1.2	0.27	0.056	0.23	0.12	0.29
養殖	73.7	21.6	3.7	Tr	1.3	0.53	0.098	0.6	0.17	0.52
クロマグロ										
赤身	70.4	26.4	1.4	0.1	1.7	0.14	0.069	0.19	0.027	0.12
脂身	51.4	20.1	27.5	0.1	0.9	3.5	1.1	4.7	1.4	3.2
カキ	85.0	6.6	1.4	4.7	2.3	0.15	0.03	0.083	0.12	0.071
ホタテ	82.3	13.5	0.9	1.5	1.8	0.1	0.025	0.037	0.082	0.021
クルマエビ	76.1	21.1	0.6	Tr	1.7	0.047	0.02	0.04	0.035	0.044
ズワイガニ	84.0	13.9	0.4	0.1	1.6	0.024	0.006	0.046	0.068	0.033
ヤリイカ	79.7	17.6	1.0	0.4	1.3	0.13	0.019	0.024	0.075	0.17
イイダコ	83.2	14.6	0.8	0.1	1.3	0.066	0.026	0.027	0.077	0.082
ウニ	73.8	16.0	4.8	3.3	2.1	0.36	0.077	0.18	0.4	0.025
ナマコ	92.2	4.6	0.3	0.5	2.4	0.016	0.01	0.012	0.016	0.006

「日本食品標準成分表2015年版(七訂)」，「日本食品標準成分表2015年版(七訂)脂肪酸成分表編」(2015)より．

1) 脂質は種々の有機溶媒に可溶，水に不溶性の物質で，単純脂質，複合脂質，誘導脂質に分類される．
2) 単純脂質のなかで中性脂肪は，グリセロールと1～3分子の脂肪酸がエステル結合したものである．
3) 脂肪酸は，炭素数によって，短鎖脂肪酸（C数6以下），中鎖脂肪酸（C数8～10），長鎖脂肪酸（C数12以上）に分類される．炭素数が多くなると融点が高くなる．
4) 脂肪酸には，炭化水素鎖中に二重結合をもたない飽和脂肪酸と二重結合をもつ不飽和脂肪酸がある．同じ炭素数でも二重結合の数が多くなると融点が低くなる．
5) n-6系列およびn-3系列の不飽和脂肪酸は必須脂肪酸であり，体内で生理活性物質がつくられる．n-6系とn-3系不飽和脂肪酸の摂取比率は4：1が望ましいとされる
6) 脂質の酸化には，ラジカルによる自動酸化，加熱酸化，リポキシゲナーゼによる酸化があり，酸化が進むといずれも不快臭，着色などが生じ，食品の劣化の原因となる．
7) 複合脂質にはリン脂質と糖脂質がある．これらは細胞膜の構成成分である．リン脂質は親水性領域と疎水性領域を有するので，乳化剤としての働きはある．
8) コレステロール類にはコレステロール，胆汁酸，ステロイドホルモン，植物ステロールなどがある．
9) 動物脂には飽和脂肪酸が多く，植物油や魚油には不飽和脂肪酸が多く含まれる．
10) 魚油にはイコサペンタエン酸（IPA）やドコサヘキサエン酸（DHA）など多価不飽和脂肪酸が含まれる．乳脂肪には酪酸など短鎖脂肪酸が含まれる．
11) 脂肪酸のエステル交換法や二重結合への水素添加法などによって，脂質の物性が改変できる．

4.4 タンパク質

　タンパク質は有機化合物であり，炭水化物，脂質と並ぶ3大栄養素の1つである．タンパク質は炭水化物や脂質とは異なり，窒素を含んでいるのが特徴である．タンパク質はアミノ酸から構成され，そのアミノ酸がペプチド結合することによ

り重合した高分子化合物である.

A. アミノ酸

a. アミノ酸の構造

アミノ酸は1分子中にアミノ基(プロリンの場合はイミノ基)とカルボキシル基をもっている. 図4.27Aのように, カルボキシル基に隣接した炭素(α 炭素*と呼ばれる)にアミノ基が結合しているアミノ酸を α-アミノ酸という. α-アミノ酸の α 炭素は, カルボキシル基, アミノ基, 水素と側鎖の4つの異なる原子および原子団と結合しているため, 不斉炭素原子である(グリシンの場合は側鎖も水素であるために, その α 炭素は不斉炭素原子とはならない). このため, グリシンを除く α-アミノ酸にはL型とD型の立体異性体が存在する(図4.27B). 自然界に存在するアミノ酸は, そのほとんどがL型である. 天然のタンパク質はL-アミノ酸により構成されている.

* カルボキシル基に隣接した炭素を α 炭素と呼び, カルボキシル基側から順番に α, β, γ, δ, ϵ と呼び分けている.

$$\overset{\gamma}{CH_2}-\overset{\beta}{CH_2}-\overset{\alpha}{CH_2}-COOH$$
$$|$$
$$NH_2$$
γ-アミノ酪酸(GABA)

γ-アミノ酪酸においてはアミノ基が α 位ではなく, γ 位の炭素に結合している. 発芽種子中に多く含まれており, 血圧降下作用などがある.

自然界には多くのアミノ酸が存在する. しかし, そのうちタンパク質を構成するアミノ酸は約20種類である(表4.28). それらのアミノ酸は側鎖の性質により, 中性アミノ酸, 塩基性アミノ酸, 酸性アミノ酸, 芳香族アミノ酸, 含硫アミノ酸(硫黄を含むアミノ酸), 複素環式アミノ酸に分類することができる. また, これらのアミノ酸のうち, バリン, ロイシン, イソロイシン, トレオニン(スレオニン), リシン(リジン), フェニルアラニン, メチオニン, トリプトファンの8種類のアミノ酸は人体内では合成できない. また, ヒスチジンは人体内で必要量を合成できない. これら9種類のアミノ酸は体外から摂取する必要があり, 必須アミノ酸(不可欠アミノ酸)といわれている.

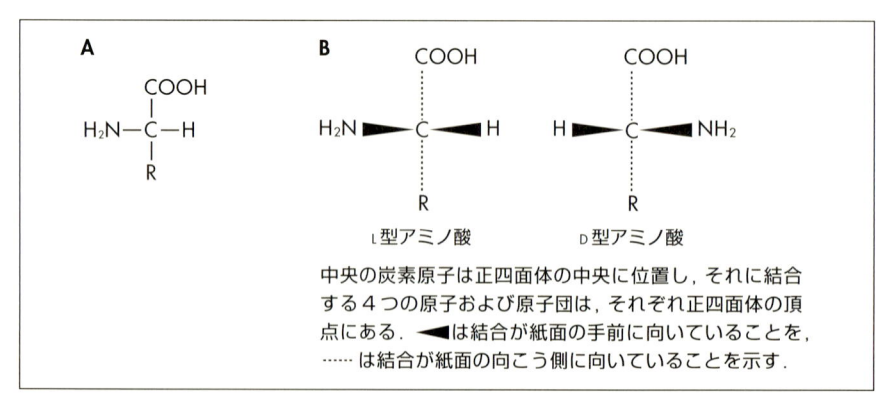

図4.27 α-アミノ酸の構造とアミノ酸の立体異性体

中央の炭素原子は正四面体の中央に位置し, それに結合する4つの原子および原子団は, それぞれ正四面体の頂点にある. ◀は結合が紙面の手前に向いていることを, ……は結合が紙面の向こう側に向いていることを示す.

b. アミノ酸の性質

アミノ酸は水に溶けると，アミノ基がNH_3^+，カルボキシル基がCOO^-に解離して，正（＋）と負（－）の両方の電荷をもつ両性イオンになる（図4.28）．アミノ酸の解離状態は溶液のpHによって変化する．酸性側ではH^+イオンが増えるため，$-COO^-$の負の電荷が打ち消されてアミノ基のみが電離した陽イオンの状態となる．一方，アルカリ性側ではOH^-が増えるため，NH_3^+が減少し陰イオンの状態となる．アミノ酸の正と負の電荷が等しくなり，見かけ上，アミノ酸が電

表4.28 タンパク質を構成するおもなアミノ酸

分類	名称記号（略号）[*1]	側鎖（R）	等電点（pI）	分類	名称記号（略号）[*1]	側鎖（R）	等電点（pI）
中性アミノ酸	グリシン Gly (G)	－H	5.97	酸性アミノ酸およびアミド	アスパラギン酸 Asp (D)	$-CH_2COOH$	2.98
	アラニン Ala (A)	$-CH_3$	6.00		アスパラギン Asn (N)	$-CH_2CONH_2$	5.41
	バリン Val (V)	$-CH(CH_3)_2$	5.96		グルタミン酸 Glu (E)	$-CH_2CH_2COOH$	3.22
	ロイシン Leu (L)	$-CH_2CH(CH_3)_2$	5.98		グルタミン Gln (Q)	$-CH_2CH_2CONH_2$	5.65
	イソロイシン Ile (I)	$-CH(CH_3)CH_2CH_3$	6.02	芳香族アミノ酸	フェニルアラニン Phe (F)	$-CH_2-C_6H_5$	5.48
	セリン Ser (S)	$-CH_2OH$	5.68		チロシン Tyr (Y)	$-CH_2-C_6H_4-OH$	5.66
	トレオニン（スレオニン）Thr (T)	$-CH(OH)CH_3$	6.16	含硫アミノ酸	システイン Cys (C)	$-CH_2-SH$	5.02
塩基性アミノ酸	リシン（リジン）Lys (K)	$-(CH_2)_3CH_2NH_2$	9.74		メチオニン Met (M)	$-CH_2CH_2SCH_3$	5.74
	アルギニン Arg (R)	$-(CH_2)_3NH-C(NH)NH_2$	10.76	複素環式アミノ酸	トリプトファン Trp (W)	$-CH_2-$インドール	5.89
	ヒスチジン His (H)	$-CH_2-$イミダゾール	7.59		プロリン Pro (P)	ピロリジン-COOH	6.30

赤字は必須アミノ酸を示す．
[*1] アミノ酸の三文字および一文字の記号（略号）を示す．

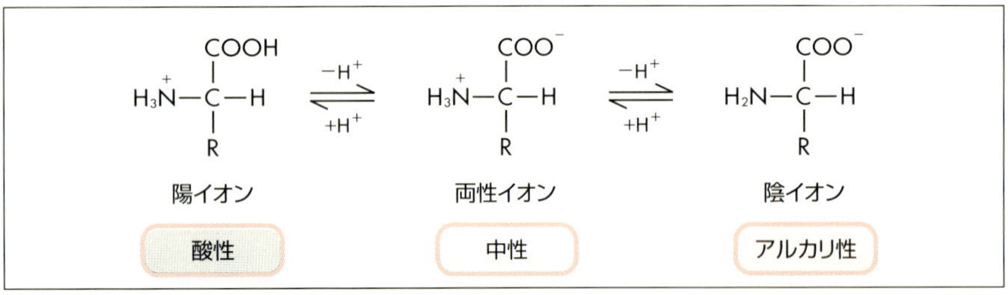

図4.28 アミノ酸の解離

荷をもたない pH をアミノ酸の等電点 (pI) という．各アミノ酸の等電点は，その側鎖の性質により異なるため，それぞれのアミノ酸に固有の値となる（表4.28）．

> **食品中に含まれているアミノ酸の分析**
>
> 食品に含まれているアミノ酸の含量は，アミノ酸分析計を用いて分析することができる．アミノ酸分析計では，それぞれのアミノ酸は高速液体クロマトグラフィー（HPLC）上で陽イオン交換樹脂との親和性のちがいにより分離される．その後，各アミノ酸はニンヒドリンと反応して発色し，その吸光度を測定することにより，それぞれのアミノ酸の含量が求められている．
>
> タンパク質を構成するアミノ酸の含量を分析する場合には，タンパク質を6 M 塩酸で加水分解し，アミノ酸に分解した後に分析を行う必要がある．この場合，一部のアミノ酸は加水分解時に失われるため，その値を補正しなければならない．また，トリプトファン含量はタンパク質溶液の吸光度を測定することなどにより，別の方法により求めなければならない．

B. ペプチド

アミノ酸のカルボキシル基と別のアミノ酸のアミノ基から水分子がとれ，脱水縮合した化合物をペプチドといい，その –CO–NH– の結合をペプチド結合という（図4.29）．アミノ酸が2つ結合したものをジペプチド，3つ結合したものをトリペプチドといい，多数のアミノ酸が結合してできているペプチドをポリペプチドという*．ペプチドには天然に存在するものと，タンパク質が分解酵素で分解されて生じたものとがある．

これらのペプチドのなかには，さまざまな生理作用を示すものがあり，ペプチ

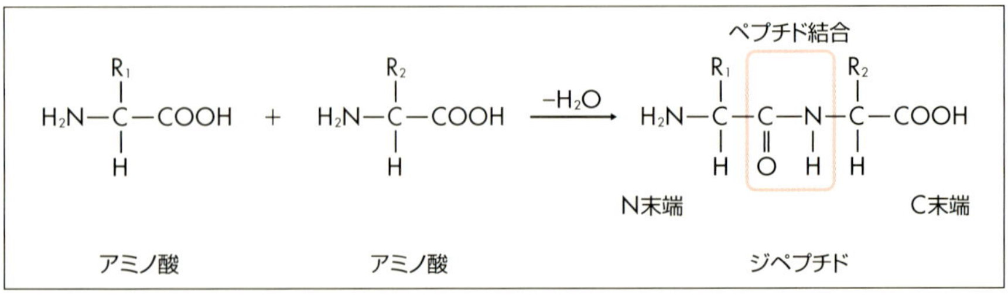

図4.29 ペプチド結合

ドは生体機能の調節において重要な役割を果たしている．

* 結合しているアミノ酸の数に応じギリシア語の数接頭語をつけてポリペプチドを呼ぶ．

1	2	3	4	5	8	10	20	22	多くの
モノ	ジ	トリ	テトラ	ペンタ	オクタ	デカ	イコサ	ドコサ	ポリ

　ペプチドを構成しているアミノ酸はアミノ酸残基と呼ばれ，ペプチド結合をせずアミノ基が遊離の状態となっている端のアミノ酸残基をアミノ基末端（N末端），カルボキシル基が遊離の状態となっているアミノ酸残基をカルボキシル基末端（C末端）という．アミノ酸の配列でペプチドを表すときには，一般に左端にアミノ基末端を書き，右端にカルボキシル基末端を書く．

ペプチドのアミノ酸配列の分析

ペプチドのアミノ酸の配列は，そのペプチドの生理作用の発見と密接に関連する．現在，ペプチドのアミノ酸配列の分析は，おもに2つの方法で行われている．

1)プロテインシーケンサーを利用する方法：エドマン分解により，アミノ基末端からアミノ酸を1つずつ切り離し，そのアミノ酸を順次HPLCで分析同定し，ペプチドのアミノ酸配列を決定する．

目的のペプチドを部分的に酵素で分解し，その分解されたペプチド断片の配列を同定することにより，アミノ酸残基数の多い高分子量のペプチドのアミノ酸配列も正確に知ることができる（この操作はペプチドマッピングといわれている）．

2)質量分析装置(MS)を利用する方法：ペプチドをイオン化し，その質量を小数点以下2桁まで正確に分析することにより，ペプチドのアミノ酸配列を決定する．

イオン化したペプチドの質量(分子イオン)を分析するだけではなく，MS/MS分析によりフラグメントイオンを生じさせ，その生じたフラグメントイオンの質量分析も行うことにより，アミノ酸配列に関する多くの情報を得ることができ，目的とするペプチドのアミノ酸配列の決定が容易なものとなる．

いずれの方法でも，精度よくアミノ酸配列を決めることができる．しかし，そのアミノ酸の配列や構造によっては，エドマン分解では分解できないことや，あるいはイオン化しにくいことがあるため，これらの方法ではアミノ酸配列を分析できない場合もあるので注意を要する．

C. タンパク質

a. タンパク質の構造

　数多くのアミノ酸がペプチド結合した高分子量のポリペプチドを，タンパク質と呼ぶ．しかし，ポリペプチドとタンパク質の明確な分子量のうえでの境界はない．タンパク質には一次構造と高次構造(二次構造，三次構造，四次構造)とがある．

(1) 一次構造　タンパク質を構成するアミノ酸の配列をタンパク質の一次構造という．タンパク質を構成するアミノ酸の配列が1か所変化しているだけでも，そのタンパク質の高次構造が大きく変化し，その結果，タンパク質のもつ生理的な機能に大きな影響を与えることがある．酵素の活性中心のアミノ酸残基や高次構造の形成に関与することの多いシステイン残基の位置は，アミノ酸配列の中でも，とくに重要である．

(2) 二次構造　タンパク質の二次構造には，αヘリックス構造(らせん構造)とβストランド構造(ひだ状構造)と呼ばれる規則的な構造がある(図4.30)．αヘリックス構造では，ペプチド結合をしているアミノ酸のカルボキシル基の酸素原子が4残基先のアミノ酸のアミノ基の水素原子と水素結合することにより，らせん状の構造を形成し，アミノ酸の残基3.6個で1回転した安定な構造となっている．

　βストランド構造では，ペプチド鎖は平行または逆平行に並んだ構造をとっており，カルボキシル基の酸素原子とアミノ基の水素原子とが水素結合を形成している．

(3) 三次構造　αヘリックス構造やβストランド構造などの二次構造が組み合わさり，球状などの立体構造をとっている分子全体の構造をタンパク質の三次構造という(図4.31)．

(4) 四次構造　タンパク質には1本のポリペプチド鎖でできているものと，複

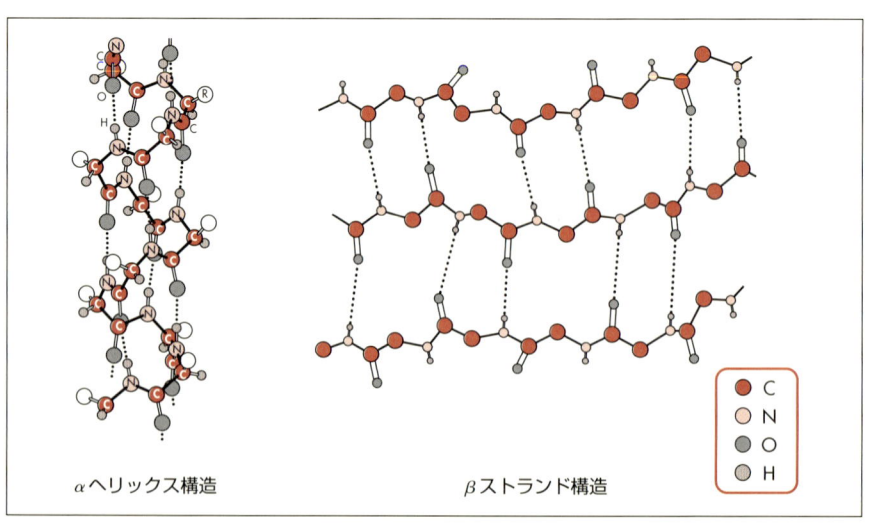

図4.30 タンパク質の二次構造

αヘリックス構造　　βストランド構造

C
N
O
H

図4.31 タンパク質の三次構造と四次構造

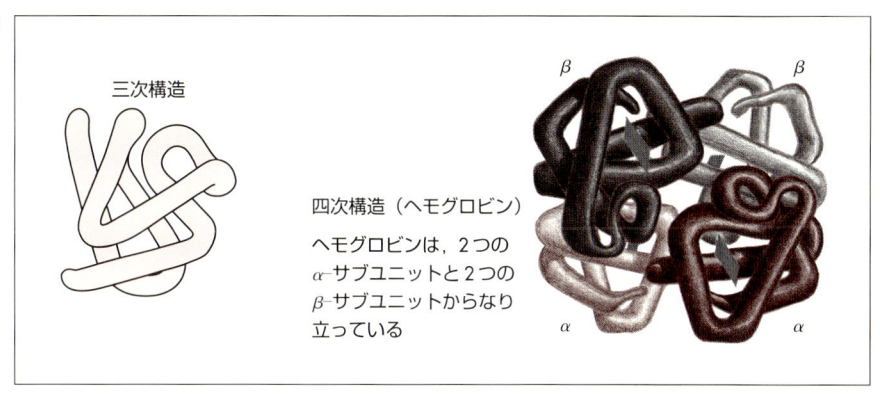

三次構造

四次構造（ヘモグロビン）
ヘモグロビンは，2つのα-サブユニットと2つのβ-サブユニットからなり立っている

数のポリペプチド鎖が会合して多量体を形成しているものとがある．タンパク質が複数のポリペプチド鎖からなり，多量体を形成している場合，この多量体構造全体をタンパク質の四次構造という（図4.31）．また，多量体を形成する個々のポリペプチド鎖はサブユニットと呼ばれる．

タンパク質の高次構造の形成には，ジスルフィド結合，水素結合，イオン結合，疎水結合などのさまざまな様式の結合がかかわっている（図4.32）．タンパク質の高次構造はタンパク質の生理的な機能活性を決定するうえでの重要な要因であり，タンパク質を構成するアミノ酸の配列が1つでも異なると，そのタンパク質は正常な機能を発揮することができなくなる場合が多い．

b. タンパク質の分類

タンパク質は，その溶解性や構成成分などをもとに分類することができる．アミノ酸で構成されたポリペプチド鎖だけからなるタンパク質を単純タンパク質

図4.32 高次構造の形成にかかわるポリペプチド鎖間（または鎖内）の結合

├S—S┤　ジスルフィド結合：2個のシステイン残基の-SH基からHがとれ，Sどうしが結合したもの．この結合は強く，還元剤を加えて還元した場合にのみS-S結合は切断される

├NH----O=C┤　水素結合：アミノ酸のカルボキシル基の酸素原子と，アミノ基の水素原子などのように，酸素原子と水素原子が結合したもの

├NH_3^+-----$^-$OOC┤　イオン結合：塩基性アミノ酸の＋に荷電している側鎖と，酸性アミノ酸の－に荷電している側鎖とが結合したもの

疎水結合：中性アミノ酸などの無極性側鎖どうしが結合したもの

という．これに対して，アミノ酸以外に糖，脂質，色素などを含むタンパク質を複合タンパク質という(表4.29)．単純タンパク質は塩類や酸，アルカリ，アルコールなどに対する溶解性により，表4.30のように分類されている．これらのタンパク質から熱や酸，アルカリによる変性および加水分解が加わり生じたタンパク質は，誘導タンパク質といわれる．

また，タンパク質は，分子の形態により球状タンパク質と繊維状タンパク質に分けられる．球状タンパク質としては酵素タンパク質，繊維状タンパク質としてはコラーゲンやケラチンなどが知られている．

c. タンパク質の性質

タンパク質は，その構成成分であるアミノ酸の含量や配列，そして立体構造により固有の性質をもつ．

(1) 等電点 タンパク質の構成成分であるアミノ酸には，その側鎖にアミノ基やカルボキシル基などのイオン性の官能基をもつものもあるなど，それぞれのアミノ酸の極性は異なり，それらアミノ酸の等電点も異なっている．そして，各タンパク質を構成するアミノ酸の数は異なるので，タンパク質がもつアミノ基やカルボキシル基の数や位置も異なっている．したがって，タンパク質はそれぞれに固有の等電点をもつことになる(表4.31)．酸性アミノ酸であるグルタミン酸やアスパラギン酸を多く含むタンパク質の等電点は低く，逆に塩基性アミノ酸であるリシンやアルギニンなどを多く含むタンパク質の等電点は高くなる．等電点で

表4.29 複合タンパク質の分類

分類	非タンパク質成分	おもなタンパク質
糖タンパク質	ヘキソース，グルコサミンなどの糖が結合したタンパク質	オボムコイド(卵白) ムチン(唾液)
リポタンパク質	脂質が結合したタンパク質で，脂質の代謝において重要な役割を果たす	リポビテリン(卵黄)
色素タンパク質	Fe，Cuなどを含む色素と結合したタンパク質	ヘモグロビン(血液) ミオグロビン(筋肉)
リンタンパク質	リン酸がエステル結合したタンパク質	カゼイン(牛乳) ビテリン(卵黄)
核タンパク質	DNAやRNAと結合したタンパク質	ヌクレイン(細胞核)

表4.30 タンパク質の溶解性による分類

分類	性質	おもなタンパク質
アルブミン	水，塩溶液，酸，アルカリに可溶で，動植物に広く存在するタンパク質	オボアルブミン(卵白) ロイコシン(小麦)
グロブリン	塩溶液，酸，アルカリに可溶で，水には不溶なタンパク質	オボグロブリン(卵黄) グリシニン(大豆)
プロラミン	水，塩溶液に不溶で，酸，アルカリ，アルコールに可溶なタンパク質	グリアジン(小麦) ゼイン(トウモロコシ)
グルテリン	水，塩溶液，アルコールには不溶で，酸，アルカリに可溶なタンパク質で，穀類に多く含まれている	グルテニン(小麦) オリゼニン(米)
硬タンパク質 (難溶性タンパク質)	通常の塩水溶液，溶媒などに溶けないタンパク質	コラーゲン(骨) ケラチン(毛)

表4.31 おもなタンパク質の等電点

タンパク質	等電点(pI)
グリシニン	4.3
グルテニン	4.4～4.5
カゼイン	4.6
オボアルブミン	4.6
β-ラクトグロブリン	5.1～5.2
ミオシン	5.4
ヘモグロビン	6.8
トリプシン	10.8

タンパク質の分離精製

食品中には数多くのタンパク質が含まれている．これらの中から目的とするタンパク質を取り出すには，分離精製操作が必要である．タンパク質の分離精製は，溶解性や電気的性質，分子量など，タンパク質がもつさまざまな性質を利用して行うことができる．

1) 溶解性：タンパク質によって溶媒に対する溶解性は異なる．この性質を利用して，たとえば，タンパク質を水に可溶性のタンパク質（アルブミン）と不溶性のタンパク質（アルブミン以外のタンパク質）などのように分けることができる．

また，タンパク質は溶液中の塩濃度を高めると沈殿する．タンパク質が沈殿する塩濃度は，それぞれのタンパク質により異なる．そのため，塩濃度を徐々に高めていくと，タンパク質は順次沈殿していく．したがって，溶液の塩濃度を徐々に変化させることにより，沈殿しているタンパク質と沈殿していない（溶けている）タンパク質に分けることができる．

2) 電気的性質：タンパク質は正の荷電あるいは負の荷電を帯びている．タンパク質を構成しているアミノ酸の割合により，その荷電の強さは異なる．また，タンパク質の荷電は，溶けている溶液のpHにより変化する．したがって，イオン交換樹脂を用いて，正に荷電したタンパク質と負に荷電したタンパク質とを分けることができる．

また，タンパク質とイオン交換樹脂との結合力は溶液中の塩濃度が高まると弱くなり，タンパク質と樹脂との結合は解離し，タンパク質が溶液中に遊離してくる．したがって，溶液中の塩濃度を徐々に高めていくことにより，樹脂との結合力の強さに応じて，タンパク質を分けることができる．

3) 分子量：一般に，タンパク質は分子量が大きいものほど分子の大きさが大きくなる．したがって，大きさの異なった分子篩を用いることにより，タンパク質を，その大きさ，すなわち分子量によりことができる．

は，タンパク質の溶解度が低くなり，タンパク質は沈殿しやすくなる．これを等電点沈殿という．

(2) 溶解性　タンパク質の溶解度は，溶媒中の塩類の濃度により変化する．たとえば，タンパク質は硫酸アンモニウムなどの希塩類溶液にはよく溶ける．この現象は塩溶と呼ばれる．しかし，これら塩類の濃度を高めるとタンパク質は沈殿する．この現象は塩析といわれる．また，エタノール，アセトンなどの有機溶媒をタンパク質溶液に加えると，溶解度が低下し，タンパク質は沈殿する．

(3) 変性　タンパク質は熱，凍結，乾燥などの物理的作用や，酸やアルカリなどによる化学的作用により，不可逆的に溶解性などの性質が変化し，同時に生理的機能や活性を失うことがある．これをタンパク質の変性という．このとき，タンパク質の立体構造を形成している水素結合やイオン結合，疎水結合などは切断され，タンパク質が生理活性を発現するのに重要な高次構造は変化する．一方，一次構造は保たれている．

　スクロースやグリセリン，ポリエチレングリコールなどにはタンパク質の変性を防ぐ作用があるので，タンパク質溶液に変性防止剤として加えられることがある．逆に，フェノール，トリクロロ酢酸などはタンパク質の変性剤として作用する．

d. アミノ酸，タンパク質の定性反応

　アミノ酸やタンパク質は特有の呈色反応を示す．これらの定性反応により，アミノ酸やタンパク質の有無，また，その種類を知ることができる．

(1) ニンヒドリン反応　アミノ酸，ペプチド，タンパク質のアミノ基はニンヒドリンとともに加熱すると，赤褐色から青紫色に呈色する．プロリンは赤褐色から黄色の呈色反応を示す．

タンパク質の沈殿

溶液に溶けているタンパク質が沈殿するのには，2つの理由がある．1つは加熱や乾燥，酸やアルカリなどによる変性である．もう1つは，溶液のpHや溶液中の塩濃度の変化によるタンパク質の溶解度低下によるものである．一般に，変性により生じる沈殿は不可逆的な変化であり，その原因を取り除いても，再び溶解してもとにもどることはない．一方，タンパク質の溶解度差が原因で生じる沈殿は，その原因を取り除くと，再び溶解する．たとえば，溶液のpHを変化させることにより，あるいは溶液中の塩濃度を下げることにより，沈殿したタンパク質は再び溶ける．

このようにして，生じたタンパク質の沈殿が変性によるものか，あるいは溶解度のちがいによるものかを判断することができる．

(2) キサントプロテイン反応　チロシンなどの芳香族アミノ酸に硝酸を加えて加熱すると，黄色に呈色する．芳香族アミノ酸を含むタンパク質も同様に反応する．

(3) ビウレット反応　タンパク質にアルカリ性条件下で薄い硫酸銅溶液を加えると，青紫色から紫色に呈色する．この反応はペプチド結合を2つ以上含むペプチドで見られる．したがって，アミノ酸とジペプチドは反応しない．

e. 栄養価

摂取されたタンパク質は，トリプシンやペプシンなどの消化酵素によりジペプチドやアミノ酸にまで加水分解され，小腸から吸収される．タンパク質の栄養価は，タンパク質を構成しているアミノ酸のうち，必須アミノ酸の種類と量により決まる．食品に含まれるタンパク質の栄養価は生物学的な方法や化学的な方法で評価されている．

(1) 生物学的評価法　実験動物を用いて飼育を行い，1日あたりのタンパク質摂取量と排泄物中の窒素量を測定し，計算により試料タンパク質の体内利用効率を求める．その1つである生物価の求め方を次に示す．

生物価(BV) = {摂取窒素量 －(糞中の窒素量 － 代謝性糞中窒素量)
　　　　　　　　－(尿中の窒素量 － 代謝性尿窒素量)}
　　　　　　÷ {摂取窒素量 －(糞中の窒素量 － 代謝性糞中窒素量)} × 100

(2) 化学的評価法　FAO（国連食糧農業機関）／WHO（世界保健機構）が1973年に提唱したアミノ酸評点パターン，あるいはFAO/WHO/UNU（国連大学）が1985年に提唱したアミノ酸評点パターン（表4.32）を基準として，ヒトにとって理想的な必須アミノ酸必要量パターンと，実際に食品中に含まれているタンパク質の必須アミノ酸の量を比較することにより評価する．

アミノ酸価は，食品タンパク質中に含まれる各必須アミノ酸の含量(mg/gN)をアミノ酸評点パターンのそれぞれの必須アミノ酸の数値(mg/gN)で除して％を

表4.32 アミノ酸評点パターン
（アミノ酸mg/gN）

アミノ酸	FAO/WHO（1973年）	FAO/WHO/UNU（1985年）
ヒスチジン(His)	－	120*
イソロイシン(Ile)	250	180
ロイシン(Leu)	440	410
リシン(Lys)	340	360
メチオニン(Met)＋システイン(Cys)	220	160
フェニルアラニン(Phe)＋チロシン(Tyr)	380	390
トレオニン(Thr)	250	210
トリプトファン(Trp)	60	70
バリン(Val)	310	220

＊ 2～5歳

表4.33 おもな食品のアミノ酸価と第一制限アミノ酸

植物性食品			動物性食品		
品名	アミノ酸価	第一制限アミノ酸	品名	アミノ酸価	第一制限アミノ酸
白米	65	リシン	牛肉	100	
玄米	68	リシン	鶏肉	100	
小麦粉	44	リシン	豚肉	100	
大麦	62	リシン	鶏卵	100	
トウモロコシ	32	リシン	牛乳	100	
アワ	35	リシン	ウナギ	100	
ソバ粉	92	イソロイシン	イワシ	100	
サツマイモ	88	リシン	ブリ	100	
ジャガイモ	68	ロイシン	マダイ	100	
カボチャ	68	スレオニン	ハマグリ	81	バリン
大豆	86	メチオニン+システィン	イカ	71	バリン
豆乳	86	メチオニン+システィン	クルマエビ	74	バリン

「改訂日本食品アミノ酸組成表」

求める.

$$\text{アミノ酸価(\%)} = \frac{\text{食品タンパク質中の必須アミノ酸含量}}{\text{アミノ酸評点パターンの必須アミノ酸の数値}} \times 100$$

アミノ酸価は食品中のタンパク質の必須アミノ酸がどれだけ不足しているか,必須アミノ酸のバランスがどうかを示すものである. したがって,その値が100に近いほど良質なタンパク質であることになる. すべての必須アミノ酸が100以上の食品のアミノ酸価は100となる. 100未満の値を示すアミノ酸を制限アミノ酸といい,最も低い値を示すアミノ酸を第一制限アミノ酸という. そして,第一制限アミノ酸の値をその食品のアミノ酸価とする. 一般に植物性食品のアミノ酸価は低く,動物性食品は高い. 穀類ではリシンが不足がちで,第一制限アミノ酸となることが多い(表4.33).

D. 酵素

体外から摂取された物質は,体内での化学反応により,さまざまな物質につくり変えられる. 化学反応が起こるためには,活性化エネルギーが必要である. 試験管内での化学反応では反応を起させるために,加熱などにより高温にするか,あるいは加圧により高圧にするなどして,高い活性化エネルギーを得ることが必要である.

しかし,37℃,1気圧の下で生活しているヒトの体内では,このような条件をつくり出すことは不可能である. したがって,体内で化学反応を進めるためには,

表4.34 化学反応の型による酵素の分類

分類	反応型
酸化還元酵素（オキシドレダクターゼ）	基質の酸化還元反応を触媒する酵素
転移酵素（トランスフェラーゼ）	基質の特定の官能基（メチル基，アミノ基など）を別の基質に転移させる反応を触媒する酵素
加水分解酵素（ヒドラーゼ）	基質の官能基に水を付加し，加水分解する反応を触媒する酵素
脱離・付加酵素（リアーゼ）	基質から官能基を取り去り二重結合を形成する反応，あるいは逆に官能基を付加する反応を触媒する酵素
異性化酵素（イソメラーゼ）	構造異性体や光学異性体など，異性体間の相互変化を触媒する酵素
合成酵素（リガーゼ）	ATPの分解を伴い，化学結合を生成する反応を触媒する酵素

反応に必要な活性化エネルギーを低くすることが必要である．酵素はタンパク質を主体とした触媒であり，化学反応に必要な活性化エネルギーを小さくして，体内のような穏和な条件下でも化学反応を促進させる働きをする．

a. 酵素の分類

酵素は一般に基質名や反応名の語尾にase（アーゼ）をつけて呼ばれる．また，酵素が触媒する化学反応の種類によって6つに大別されている（表4.34）．

b. 酵素の性質

酵素は基質と呼ばれる物質に作用し，みずからは変化しない生体触媒である．酵素は，ビタミンなどの低分子量の有機化合物（補助因子）をその活性発現のために必須としている場合と，金属イオンなどの賦活剤により活性が促進される場合とがある．また，酵素反応は阻害剤と呼ばれる物質により阻害されるが，その阻害様式にはおもに拮抗阻害と非拮抗阻害とがある．酵素が働く基質は極めて限られている．この性質を基質特異性と呼ぶ．また，酵素活性の発現にあたり，酵素は特有の最適pHや最適温度を示す．

E. タンパク質に富んだ食品

6つの基礎食品の分類（p.14参照）によると，タンパク質の給源は，1群に属する魚介類，肉類，卵類，大豆，ならびに2群に属する乳類である．以下に，大豆を含む豆類，魚介類，肉類，卵類，乳類におけるタンパク質について述べる．

a. 豆類

食用にされるマメ科植物には，大豆，インゲン，ササゲ，エンドウ，ナタマメ，ラッカセイの各属がある．多くの豆類は約20％のタンパク質，60％の炭水化物を含むが，大豆におけるタンパク質含量は35％前後と多く，炭水化物は30％程度である（表4.35）．

豆類のなかで，大豆が最も利用されている．そのタンパク質のアミノ酸組成は含硫アミノ酸がやや少ないが，優れたタンパク質である．他の豆類の脂質含量が2％程度であるのに対して，大豆は19％の脂質を含んでいる．大豆は豆腐，味噌，

表4.35 おもな豆類（全粒, 乾燥物）の成分組成
（可食部100 gあたり）ラッカセイは種実類.

	エネルギー (kcal)	水分 (g)	タンパク質 (g)	脂質 (g)	炭水化物 (g)	カルシウム (mg)	鉄 (mg)	β-カロテン当量 (μg)
アズキ	339	15.5	20.3	2.2	58.7	75	5.4	7
インゲンマメ	333	16.5	19.9	2.2	57.8	130	6.0	12
エンドウ	352	13.4	21.7	2.3	60.4	65	5.0	92
ササゲ	336	15.5	23.9	2.0	55.0	75	5.6	19
大豆	422	12.4	33.8	19.7	29.5	180	6.8	7
ラッカセイ	562	6.0	25.4	47.5	18.8	50	1.6	6

「日本食品標準成分表 2015 年版（七訂）」より.

納豆, 醤油に用いられるほか, 未熟の子実は枝豆として利用される. 大豆は大豆油の製造に用いられるが, 脱脂大豆からはタンパク質が抽出され, 加工特性がよいので, 多くの加工食品に添加されている. インゲンマメは 2% の脂質しか含まず, 煮豆, 甘納豆, 餡などに用いられている. また, ササゲ属のアズキは甘納豆や餡に, 緑豆はもやしとして用いられる. エンドウには, 若い鞘を食用とする品種と, 若い種子（グリンピース）を食用とする品種がある. ソラマメやナタマメは若い鞘を用いる場合と, 乾燥子実を加工して用いる場合とがある. ラッカセイは脂質を 48% も含み種実類に分類されている.

大豆タンパク質は, 塩可溶性の 15S, 11S（グリシニン）, 7S（コングリシニン）, 2S グロブリン画分に分けられるが, その大部分は pH 6.4 で沈殿する 11S グロブリンおよび pH 4.5 で沈殿する 7S グロブリンからなり立つ. これら大豆グロブリンには, ゲル形成能や被膜形成能などユニークな性質がある. この両者のタンパク質が除かれて残留しているタンパク質をホエータンパク質と呼ぶ.

b. 魚介類

哺乳動物の筋肉は白色筋と赤色筋からなるが, 魚類の筋肉は, 普通筋（普通肉）と血合筋（血合肉）に大きく分かれ, 前者は, 魚類の筋肉の大部分を占める. 血合筋は側線直下に位置する魚類特有の赤褐色の筋肉組織であり, シトクロム, ミオグロビン, ヘモグロビンなどの色素タンパク質, 脂質, ビタミン類などの魚の運動性に関与する成分を多く含んでいる. イカ, タコなどの軟体動物は魚類と異なり, 平滑筋からなり, エビやカニなどの甲殻類の筋肉は魚肉と同様, 横紋筋である.

魚介類が調理・加工において重視されるのは, 漁獲直後から死後硬直中のものであり, その生きのよさ, すなわち鮮度が重要視されるからである. 解硬後のものは生きが悪く刺身には適さない.

筋肉タンパク質は, 中性塩に対する溶解性から, 水溶性, 塩溶性, および塩不溶性に分類され, それぞれ, 筋漿タンパク質, 筋原線維タンパク質, 筋基質タンパク質と呼ばれる. 魚肉における総タンパク質は 20% 程度で, 畜肉と変わらな

	廃棄率 (%)	エネルギー (kcal)	水分 (g)	タンパク質 (g)	脂質 (g)	炭水化物 (g)	カルシウム (mg)	鉄 (mg)	レチノール (μg)	β-カロテン当量(μg)	ビタミンD (μg)
マアジ	55	126	75.1	19.7	4.5	0.1	66	0.6	7	0	8.9
カツオ秋獲り	35	165	67.3	25.0	6.2	0.2	8	1.9	20	0	9.0
マダイ養殖	55	177	68.5	20.9	9.4	0.1	12	0.2	11	0	7.0
マサバ	50	247	62.1	20.6	16.8	0.3	6	1.2	37	1	5.1
サンマ	35	297	57.7	17.6	23.6	0.1	26	1.3	16	0	14.9
アサリ	60	30	90.3	6.0	0.3	0.4	66	3.8	2	22	0
クルマエビ	55	97	76.1	21.6	0.6	Tr	41	0.7	0	49	(0)
スルメイカ	30	83	80.2	17.9	0.8	0.1	11	0.1	13	0	0.3
マダコ	15	76	81.1	16.4	0.7	0.1	16	0.6	5	(0)	(0)

Tr：最小記載量以下
「日本食品標準成分表 2015 年版（七訂）」より．

表4.36 おもな魚介類(生)の成分組成
（可食部 100 g あたり）

いが，筋基質タンパク質に関して，畜肉は 10 〜 20％であるのに対して，魚肉では 2 〜 5％であり，そのため，魚類の身は崩れやすい．筋原線維タンパク質が多いという性質はカマボコなどの魚肉練り製品に適している．

　魚肉タンパク質のアミノ酸価は 100 ないしはそれに近い数字を示し，良質のタンパク質の給源である．イカなどの軟体動物のアミノ酸価は 80 以下が多く，畜肉や魚肉より劣り，トリプトファンやバリンが，その制限アミノ酸であることが多い．おもな魚介類(生)の栄養成分値を表 4.36 にまとめた．

c. 肉類

　食肉としての筋肉組織は骨格筋，心筋，平滑筋に分類される．骨格筋は，骨格筋線維（筋細胞ともいう）と筋細胞間を埋めている結合組織から構成され，筋線維間と結合組織内には，血管と神経線維が存在している．筋細線維は小さい筋細糸からなり，筋細糸は 2 つのタンパク質，アクチン（太いフィラメント）とミオシン（細いフィラメント）からなり，筋収縮に関与している．心筋は心臓に局在し，横紋が見られる特殊な筋である．平滑筋は，消化管の壁，膀胱，子宮および動静脈の血管を構成している．

　筋肉タンパク質における収縮に関与する主要なタンパク質としてミオシンとアクチンがある．ミオシンは筋原線維タンパク質の 50 〜 60％を占めており，分子量約 50 万，等電点 5.4，長さが約 150 nm を示す非常に大きいタンパク質である．ミオシンは，トリプシン切断点でみると，球状部分（重鎖）とその切断点から残りの部分（軽鎖）の 2 つの部分からなる．アクチンは，筋原線維タンパク質の約 20％を占め，その分子量は約 42,000 で直径 5.5 nm の球状タンパク質である．

　筋肉タンパク質の調節タンパク質の主要なものとして，トロポミオシン，トロポニンがあり，前者は，筋原線維タンパク質の 5％を占め，α-トロポミオシン（分

子量 33,000) と β-トロポミオシン (分子量 36,000) からなる細長い棒状の分子で, F-アクチンの周りを取り巻いている. また, トロポニンも, トロポニン T (分子量 31,000), I (分子量 21,000), C (分子量 18,000) の 3 種類のタンパク質からなる. さらに, 微量タンパク質として α-アクチン (分子量 100,000) および分子量 35,000 と 32,000 の 2 種類のポリペプチドからなる β-アクチンなどが存在する.

(1) 牛肉 おもな肉用牛としては黒毛和種, 褐毛和種, 日本短角種, 乳用種, 交雑種などがある. 肉用牛は, 屠殺された後, 2 分割されて半丸の枝肉となる. 枝肉は, ネック, かた, かたロース, 肩ばら, ヒレ, リブロース, サーロイン, ともばら, うちもも, しんたま, ランプ, そともも, すねの 13 部位に分割され, 部分肉として流通する (図 4.33). 牛肉の栄養学的な特性は表 4.37 のように, 一般成分値も品種や部位により大きく変動する.

(2) 豚肉 ブタの品種としては, ヨークシャー種 (生肉用), ランドレース種 (加工肉用), ハンプシャー種 (生肉用), デュロック種 (加工用) などがあるが, わが国では, 黒豚 (バークシャー種), 白ブタ (ヨークシャー種) および肉質のよい三元交雑豚 (ランドレース-ヨークシャー-デュロックの交雑により開発されたもの) が飼育されている. 現在豚の飼育は衛生的な状態でなされ, とりわけ SPF (specific pathogen free: 特定病原菌不在) 豚は抗生物質投与なく飼育されているので, 衛生的な面からとく

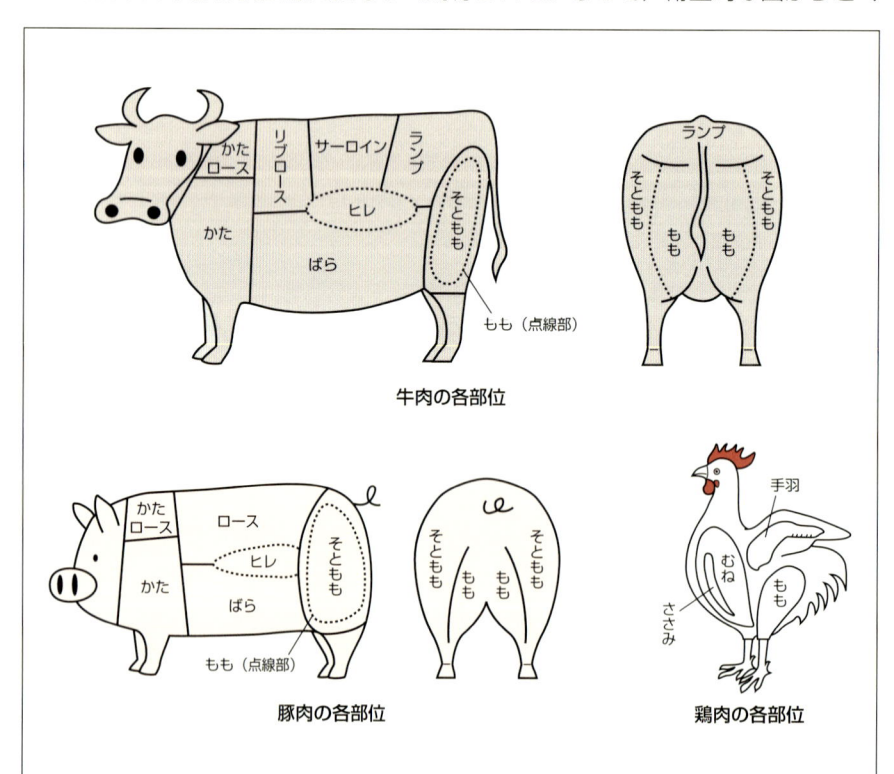

図 4.33 牛肉, 豚肉および鶏肉の各部位

牛肉の各部位

豚肉の各部位

鶏肉の各部位

表4.37 牛肉におけるおもな栄養成分組成（可食部100gあたり）

部位	エネルギー (kcal)	水分 (g)	タンパク質 (g)	脂質 (g)	炭水化物 (g)	レチノール (μg)	レチノール当量(μg)	ビタミンD (μg)
かた	286	58.8	17.7	22.3	0.3	Tr	Tr	0
かたロース	411	47.9	13.8	37.4	0.2	3	3	0
サーロイン	498	40.0	11.7	47.5	0.3	3	3	0
ヒレ	223	64.6	19.1	15.0	0.3	1	1	0
ばら（ともばら）	426	47.4	12.8	39.4	0.3	13	13	0
そともも	233	64.0	18.2	16.3	0.6	5	5	0

Tr：最小記載量以下
「日本食品標準成分表2015年版（七訂）」より．

に注目されている．

　豚の枝肉はかた，かたロース，ロース，ヒレ，ばら，もも，そとももの7つの部分肉に切断され流通している（図4.33）．

　一般成分は表4.38のように，品種，部位により異なり，大きな変動を示す．また，豚肉は，ビタミンB_1の含量が高い．

(3) 鶏肉　鶏肉は高タンパク質で，低脂肪，低エネルギー（カロリー）で，α-リノレン酸が他の食肉より7倍近くの高濃度で含有されている．わが国において，鶏肉は白色コーチン種，白色種の交雑系のブロイラーが生産されている．各地で生産されている地鶏は，ブロイラーと比べて飼育期間が長いために，味覚が濃厚である．ニワトリは手羽，むね肉，もも，ささみ，皮の5つの部分肉に切断されて流通している（図4.33）．鶏肉の一般成分を表4.39に示した．

表4.38 豚肉におけるおもな栄養成分組成（可食部100gあたり）

部位	エネルギー (kcal)	水分 (g)	タンパク質 (g)	脂質 (g)	炭水化物 (g)	レチノール (μg)	レチノール当量(μg)	ビタミンD (μg)
かた	216	65.7	18.5	14.6	0.2	5	5	0.2
かたロース	253	62.6	17.1	19.2	0.1	6	6	0.3
ロース	263	60.4	19.3	19.2	0.2	6	6	0.1
ヒレ	112	74.2	22.7	1.7	0.1	2	2	0
ばら	395	49.4	14.4	35.4	0.1	11	11	0.5
もも	183	68.1	20.5	10.2	0.2	4	4	0.1

「日本食品標準成分表2015年版（七訂）」より．

表4.39 鶏肉におけるおもな栄養成分組成（可食部100gあたり）

部位	エネルギー (kcal)	水分 (g)	タンパク質 (g)	脂質 (g)	炭水化物 (g)	レチノール (μg)	レチノール当量(μg)	ビタミンD (μg)
手羽	195	66.0	23.0	10.4	0	60	60	0.1
むね肉（皮なし）	121	72.8	24.4	1.9	0	50	50	0
もも肉（皮なし）	138	72.3	22.0	4.8	0	17	17	0
もも肉（皮つき）	253	62.9	17.3	19.1	0	47	47	0.1
ささみ	114	73.2	24.6	1.1	0	9	9	0

「日本食品標準成分表2015年版（七訂）」より．

d. 卵類

　食品成分表における卵類には，鶏卵，烏骨鶏卵，ウズラ卵，ピータンが含まれる．このうち，消費のほとんどは鶏卵であるので，ここでは，鶏卵を取り上げる．

　わが国においては，白色レグホン種がおもな産卵鶏として飼育されている．白色レグホン種は，年間 200～300 個産卵し，卵重は 56～63 g である．鶏卵の半分以上は家庭用として消費され，残りが加工用，業務用として利用されている．鶏卵（構造は p.171, 図 6.3 参照）は，卵殻部，卵白部，卵黄部に分けられ，それぞれの重量比は 1：6：3 である．卵殻部は外側からクチクラ，卵殻，卵殻膜からなり，卵白部は外水様卵白，濃厚卵白，内水様卵白，カラザ，カラザ層からなり，卵黄部は卵黄膜，胚，卵黄からなる．卵白中にはさまざまな抗菌性物質が含まれるため，卵は微生物の攻撃から守られ，卵黄はさらに卵白により防御された状態にある．卵殻は，主として炭酸カルシウムからつくられた 0.3 mm 程度の厚さの多孔質で，卵の形状を維持して内部を保護している．

　鶏卵は食品としてほぼすべての栄養素を含む完全食品である．たとえば，タンパク質については必須アミノ酸がバランスよく含まれている．また，ゲル形成性，起泡性，乳化性などの加工特性を有している．鶏卵は代表的なアレルギー食品であるので，鶏卵使用に際してはその旨を表示しなければならない．

　卵の一般成分を表 4.40 に示したが，卵白の 90% 近くが水分で，残りは，タンパク質がほとんどで，脂質と炭水化物はほとんど含まれていない．卵黄は，水分が 50% ほどを占め，残りはタンパク質と脂質からなる．卵黄中の脂質はほとんどタンパク質と結合した状態で存在している．

　卵白におけるタンパク質は十数種類知られているが，その大部分は溶液状態で卵白全体に均一に分布している．オボアルブミンは卵白タンパク質の半分以上を占め，熱凝固性の主要なタンパク質である．オボトランスフェリンは，コンアルブミンとも呼ばれ，1 分子あたり鉄やアルミニウムを 2 個結合する．オボムコイ

表4.40 鶏卵の栄養成分値
（可食部 100 g あたり）

	廃棄率	エネルギー	水分	タンパク質	脂質	炭水化物	無機質		ビタミン							コレステロール
							カルシウム	鉄	レチノール	α-カロテン	β-カロテン	β-クリプトキサンチン	β-カロテン当量	レチノール活性当量	D	
	(%)	(kcal)	(g)	(g)	(g)	(g)	(mg)	(mg)	(µg)	(µg)	(µg)	(µg)	(µg)	(µg)	(µg)	(mg)
全卵(生)	15	151	76.1	12.3	10.3	0.3	51	1.8	140	0	3	28	17	150	1.8	420
卵黄(生)	0	387	48.2	16.5	33.5	0.1	150	6.0	470	0	8	93	55	480	5.9	1,400
卵白(生)	0	47	88.4	10.5	Tr	0.4	6	0	0	0	0	0	0	0	0	1

「日本食品標準成分表 2015 年版（七訂）」より．

ドは卵白に存在するトリプシンインヒビターであり，糖を 20〜25% 含み，ジスルフィド結合により固定された構造のため，熱安定性に優れている．オボムチンは濃厚卵白に多く含まれる繊維状タンパク質で，卵白の起泡性に関与する．リゾチームは塩基性アミノ酸含量が高く，一部のグラム陽性菌の細胞壁多糖を溶解する溶菌酵素活性をもつ．

卵黄におけるタンパク質は，低密度リポタンパク質（LDL）や高密度リポタンパク質（HDL）と，脂質と結合していないタンパク質（リベチン，ホスビチン）に分けられる．LDL は卵黄タンパク質の 65% を占め，その脂質含量は高く，卵黄の乳化性に関与する．LDL はトリアシルグリセロールを中心に，その周りをリン脂質，コレステロール，タンパク質が取り巻き，遠心分離により上澄み（プラズマ）に存在する．HDL は，脂質含量が低く（タンパク質と脂質の比は 3：1），α-，β-，γ-リポビテリンのリポタンパク質からなり，遠心分離により沈殿画分に存在する．リベチンは α-，β-，γ-リベチンからなり，プラズマ中に存在し，卵黄における酵素はほとんどこの画分に含まれる．ホスビチンは顆粒中で HDL と結合し，鉄などの二価金属イオンとの結合性を有する．また，ビオチン結合タンパク質も卵黄に存在している．

e. 乳類

乳は，哺乳動物が子を育てるための理想的な食品として母親より分泌され，良質のタンパク質，脂質，乳糖，カルシウム，リン，およびビタミンをバランスよく含む．動物の乳成分は成長速度や環境などに大きく影響を受ける．

わが国で，現在飼育されている乳牛の大部分は，ホルスタイン種であり，その栄養成分値は表 4.41 に示されている．

牛乳におけるタンパク質は脱脂乳を pH 4.6（20℃）にしたとき，沈殿するリンタンパク質（カゼイン）とその上清（ホエー）に含まれるタンパク質（ホエータンパク質）に分けられる．牛乳中に存在するカゼインは，α_{S1}-，α_{S2}-，β-，および κ-カゼインの 4 種類からなるが，牛乳中のプラスミンによる β-カゼインの分解物 γ-カゼインも含まれる．カゼインのほとんどはカゼインミセルと呼ばれるコロイド粒子として存在している．カゼインミセルは，親水性の κ-カゼインを外側に配置したサブミセルが α_{S1}-，α_{S2}-，β-，および κ-カゼインからなるサブミセルを

表4.41 牛乳と人乳の成分組成（100 g あたり）

成分	水分	タンパク質	脂質	炭水化物	灰分	無機質		ビタミン						D
						カルシウム	鉄	レチノール	A					
									α-カロテン	β-カロテン	β-クリプトキサンチン	β-カロテン当量	レチノール活性当量	
	(g)	(g)	(g)	(g)	(g)	(mg)	(mg)	(μg)	(μg)	(μg)	(μg)	(μg)	(μg)	(μg)
牛乳	87.4	3.3	3.8	4.8	0.7	110	0.02	38	0	6	0	6	38	0.3
人乳	88.0	1.1	3.5	7.2	0.2	27	0.04	45	−	−	−	12	46	0.3

「日本食品標準成分表 2015 年版（七訂）」より．

取り囲むことにより安定させられている．このカゼインミセルにレンネット（主酵素成分がキモシン）と呼ばれる子ウシの第4胃から得た凝乳酵素を添加すると，親水性のκ-カゼインが特異的に分解され，カゼインミセルは親水性を失い凝集，さらにゲル化する．この現象はチーズ製造において最も重要な工程である．

牛乳中のホエータンパク質はカゼインに比べて牛乳中での濃度は低いが，多くの種類のタンパク質を含み，生理活性に富んでいる．

1) アミノ酸は分子内にアミノ基とカルボキシル基の両方を有する両電解質である．

2) カルボキシル基に隣接するα位の炭素にアミノ基が結合したものをα-アミノ酸という．α位の炭素には水素原子と種々の側鎖が結合している．

3) アミノ酸の側鎖の構造のちがいにより化学的性質が異なる．

4) グリシン以外のα-アミノ酸にはD型とL型の異性体が存在する．

5) 天然のタンパク質はL-アミノ酸がペプチド結合によって重合したポリペプチドである．タンパク質を構成するアミノ酸は20種ある．

6) タンパク質には一次構造，二次構造，三次構造，四次構造がある．一次構造はペプチド結合によるアミノ酸配列をいう．二次構造はアミノ酸残基間の水素結合によって形成されたαヘリックスやβストランド構造をいう．三次構造は水素結合，イオン結合，疎水結合，ジスルフィド結合によってさらに立体的になった構造をいう．四次構造は複数のタンパク質が集合してできた構造をいう．

7) タンパク質の変性とは，高次構造が崩壊することをいう．変性すると溶解性の低下，消化性の向上，生理活性の失活などが起こる．変性要因には種々の物理的要因と化学的要因とがある．

8) タンパク質の栄養価の評価法には，理想的なアミノ酸評点パターンを基準にした化学的評価法と，摂取窒素量に対する体内保留窒素量の割合を求める生物学的評価法がある．

9) タンパク質を多く含む食品は，肉類，魚介類，卵類，乳類の動物性食品のほかに，大豆など一部の植物性食品がある．

10) 大豆タンパク質は塩可溶性のグロブリンであり，ゲル形成能，皮膜形成能などのユニークな性質がある．

11) 肉類と魚介類のタンパク質は筋タンパク質であり，筋漿タンパク質（酵素，ミオグロビンなど），筋原線維タンパク質（アクチン，ミオシンなど），筋基質タンパク質（コラーゲンなど）に分類される．哺乳動物の肉と比べ，魚肉は筋基質タンパク質の割合が少ないため，肉質が軟らかい．

12) 卵類の卵白には，種々の生物学的に重要な役割をもつタンパク質が存在

する．卵黄タンパク質は脂質との複合体（リポタンパク質）である．
13）乳類のおもなタンパク質は pH 4.6 で沈殿するカゼインであり，数種の
タンパク質からなるカゼインミセルを構成している．

4.5 ビタミンおよび無機質

A. ビタミンの化学と機能

　ビタミンとは，生物にとって，それ自体が合成できないが正常な生育に必要な微量有機化合物と定義される．一般には哺乳類，とくにヒトを対象とする微量必須栄養素をさす．各ビタミンについて各生物に対する必要量があり，とくにヒトに対しては食事摂取基準が定められている．各ビタミン固有の欠乏症状を呈することがあるが，通常では欠乏症の起こりにくいビタミン（たとえば，ビタミン B_6 やビオチン）もある．生体内で，ナイアシンはトリプトファンから，またごく微量であるがビタミン D は 7-デヒドロコレステロール（コレステロール合成の中間代謝物）からそれぞれ生合成される．またビタミン B_6，ビオチン，葉酸，ビタミン B_{12} やビタミン K などは常在腸内細菌により合成される．

　ビタミン B_1 の発見当時，"Vital amine"（生命に必須のアミン）の意から命名された "Vitamine" は，その後，発見されたビタミンがアミン*ではないことから，誤解を避けるため語尾の "e" が除かれ，ビタミン（Vitamin）と呼ばれるようになった．これらの微量必須栄養素の存在は 1884 年，高木兼寛による抗脚気因子や，1905 年，ホプキンス（英）による牛乳中の微量必須栄養素の可能性を示唆する先駆的な研究に端を発し，鈴木梅太郎が 1910 年に米ヌカから "アベリ酸" と命名した抗脚気因子を確認した．この事実は 1912 年にドイツの雑誌に "オリザニン" と改名して発表された．また，フンク（ポーランド）も同様に米ヌカから抗脚気因子の存在を "Vitamine" と命名して 1911 年に発表した．"オリザニン" と "Vitamine" は同一のものであり，それが後に "ビタミン B_1" と命名されたことは有名な話である．

　さらに 1915 年，マッカラム（米）による脂溶性因子（Fat-soluble A）と水溶性因子（Water-soluble B）の確認，ならびに 1919 年，ドラモンド（英）によるオレンジ果汁中の抗壊血病因子（ビタミン C）の発見を経て，現在の "ビタミン学" が形成された．

　ビタミンは水溶性ビタミンと脂溶性ビタミンに大別される．代表的なビタミンの名称，欠乏症，あるいは過剰症，高濃度にそのビタミンを含む食品を表 4.42 に示す．水溶性ビタミンとしてビタミン B 群（ビタミン B_1，B_2，B_6，ナイアシン，パントテン酸，ビオチン，葉酸，ビタミン B_{12}）とビタミン C が，また脂溶性ビタミンと

*アンモニアの水素原子を炭化水素残基で置換した化合物．

水溶性ビタミン			
	化合物名	欠乏症あるいは過剰症	食品
ビタミン B_1	チアミン	欠乏症は脚気，消化障害，食欲減退	米ヌカ，胚芽，豚肉，ゴマ，豆類，ニンニク
ビタミン B_2	リボフラビン	欠乏症は皮膚粘膜移行部の炎症（結膜炎，舌炎）	レバー，卵黄，干しシイタケ，チーズ，肉類，牛乳，納豆，緑黄色野菜
ビタミン B_6	ピリドキシン，ピリドキサール，ピリドキサミン	欠乏症は皮膚炎，神経炎など	レバー，牛肉，魚類，牛乳，卵，大豆
ナイアシン	ニコチン酸 ニコチンアミド	欠乏症はペラグラ（主症状：皮膚炎，下痢，認知症）	レバー，肉類，魚類，豆類，キノコ，海苔，穀類
パントテン酸	パントテン酸	欠乏症は皮膚炎，成長停止など	レバー，肉類，魚類，大豆，牛乳
ビオチン	ビオチン	欠乏症は脱毛，皮膚炎，過剰症は胎盤，卵巣の萎縮	レバー，胚芽，エンドウ
葉酸	プテロイルグルタミン酸	欠乏症は生育不良や貧血症	レバー，緑黄色野菜
ビタミン B_{12}	コバラミン	欠乏症は悪性の貧血	レバー，肉類，魚介類，牛乳，チーズ
ビタミン C	アスコルビン酸	欠乏症は壊血病	ピーマン，トマト，緑黄色野菜，果物（キウイ，レモン，イチゴ），緑茶
脂溶性ビタミン			
	化合物名	欠乏症あるいは過剰症	食品
ビタミン A プロビタミン A	レチノール α-, β-, γ-カロテン	欠乏症は夜盲症，皮膚や粘膜の角化，骨粗鬆症，生殖機能障害，感染症抵抗力の低下，過剰症は脳圧亢進，四肢痛，肝機能障害	レバー，ウナギ，卵黄，バター，緑黄色野菜
ビタミン D	エルゴカルシフェロール（ビタミン D_2） コレカルシフェロール（ビタミン D_3）	欠乏症はくる病，骨軟化症，過剰症は異常石灰化	ウナギ，煮干し，イワシ，サケ，サバ，カツオ，シイタケ
ビタミン E	α-, β-, γ-, δ-トコフェロール	欠乏症は神経系異常，運動機能低下，不妊症	穀物，胚芽油，緑黄色野菜，アーモンド
ビタミン K	フィロキノン（ビタミン K_1） メナキノン（ビタミン K_2）	欠乏症は血液凝固阻害，肝障害	レバー，納豆，チーズ，緑黄色野菜

ビタミン B_6，パントテン酸，ビオチン，ビタミン B_{12}，およびビタミン K については，欠乏症は一般に起こりにくい．

[中島伸佳「農芸化学の事典」p. 75，朝倉書店（2003）]

表4.42 ビタミンの名称，欠乏症，過剰症および豊富に含む食品

してビタミン A，D，E，K があり，それぞれ多様な役割をもっている．B 群ビタミンは生体内で代謝され，さまざまな酵素の活性発現に必要な補酵素（コエンザイム）として機能する．ビタミン B 群の欠乏は補酵素の欠乏をひき起こして，これらを要求する各酵素の活性の低下，ひいては代謝能の減少をもたらす．表 4.43 に各ビタミンの補酵素型の名称と代表的な酵素反応を示す．

以下に各ビタミンの生体内でのおもな生理作用などを述べる．

a. 水溶性ビタミン

(1) ビタミン B_1（チアミン）　高等動物では必須の抗脚気因子である．生体内でチアミンピロホスホキナーゼによりチアミン二リン酸（TPP）に転換され，トランスケトラーゼ，ピルビン酸デヒドロゲナーゼ，ピルビン酸デカルボキシラーゼなどの補酵素として作用する．つまり糖質代謝において，アルデヒド基の転移反応で

	補酵素型，活性型（略号）	関与する代表的な反応，機能
ビタミンB_1（チアミン）	チアミンピロリン酸（TTP）	アルデヒド基の転移反応
ビタミンB_2（リボフラビン）	フラビンモノヌクレオチド（FMN） フラビンアデニンジヌクレオチド（FAD）	酸化還元反応 酸化還元反応
ビタミンB_6（ピリドキシン）	ピリドキサール 5′-リン酸（PLP）（ピリドキサミン 5′-リン酸（PMP））	アミノ酸のアミノ基転移反応，脱炭酸反応，ラセミ化反応，脱水反応，α，γ（またはβ）脱離反応
ナイアシン（ニコチン酸）	ニコチン（酸）アミドアデニンジヌクレオチド（NAD） ニコチン（酸）アミドアデニンジヌクレオチドリン酸（NADP）	酸化還元反応 酸化還元反応
パントテン酸	コエンザイム A（CoA）	アシル基転移反応
ビオチン	結合型ビオシチン	カルボキシル化反応
葉酸	テトラヒドロ葉酸	メチル基転移反応
ビタミンB_{12}	コエンザイムB_{12}	異性化反応，メチル基転移反応
ビタミン C（アスコルビン酸）		ヒドロキシル化の補助
ビタミン A	11-シスレチナール	視サイクル
ビタミン D	1,25-ジヒドロキシコレカルシフェロール	カルシウムとリン酸の代謝
ビタミン E		抗酸化剤
ビタミン K		プロトロンビンの生合成

[中島伸佳「農芸化学の事典」p.76，朝倉書店（2003）]

表4.43 ビタミンの補酵素型の名称と代表的な酵素反応

の運搬体の役割を果たすとともに，抗神経炎作用を示す．ニンニク由来のアリシンとビタミンB_1が反応するとアリチアミン（チアミンのアリルジスルフィド）が生じビタミンB_1の有効性が増す．

(2) ビタミンB_2（リボフラビン）　ヒトに対する欠乏は口角炎，白内障などをひき起こす．フラビンアデニンジヌクレオチド（FAD），フラビンモノヌクレオチド（FMN）に代謝され，それぞれ D-アミノ酸オキシダーゼやコハク酸デヒドロゲナーゼなど，およびグリコール酸オキシダーゼやニコチン（酸）デヒドロゲナーゼなどの補酵素として作用し，ピルビン酸，脂肪酸，アミノ酸の酸化的分解や，電子伝達系において重要な機能を果たす．

(3) ビタミンB_6（ピリドキシン，ピリドキサール，ピリドキサミン）　腸内細菌によって生合成されるので欠乏症は起こりにくい．生体内では補酵素ピリドキサール 5′-リン酸（PLP）あるいはピリドキサミン 5′-リン酸（PMP）に代謝され，PLP はすべての PLP 酵素の補酵素として作用する．PMP は PLP とともにアミノトランスフェラーゼの補酵素となる．アスパラギン酸アミノトランスフェラーゼやアラニンラセマーゼなどの PLP 酵素は，基質アミノ酸を補酵素 PLP とのシッフ塩基の形成により活性化して，アミノ酸を基質とするさまざまな反応を触媒し，アミノ酸代謝において中心的な役割を果たす．また PLP はリソソームに局在するプロテアーゼ（カテプシン）の特異的阻害や遺伝子の発現制御などにも関与している．

(4) **ナイアシン(ニコチン酸, ニコチンアミド)** 　高等動物や高等植物において, トリプトファンからキヌレニン, キノリン酸を経て生合成される. ナイアシン欠乏によりペラグラ(皮膚炎, 認知症など)をひき起こす. 生体内ではニコチン(酸)アミドアデニンジヌクレオチド(NAD), あるいはニコチン(酸)アミドアデニンジヌクレオチドリン酸(NADP)に変換され, グルタミン酸デヒドロゲナーゼやアルコールデヒドロゲナーゼなどの補酵素として作用する. NAD(P)酵素は有機酸, アミノ酸, 糖などの代謝や生合成に関与する多くの酸化還元酵素で, 水素授受反応を触媒する. 一般にNAD酵素はおもに分解, NADP酵素は生合成に働く.

(5) **パントテン酸** 　高等動物には必須であるが, ヒトでは欠乏症は起こりにくい. 脂肪酸の合成などにおいてアシル基の運搬体として機能する.

(6) **ビオチン** 　腸内細菌により合成されるため欠乏症は起こりにくい. ビオチンを補酵素とするピルビン酸カルボキシラーゼやプロピオニルCoAカルボキシラーゼなどは, カルボキシル基の転移を触媒する.

(7) **葉酸(プテロイルグルタミン酸)** 　腸内細菌により合成される. 欠乏症は成育不良や神経障害, 貧血症をひき起こす. 核酸の構成成分であるプリン塩基やピリミジン塩基の生合成に関与する.

(8) **ビタミンB_{12}(コバラミン)** 　腸内細菌により合成されるため, 欠乏症は起こりにくい. ビタミンB_{12}補酵素のアデノシルB_{12}は, メチルマロニルCoAムターゼなどの水素移動を伴う転移反応に関与する酵素の補酵素として作用する.

(9) **ビタミンC(アスコルビン酸)** 　多くの高等動物では必須であり, 欠乏すると壊血病を起こす. ビタミンCは可逆的な酸化還元系において電子の授受に関与している. 抗酸化作用がおもな生理作用で, コラーゲンの生成と保持, 副腎皮質ホルモンやカテコールアミンの生成, 脂質代謝などに重要な役割を果たしている.

b. 脂溶性ビタミン

(1) **ビタミンA** 　植物に含まれるβ-カロテンなどのプロビタミンAからの転換により生成される. 天然にはレチノール(ビタミンA_1)などと, その誘導体が存在する. 視覚作用, 骨, 粘膜, 皮膚の正常維持, 生殖機能の維持などの作用がある. 欠乏すると夜盲症, 骨粗鬆症などが起こる. 過剰症として脳圧亢進, 肝機能障害などが知られている.

(2) **ビタミンD** 　天然型としてエルゴカルシフェロール(ビタミンD_2)やコレカルシフェロール(ビタミンD_3)が代表である. 活性型への転換には紫外線照射を要する. 活性型ビタミンDの欠損によるくる病や骨軟化症が欠乏症として, 異常石灰化が過剰症として知られている.

(3) **ビタミンE(トコフェロール)** 　広く植物に含まれ, 天然型には4つの異性体が存在し, α-トコフェロールが最も作用が強い. 抗酸化作用をもち, 不飽和脂肪酸の自動酸化を防ぐことで生体膜を安定化すると考えられている. また抗不妊作

用を示す．

(4) ビタミン K 　腸内細菌によって供給されるので，欠乏症は起こりにくいが，血液凝固能の低下をもたらす．植物が生産するフィロキノン（ビタミン K_1），細菌が生産するメナキノン（ビタミン K_2）が知られているが，ビタミン K としての作用は合成品であるビタミン K_3 が最も強い．キノン型とキノール型に酸化還元が可能であり，一種の電子伝達体として作用する．

　図 4.34 に代表的な各ビタミンの化学構造を示す．なお，上述した水溶性ビタミンと脂溶性ビタミンは，はっきりとビタミンに分類されるものであるが，そのほかにビタミンに近い作用をする化合物として分類されるものが存在する．すなわちビタミン F（必須脂肪酸），ユビキノン（補酵素 Q），リポ酸，オロット酸，パンガミン酸，カルニチン，コリン，イノシトール，*p*-アミノ安息香酸（PABA），ビタミン P（ヘスペリジン，ルチン），およびビタミン U（塩化メチルメチオニンスルホニウム）などがあり，これらは"ビタミン様物質"と呼ばれる．

B. 無機質の化学と機能

　炭素，酸素，水素，窒素以外のすべての元素を無機質（ミネラル）とよんでいる．無機質のなかで，"生体微量元素（微量必須元素）"と呼ばれているものは，生体にとって微量であるが必須の元素をさす（表 4.44）．すべての生物に共通する微量元素は，鉄，モリブデン，亜鉛，マンガン，バナジウム，コバルトである．微量元素は一般的に遷移元素であり，窒素，酸素，硫黄などのタンパク質中の構成原子と安定な錯体を形成した状態で，酵素の活性中心に存在している．微量元素は多くの酵素の触媒反応に必須な構成成分である一方，高濃度では，ある種の酵素を可逆的あるいは不可逆的に阻害するなど，毒性も示す．

　また，これらの必須元素（現在 27 元素の必須性が確認されている）を，人体での含有量が比較的多く生理的に必要量の大きい"マクロミネラル"と，必要量の小さい"ミクロミネラル"に分けることができ，それぞれに重要な生理機能をもっている（表 4.45）．

　食品学的には，食塩の多量摂取は高血圧の原因とされているが，カリウムの摂取で抑制される．カルシウムは日本人の食生活で不足している無機質の 1 つである．カルシウムの利用率はリンに影響されるため正しい摂取比率を保つことが必要である．また，食塩は食品加工・貯蔵にも重要であり，カルシウムやマグネシウムは豆腐の凝固剤に，リン酸塩は食品の加工に利用されている．

C. ビタミンおよび無機質に富んだ食品

　食品群のなかで人乳を除けば，すべてのビタミンや無機質を含む食品群はない．表 4.46 に示したように，野菜類や果実類はビタミン C に富み，カリウムな

図4.34 ビタミンの構造

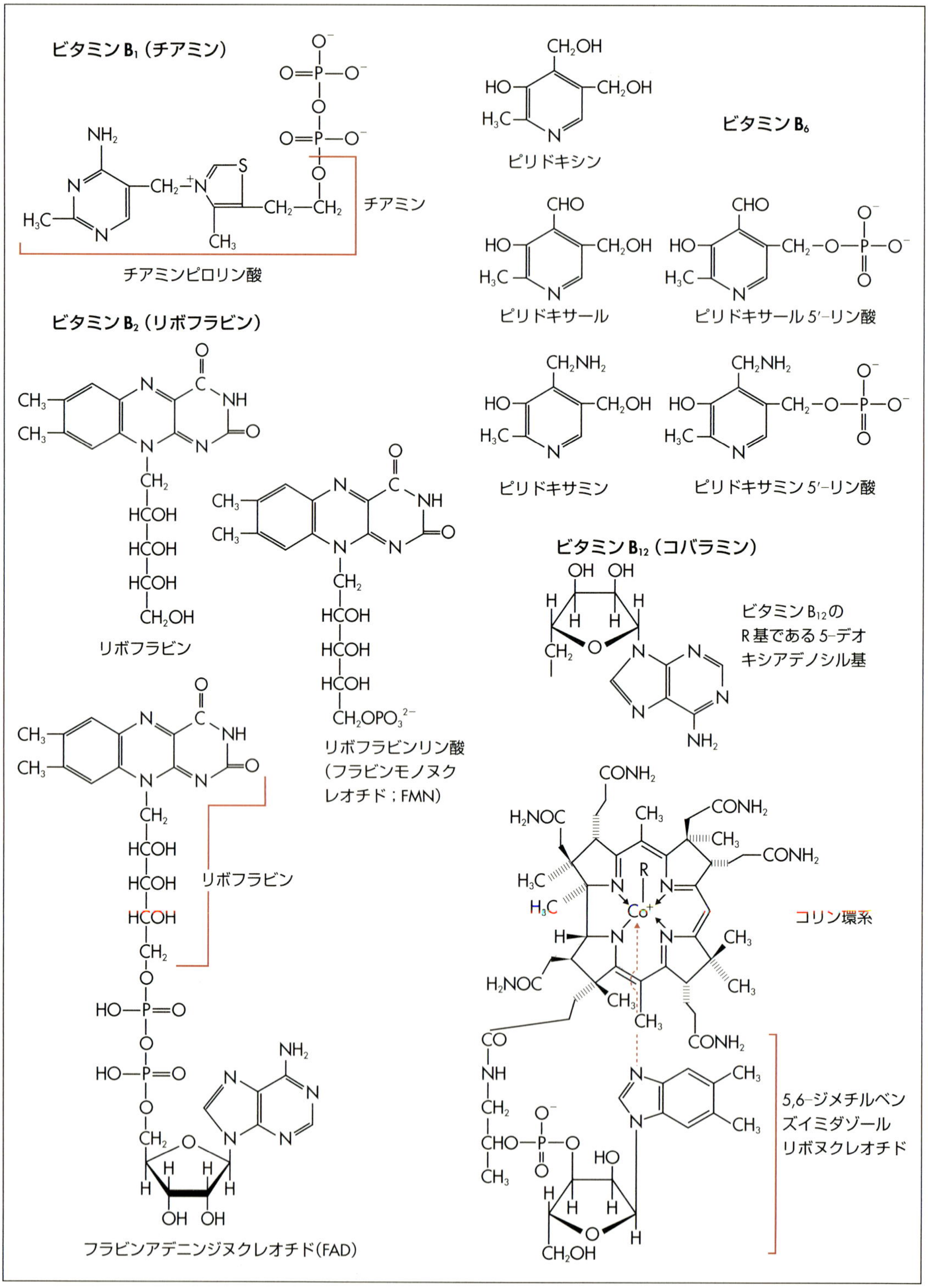

ビタミン B₁（チアミン）

チアミン
チアミンピロリン酸

ビタミン B₂（リボフラビン）

リボフラビン

リボフラビンリン酸（フラビンモノヌクレオチド；FMN）

リボフラビン

フラビンアデニンジヌクレオチド（FAD）

ビタミン B₆

ピリドキシン

ピリドキサール　　ピリドキサール 5′-リン酸

ピリドキサミン　　ピリドキサミン 5′-リン酸

ビタミン B₁₂（コバラミン）

ビタミン B₁₂ の R 基である 5-デオキシアデノシル基

コリン環系

5,6-ジメチルベンズイミダゾールリボヌクレオチド

図4.34 ビタミンの構造（続き）

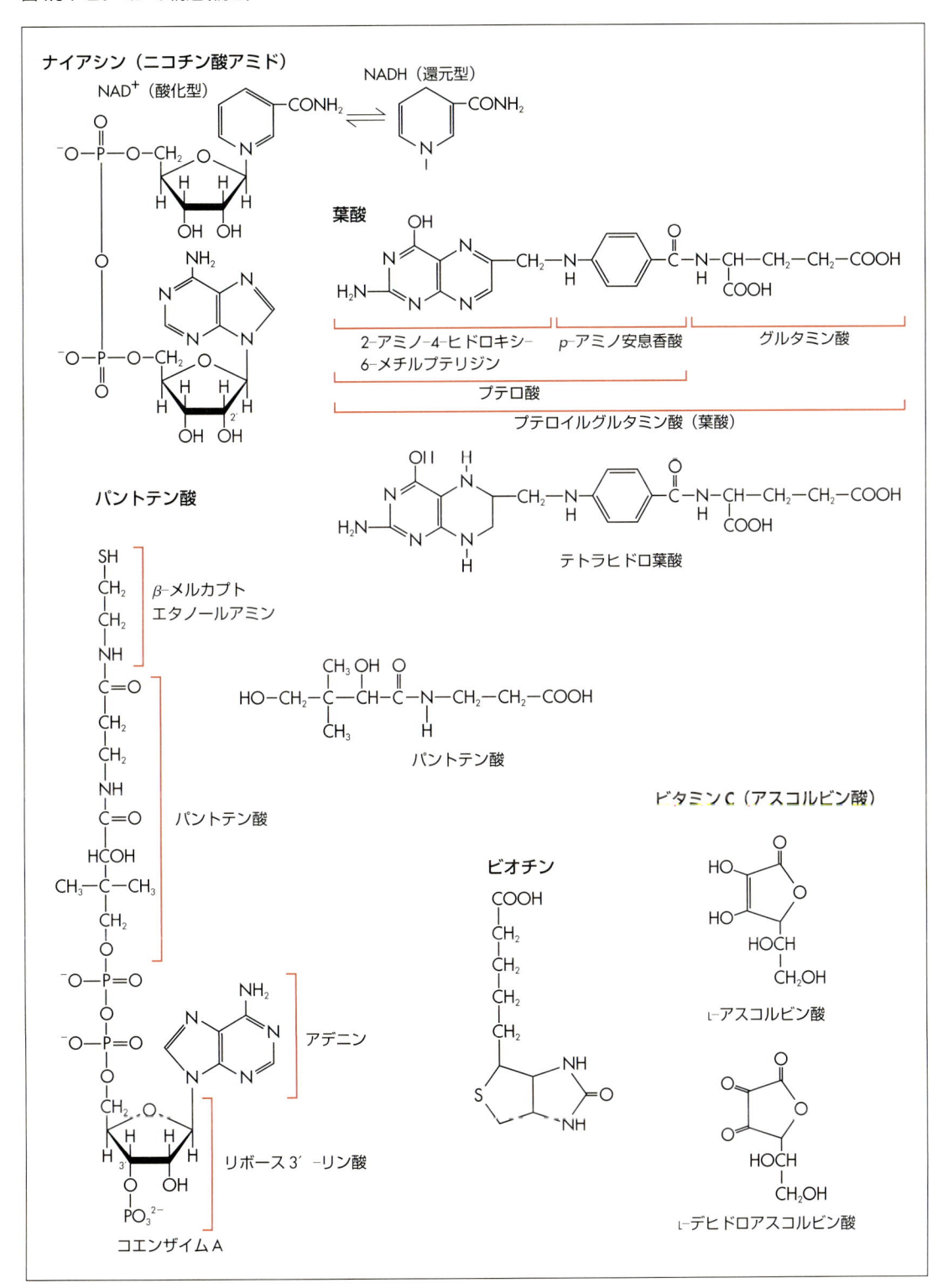

ナイアシン（ニコチン酸アミド）
NAD$^+$（酸化型） ⇌ NADH（還元型）

葉酸
- 2-アミノ-4-ヒドロキシ-6-メチルプテリジン
- p-アミノ安息香酸
- グルタミン酸
- プテロ酸
- プテロイルグルタミン酸（葉酸）

テトラヒドロ葉酸

パントテン酸
- β-メルカプトエタノールアミン
- パントテン酸
- アデニン
- リボース3′-リン酸
- コエンザイムA

パントテン酸

ビオチン

ビタミンC（アスコルビン酸）
- L-アスコルビン酸
- L-デヒドロアスコルビン酸

4.5 ビタミンおよび無機質

図4.34 ビタミンの構造（続き）

ビタミン A

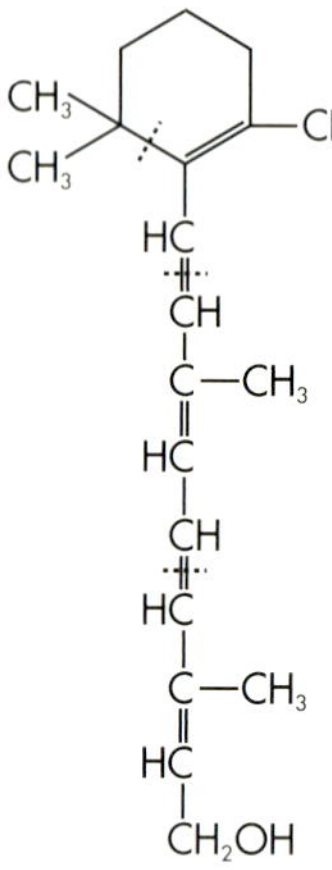

ビタミン A_1

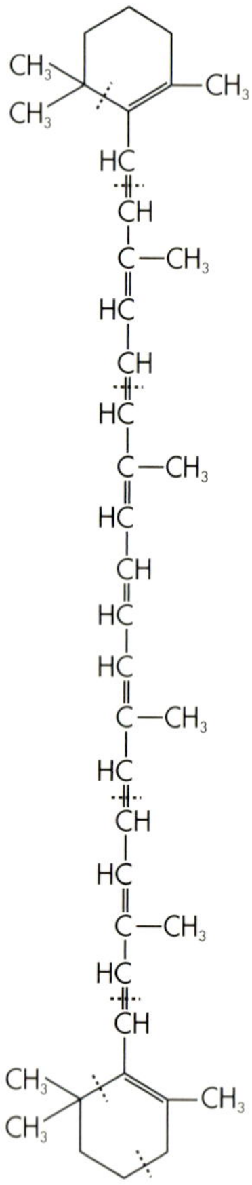

β-カロテン

ビタミン D

動物におけるビタミン D_3 の生成

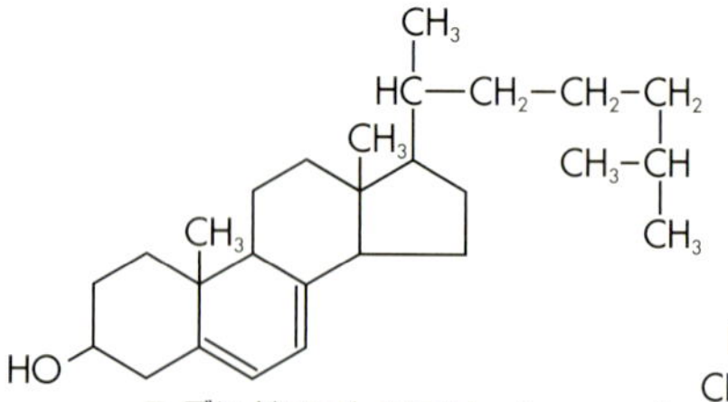

7-デヒドロコレステロール

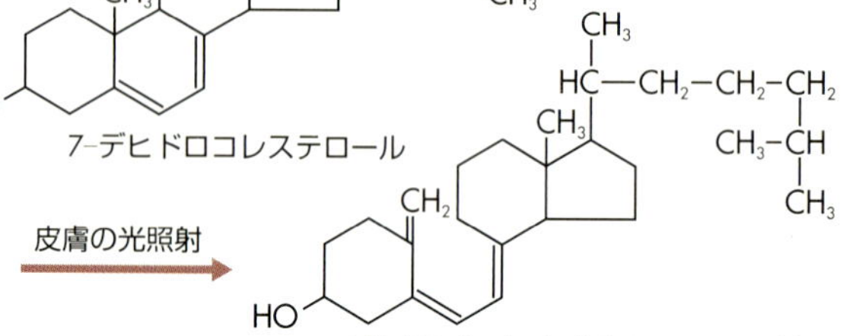

→ 皮膚の光照射 →

ビタミン D_3（コレカルシフェロール）

エルゴステロールからのビタミン D_2 の生成

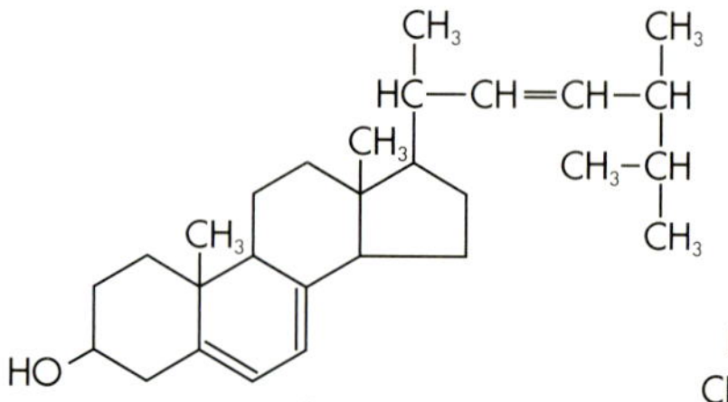

エルゴステロール

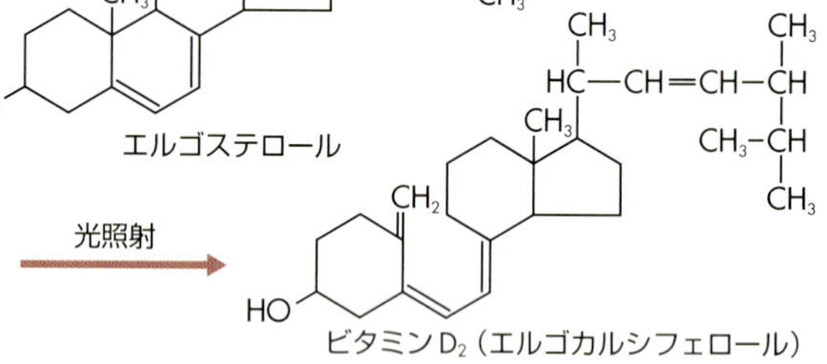

→ 光照射 →

ビタミン D_2（エルゴカルシフェロール）

ビタミン E

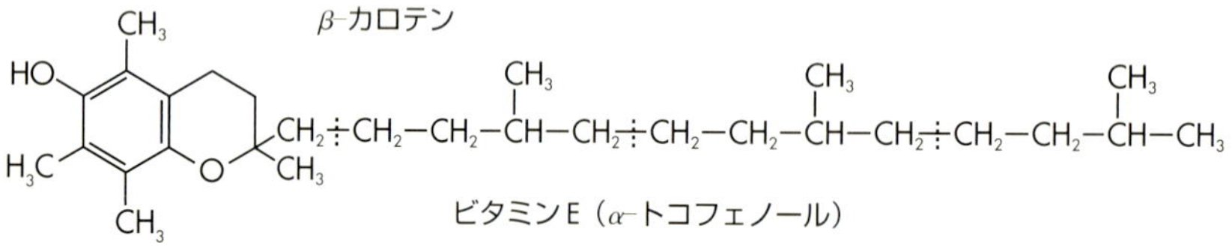

ビタミン E（α-トコフェノール）

ビタミン K

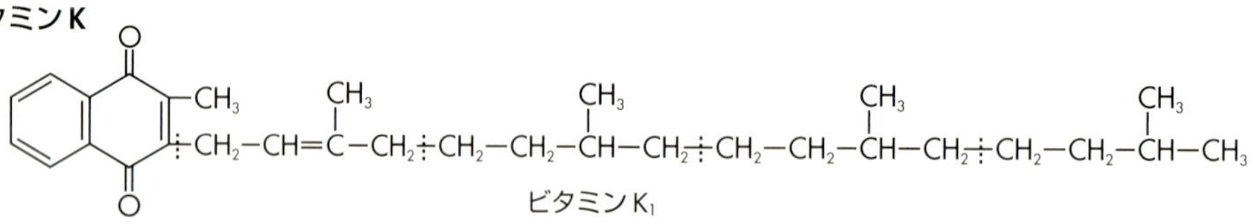

ビタミン K_1

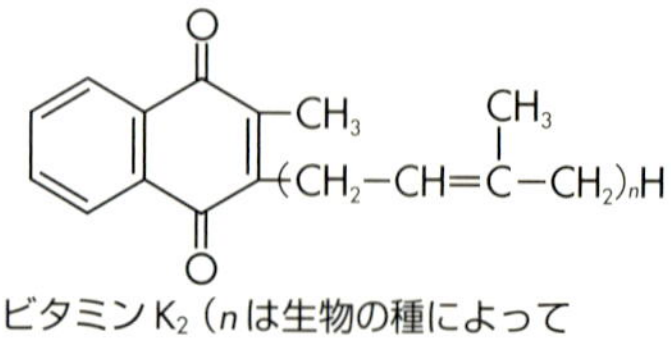

ビタミン K_2（n は生物の種によって 6, 7, 8, 9, 10 のいずれかである）

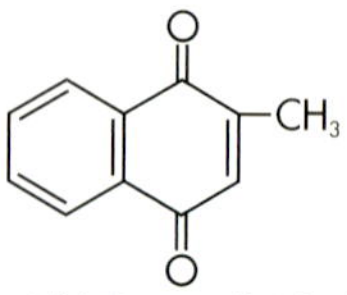

ビタミン K_3（メナジオン）

表4.44 必須元素
[山崎素直, 農芸化学の事典, p. 85, 朝倉書店 (2003)]

	Ia	IIa	IIIa	IVa	Va	VIa	VIIa	VII	Ib	IIb	IIIb	IVb	Vb	VIb	VIIb	0
1	H															He
2	(Li)	Be									B	C	N	O	F	Ne
3	Na	Mg									(Al)	Si	P	S	Cl	Ar
4	K	Ca	(Sc)	(Ti)	V	Cr	Mn	Fe	Co	Ni	Cu	Zn	Ga	(Ge)	As	Se	(Br)	Kr
5	(Rb)	(Sr)	(Y)	(Zr)	Nb	Mo	Tc	Ru	Rh	Pd	(Ag)	(Cd)	In	Sn	(Sb)	Te	I	Xe
6	(Cs)	(Ba)	La*1	Hf	Ta	(W)	Re	Os	Ir	Pt	Au	(Hg)	Tl	(Pb)	Bi	Po	At	Rn
7	Fr	Ra	Ac*2													

*1 ランタノイド La Ce Pr Nd Pm Sm Eu Gd Tb Dy Ho Er Tm Yb Lu
*2 アクチノイド Ac Th Pa U Np Pu Am Cm Bk Cf Es Fm Md No Lr

○: 常量元素, □: 微量元素, ( ): 生体中に見いだされる元素.

表4.45 ミネラルの生理作用およびミネラルを豊富に含む食品

	元素		生理機能	欠乏症状	多く含む食品
マクロミネラル	ナトリウム	Na	血液の浸透圧維持	心血管予備力の低下	食塩
	カルシウム	Cu	骨形成, 筋肉, 神経の興奮性の維持, 血液凝固因子の1つ	骨量減少, 骨粗鬆症	干しエビ, ヒジキ, チーズ
	カリウム	K	酸塩基平衡, 浸透圧維持, 酵素の活性化, 心筋の働き	脱力感, 食欲不振, 不整脈, 心停止	アオノリ, ワカメ, 大豆, アボカド
	リン	P	細胞膜構成成分, 高エネルギー化合物, 遺伝子の構成成分	通常欠乏しない	煮干, 卵黄, チーズ, 大豆
	マグネシウム	Mg	神経興奮性の維持, 酵素の活性化	不明	アオノリ, 米ヌカ, ココア, ナッツ
	硫黄	S	タンパク質の構成成分の1つ, 酸化還元に関与, 硫酸多糖の成分, 硫酸抱合による解毒作用		タンパク質中に存在する
	塩素	Cl	胃酸の構成成分		食塩
ミクロミネラル	鉄	Fe	ヘモグロビン, 酸素運搬, 補欠分子族	貧血	海藻, 赤身の肉, シジミ
	銅	Cu	ヘモグロビン合成, 結合組織代謝など	貧血, 毛髪異常, 骨・動脈異常, 脳障害	牛レバー, ココア, カキ(牡蠣)
	亜鉛	Zn	細胞分裂, 核酸代謝, 各種酵素補欠分子族	生殖力低下, 味覚低下	カキ(牡蠣), 小麦胚芽, 煮干
	セレン	Se	細胞内過酸化物の分解, グルタチオンの酸化	克山病	ウルメイワシ, 毛ガニ, レバー
	ヨウ素	I	甲状腺ホルモンの構成成分, 細胞酸化過程	甲状腺腫, 甲状腺機能低下	海藻, 魚介類
	マンガン	Mn	ピルビン酸カルボキシラーゼの補欠分子族	骨代謝, 糖脂質代謝, 血液凝固能, 皮膚代謝異常	植物性食品
	クロム	Cr	糖代謝, 脂質代謝の保持	インスリン不応性, 耐糖能低下, 昏睡	イカナゴ, イワシ, ナッツ類
	モリブデン	Mo	亜硫酸オキシダーゼの補欠分子族	成長, 発達障害	大豆, 豆類, アオノリ
	コバルト	Co	ビタミンB_{12}の構成成分, 造血作用, メチル化	悪性貧血, メチルマロン酸尿	カキ(牡蠣), ハマグリ

[五十嵐脩, 概説食品学第2版, p. 28, 光生館(2006)より改変]

食品群名	ビタミンA (μgRE[*1])	ビタミンE[*2] (mg)	ビタミンB_1 (mg)	ビタミンB_2 (mg)	葉酸 (μg)	ビタミンC (mg)	カリウム (mg)	カルシウム (mg)	鉄 (mg)
穀類	2	0.4	0.16	0.10	23	0	165	42	1.0
いも類	0	0.1	0.04	0.01	9	10	173	10	0.2
豆類	0	0.3	0.04	0.04	12	0	93	57	0.8
緑黄色野菜	245	1.3	0.05	0.07	57	20	261	43	0.7
その他の野菜	7	0.2	0.05	0.04	61	21	279	45	0.4
果実類	27	0.3	0.04	0.02	15	27	163	10	0.2
魚介類	25	0.9	0.07	0.12	8	1	182	37	0.7
肉類	73	0.3	0.29	0.15	9	4	203	5	0.7
卵類	49	0.3	0.02	0.14	13	0	39	18	0.6
乳類	40	0.1	0.04	0.17	5	1	157	148	0.1
油脂類	5	1.1	0.00	0.00	0	0	0	0	0.0
総摂取量	531.7	7.8	1.5	1.5	280.7	110.3	2189.4	507.3	7.5

[*1] RE：レチノール当量．[*2] α-トコフェロール量（α-トコフェロール以外のビタミンEは含んでいない）

表4.46 おもなビタミン，無機質摂取におけるおもな供給源となる食品群と摂取量
（平成23年国民健康・栄養調査）

どの無機質を豊富に含む．また，プロビタミンAであるβ-カロテン含量の高い緑黄色野菜やビタミンKなどを多く含有する野菜類もある．動物性食品においては，ウシ，ブタの肝臓にはビタミンA，D，B_{12}が多く含まれている．また，B_{12}に関しては，肝臓（レバー），肉類，魚介類などに高濃度存在している．かつお節のような赤身の魚肉や肉類は利用効率のよいヘム鉄の含量が高い．牛乳や乳製品は，ビタミンB_2などのビタミンやカルシウムなどの無機質に富む．また，キノコなどのように，ビタミンD_2に富む食品がある．

　6つの基礎食品において，ビタミンや無機質の供給源としての3群および4群に野菜類，果実類や海藻類が分類されている．ビタミンおよび無機質に富む食品としては，表4.42および表4.45に示されているが，以下に，ビタミンおよび無機質に富む食品群として，野菜類，果実類ならびに海藻類を中心に述べる．

a. 野菜類

　従来，野菜類はβ-カロテン含量により，有色野菜（緑黄色野菜ともいう）と淡色野菜に分類されていたが，五訂食品成分表からは，この分類は廃止された．一般に，野菜類はビタミンCに富み，トマピー，ピーマン，めキャベツ，なはな，トウガラシ実にとくに多く含まれている．ビタミンCの供給量の70％が野菜類と果実類でまかなわれている．また，緑黄色野菜にはβ-カロテン含量が高く，とりわけ，ニンジン，トウガラシ実，パセリ，モロヘイヤ，ホウレンソウ，ニラ，セイヨウカボチャ，タカナ，カブ葉，コマツナに多く含まれる．β-カロテンはプロビタミンAであるので，これらの緑黄色野菜のレチノール当量は大きくなる．また，ビタミンKは，パセリ，シソ，モロヘイヤ，あしたば，バジル，よめな，めたで，つるむらさき，かぶなどに多く含まれている．葉酸は，エダマメ，からし

な，めキャベツ，ホウレンソウ，あさつき，すぐきな，アスパラガス，よもぎなどに多く，パントテン酸は，かんぴょう，ラッカセイ未熟マメ，切干だいこん，カリフラワー，ブロッコリ，シソ，なずな，あしたばなどに多く含まれている．

　無機質としては，一般にカリウムを多量に含んでいる．カルシウムは，葉菜類，とりわけ緑葉に多いが，果菜類や根菜類にはおおむね少ない．鉄は，切干だいこん，パセリ，よもぎ，つまみな，つるな，ザーサイ，かんぴょう，こまつななどに多く含まれるが，動物性食品に含まれるヘム鉄と比べて，吸収性が悪い．

b. 果実類

　果実に含まれるおもなビタミンは，ビタミン C とプロビタミン A である α- および β-カロテンである．ビタミン C 含量は果実により異なるが，アセロラ，イチゴ，かき，パパイヤに多い．β-カロテンは黄橙色または赤色の色素であるので，一般に有色果実にその含量が高い．しかし，無機質には，とくに特徴はない．

c. きのこ類

　きのこは，栄養的価値より，嗜好性が重視されてきたが，近年，β-グルカンなどの難消化性多糖類の機能性が注目されている．きのこにおけるビタミンとしては，とくにキクラゲやシイタケにはプロビタミン D であるエルゴステロールが多く含まれている．エルゴステロールは紫外線の作用でビタミン D_2 に変換しなければ，ビタミン D 作用を示さない．たとえば，ハウスで栽培されたシイタケのビタミン D 含量は露地で栽培されたものよりはるかに少ない．また，ビタミン B_2 やナイアシンも比較的多量に含まれている．

d. 海藻類

　食用に利用する海藻類は，コンブ，ワカメ，ひじき，もずくなどの褐藻類のほか，アサクサノリ，テングサなどの紅藻類やクロレラなどの緑藻類がある．海藻類はいずれも微量元素の優れた供給源である．とくに，ヨウ素含量が高いので，海藻資源にめぐまれたわが国においては，ヨウ素欠乏は起こりにくい．なお，ビタミンに関しては，アマノリ，イワノリなどでは，プロビタミン A であるカロテン類およびビタミン K に富み，アオノリ，アマノリ，イワノリ，コンブなどでは，ビタミン B_1，B_2 含量が高い．

---

1) ビタミンはヒトの体内で合成されない微量栄養素で，生体調節機能や生体内物質代謝に重要な役割を果たしている．
2) ビタミンは水溶性ビタミンと脂溶性ビタミンに分類される．
3) ビタミン不足は特有の欠乏症を呈する．脂溶性ビタミンを過剰摂取すると過剰症が現れる．
4) 水溶性ビタミン B 群は，種々の物質代謝を触媒する酵素の補酵素として働く．

5) ナイアシンやビタミンDのように体内で合成されるビタミンもある．
6) 炭素，酸素，水素，窒素元素以外のすべての元素を無機質（ミネラル）という．
7) 無機質には生体に必須なものと有害なものがある．
8) 無機質には有機化合物（タンパク質，脂質，ビタミンなど）の構成成分であるものがある．
9) 無機質にはそれぞれ適正摂取量が推奨されている．

4.6 嗜好成分および有害成分

　食品は3つの機能を有している．1つ目は，栄養素を含み栄養機能を示す一次機能，2つ目は感覚器官を通しておいしさなどに寄与する感覚機能を示す二次機能，3つ目は生体調節機能を示す三次機能である．食品から水分と5大栄養成分を除いたものは，本節で述べられる，嗜好成分および有害成分に相当する．このうち，食品の色，味，香りなどは視覚，味覚，嗅覚を刺激し，辛味成分は痛覚に刺激を与え，いずれも食欲をもたらす．これらの嗜好成分は近年，上述の生態調節機能を有することが明らかにされつつあり，生活習慣病の予防に役だつものとして注目されている．

A. 嗜好成分の化学と機能

a. 色素成分

　食品のもつ固有の色は，料理に彩りを与え，食欲をもたらすだけでなく，品質や鮮度の評価のうえで，重要な基準となる．柿色，桃色など，色彩用語としても利用されている．食品の色素成分には，食品本来の天然色素成分，食品の色調を整えるための着色料や食品の加工，保蔵，調理による変色などがある．

(1) **天然色素成分**　　天然色素成分は，化学構造の特徴からジケトン系，ベタレイン系，キノン系，カロテノイド系，ポルフィリン系，フラボノイド系などに分けることができる（表4.47）．

　1) **カロテノイド**　　カロテノイドは，イソプレン（図4.35）を基本骨格としてもつ長鎖の共役二重結合（二重結合が1本の単結合を隔てて隣接した結合）からなるポリエン化合物であり，炭素原子と水素原子だけからなるものはカロテン類，さらに酸素原子をもつものはキサントフィル類に分類される．前者は，ベンゼンのような炭化水素系の溶媒によく溶け，後者はメタノールのようにやや極性が高い溶媒によく溶ける．サフランやクチナシに含まれる色素であるクロシンのような配糖体

表4.47 天然色素の分類

フラボノイド系	フラボン，フラボノール，アントシアニン，カルコン
カロテノイド系	カロテン，キサントフィル
ポルフィリン系	クロロフィル，ヘム，フィコエリトリン，フィコシアニン，ビリベルジン
ジケトン系	クルクミン，ジンゲロール，ジンゲロン
ベタレイン系	ベタシアニン，ベタキサンチン
キノン系	ベンゾキノン，ナフトキノン，アントラキノン
その他	アザフィロン，イリドイド誘導体

図4.35 イソプレンの構造

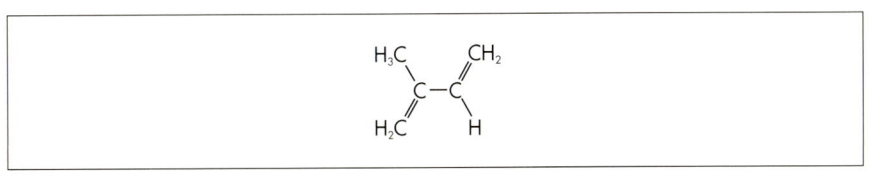

を除き，ほとんどが脂溶性化合物である．

カロテノイドに存在する共役二重結合によって，黄色〜橙色を呈する．熱に安定で，加熱処理で分解されにくいが，光には不安定である．また，酸化分解を受けて，変色または退色する．

カロテンには，プロビタミンAである α-カロテン，β-カロテン，γ-カロテンやビタミンAには変換されないリコピンなどがある（表4.48）．β-カロテンは体内ですぐにビタミンAになるわけでなく，必要量だけが徐々に変換される．

キサントフィルには，ゼアキサンチン，クリプトキサンチンやカプサンチンがある（表4.49）．クリプトキサンチンは，プロビタミンAとしての栄養価をもつ．

カロテノイドの生理作用：カロテノイドには，活性酸素を消去する能力がある．この抗酸化作用をもとに，がん予防作用，動脈硬化の原因物質である酸化LDLの抑制，抗アレルギー作用などのさまざまな生体調節機能が期待されている．

2) ポルフィリン　ポルフィリンは，クロロフィルやヘモグロビン，シトクロム，

表4.48 食品中に含まれるカロテノイドの構造

名称	色調	構造	おもな所在
α-カロテン	黄橙色		ニンジン，オレンジ
β-カロテン	黄橙色		ニンジン，サツマイモ，カボチャ，オレンジ，緑黄色野菜
γ-カロテン	黄橙色		アンズ（緑葉中には少ない）
リコピン	赤色		トマト，スイカ，カキ，グレープフルーツ

名称	色調	構造	おもな所在
クリプトキサンチン	黄橙色～黄色	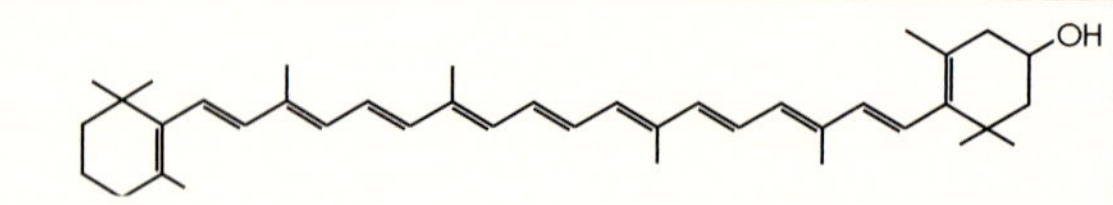	パパイヤ, トウガラシ, ポンカン, トウモロコシ
ルテイン	黄橙色	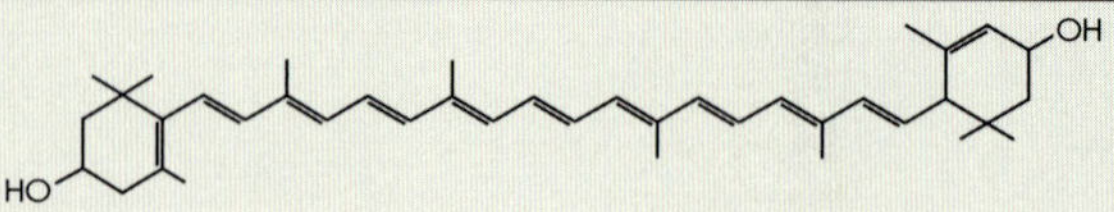	緑黄色野菜, オレンジ, トウガラシ, カキ
ゼアキサンチン	黄橙色	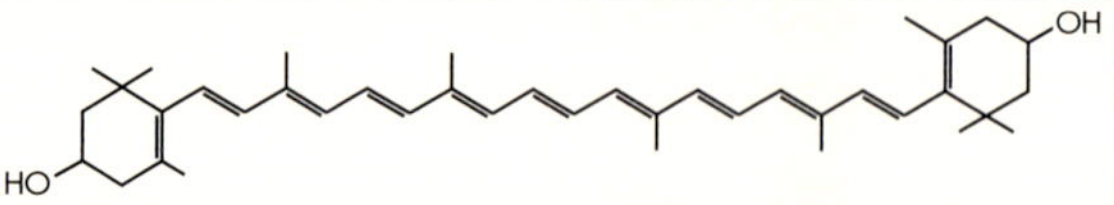	トウモロコシ, カキ, オレンジ, トウガラシ
ビオラキサンチン	黄橙色	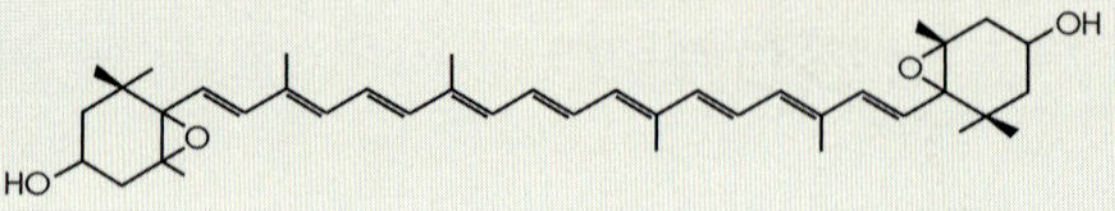	ポンカン, パパイヤ, ナタウリ

表4.49 食品に含まれるキサントフィルの構造

シアノコバラミンなどの色素の基本骨格である.

　ポルフィリン環の中心にマグネシウムをキレート結合したものがクロロフィルであり，葉緑素とも呼ばれている（図4.36）．緑黄色野菜やクロレラなどの緑藻類には，クロロフィルaとbが存在し，海藻の紅藻類や褐藻類にはクロロフィルaは存在するが，bはなく，c, d, eの色素が存在する.

　クロロフィルa, bは加熱や酸によって分子の中心にあるマグネシウムがはずれ，黄褐色のフェオフィチンに変化する（図4.37）．野菜の場合，共存する有機酸の影響や加熱時間によって，変色が起こる．生育時の植物では，クロロフィルが共存するタンパク質に結合して安定なため，この反応は起こらない．また，図4.37に示したように，植物内に存在するクロロフィル分解酵素のクロロフィラーゼが作用し，フィトールが切断されてマグネシウムが脱離することで，フェオフォルバイドを生成する．体内に入ると皮膚に炎症を起こすことが知られている.

　クロロフィルは，分子中のマグネシウムを銅や鉄で置換すると熱などに安定になることから，食品添加物に利用されている．また，脱臭・消臭を目的として利用されることもある.

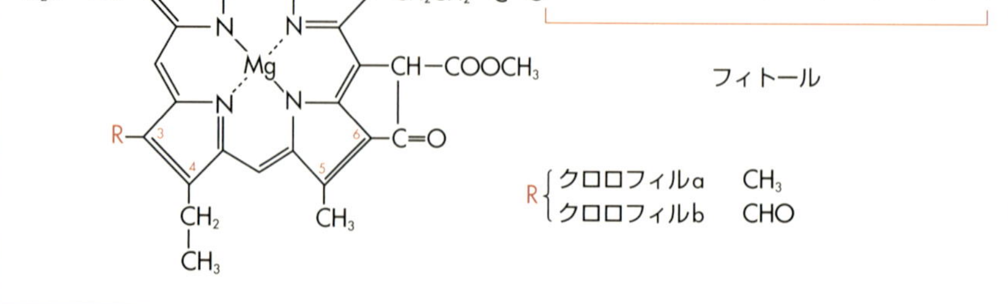

図4.36 クロロフィルの構造

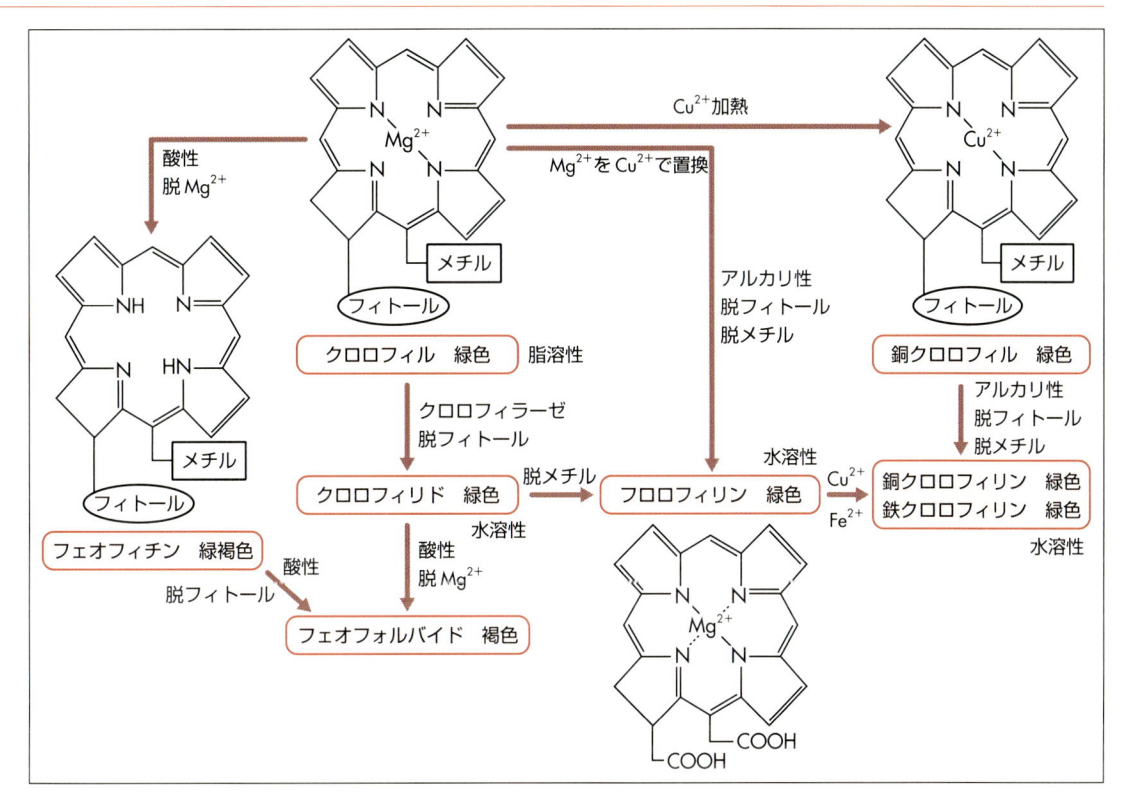

図4.37 クロロフィルの変化

緑黄色食野菜の貯蔵中には，イエローイングという変色の現象が認められる．これは，リポキシゲナーゼやペルオキシダーゼが作用して，ポルフィリン骨格が分解されるために起こると考えられている．

3) フラボノイド フラボノイドは，苦味や渋みなどの成分で，植物の二次代謝物質の1つである．化学的には，図4.38に示すような，2つのベンゼン環が炭素原子3個を介して結合した基本骨格（C_6–C_3–C_6）をもつフェノール化合物の総称である．A環とB環の間にあるC環の構造により，フラボン，フラボノール，フラバノン，フラバノール（カテキン），アントシアニジン，カルコン，イソフラボンに分類される（図4.39）．

フラボノイドはほとんどが3または7位において糖とグリコシド結合をした配糖体などとして存在することから，一般には水溶性に分類されるが，アントシアニンを除いて，その溶解度は低い．フラボノイドは，無色か淡黄色で，アルカリ

図4.38 フラボノイドの基本構造

フラボン　　　　フラバノン　　　　フラボノール　　　　フラバノール

アントシアニジン　　　カルコン　　　イソフラボン

図4.39 フラボノイドのおもなグループ

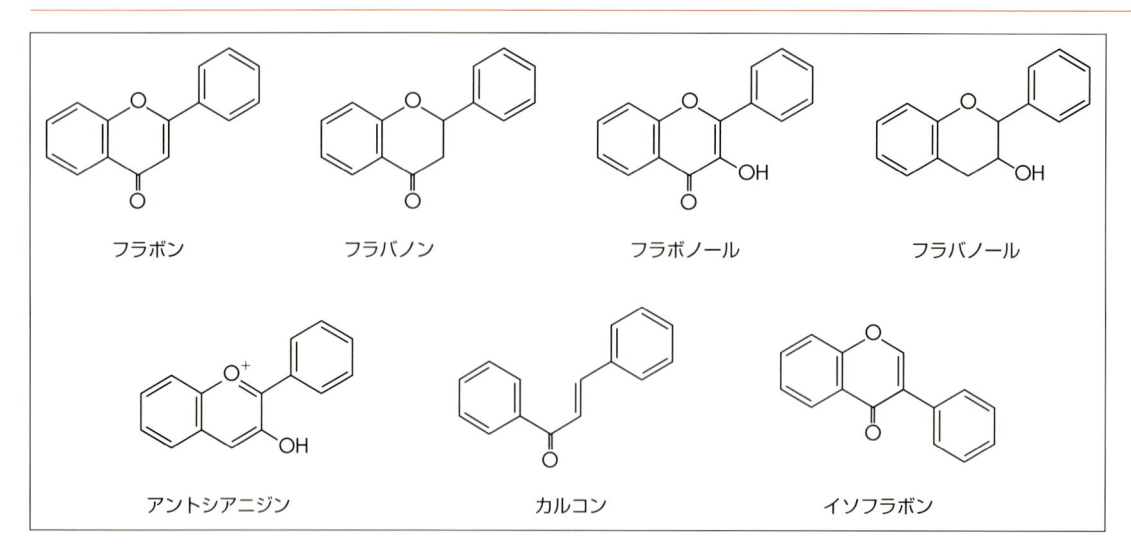

性では色が濃くなる．また，鉄，アルミニウム，スズなどの金属イオンと錯体を形成し，暗色化する．

　フラボン，フラボノールのB環の3位と4位にヒドロキシル基をもつ場合，還元性の水素ラジカルを放出するので，強い抗酸化機能を有する．

　柑橘類はフラバノンを，大豆はイソフラボンを特異的に含む．いずれも，食品の色素成分としての寄与はほとんどない．

　カルコン骨格をもつ色素として，ベニバナに含まれる紅色のカルタミン，黄色のサフラワーイエローがあり，いずれも配糖体として存在する．

　C環の3位にヒドロキシル基をもつフラバノールにアントシアン類やカテキン類がある．アントシアンとは，アグリコンであるアントシアニジンとその配糖体であるアントシアニンに対する総称である．アントシアニジンには，表4.50の

アントシアニジン(アグリコン)	おもな配糖体と所在	
ペラルゴニジン(pelargonidin)	（構造式：A環・B環表示）	ペラルゴニン（ざくろ，ぼたん，あさがおの花），カリステフィン（いちご，えぞぎくの花），サルビアニン（サルビアの花），ラファニン（赤大根の皮）
シアニジン(cyanidin)	（構造式）	クリサンテミン（黒豆の種皮，菊の花），イデイン（こけももの果実，やつでの果実），シソニン（紫しその花）
デルフィニジン(delphinidin)	（構造式）	ナスニン（ナスの果実），デルフィン（サルビアの花）
マルビジン(malvidin)	（構造式）	エニン（ブドウの果実），ネグレティン（紫色のジャガイモの表皮）

表4.50 アントシアニジンの構造と配糖体の分布

122　　　　4. 食品成分とそれを多く含む食品

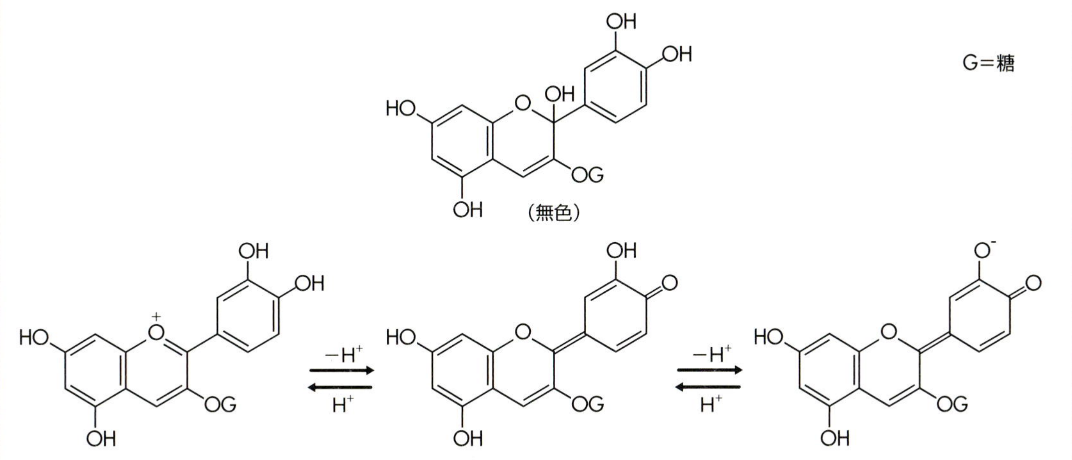

図4.40 アントシアニンのpHによる色の変化

ように，ペラルゴニジン，シアニジン，デルフィニジン，マルビジンがある．結合する糖には，グルコース，ガラクトース，ラムノースとアラビノースがあり，ほかに，p-クマル酸，コーヒー酸，フェルラ酸，シナピ酸，酢酸，マロン酸，p-ヒドロキシ安息香酸などの酸と結合したエステルがある．これら4種類のアグリコンのヒドロキシル基に結合する糖の種類や数によってさまざまなアントシアニンが存在する．

アントシアニン色素は，pHによって色が変化し，酸性領域では赤色，中性では紫色，アルカリ性では青色を示す（図4.40）．酸性領域では比較的安定であるが，中性からアルカリ性では不安定で退色する．また，スズ，鉄，銅などのイオンと錯体を形成し，深色化して青みを増す．ナスの漬け物や黒豆の調理の際にこの性質が利用される．缶詰のように高濃度の糖溶液中（20％以上）では，アントシアニンの安定性が増す．20％未満の糖濃度では，糖やアミノカルボニル反応による糖自身の分解物（フルフラール型分解物）がアントシアンを分解する．

カテキン類はフラバノール構造をもち，無色であるが，酸化されて発色することがある．味は，苦味や渋みを呈する．緑茶，紅茶，ウーロン茶，イチゴ，リンゴ，ブドウや黒大豆，カカオ種子，ハスにも存在しているが，野菜にはほとんど存在しない．

フラボンとフラボノールは食事性発がん物質であるヘテロサイクリックアミンの発がん性を抑える．また，ダイオキシンの毒性を軽減したり，マスト細胞からのヒスタミン分泌作用も知られている．フラバノール（カテキン類）には，LDLの酸化を抑制した抗動脈硬化作用や抗炎症・抗アレルギー作用が報告されている．イソフラボンには，女性ホルモン様作用が認められ，閉経後の女性の骨粗鬆症予防に期待されている．

4）ジケトン　ジケトン系の色素として，クルクミノイドと呼ばれるクルクミン

がある．クルクミンは，ターメリックの原料であるウコンに存在する色素である．抗酸化性や抗炎症性などの作用を示す．

5）ベタレイン ベタレインは水溶性の窒素化合物であり，赤紫色のベタシアニンと黄色のベタキサンチンに分類され，赤色花や橙色花は，ベタキサンチン類とベタシアニン類のさまざまな割合での混合物からできている．ベタレインはナデシコ目の植物に含有されているが，赤ビート色素のベタニン（ベタシアニン類）は食品添加物として用いられている．

6）キノン キノン類は，高等植物，菌類，昆虫などに存在している．キノン類は，赤〜青を呈し，ベンゼン環の数により，ベンゾキノン，ナフトキノン，アントラキノンなどに分けられる．食用色素として利用されるのはナフトキノン（赤），アントラキノン（赤紫）である．

(2) 動物性色素 ヘムは，クロロフィルと同様，ポルフィリン環をもっているが，その中心には，二価の鉄イオンがキレート結合している（図4.41）．これにタンパク質のグロビンが結合したものがヘムタンパク質である．畜肉，魚肉には，ヘムとグロビンが1分子ずつ結合した色素タンパク質ミオグロビンがあり，血液中には，ヘム4分子とグロビン1分子の結合したヘモグロビンが存在している．

新鮮な肉の切り口の色は暗赤色をしているが（還元型ミオグロビン），しばらくすると空気中の酸素と結合（酸素化）して鮮赤色を示す（オキシミオグロビン）．長時間，空気にさらすと酸化反応が進み，ヘム分子中のFe^{2+}がFe^{3+}へと酸化され，褐色のメトミオグロビンを生じる（図4.42）．畜肉や魚肉を加熱すると灰褐色になるのは，グロビンが熱変性し，さらにヘム鉄が二価から三価に酸化され，メトミクロモーゲンに変わるからである．

貯蔵肉の品質低下を防ぐために，還元剤や亜硝酸塩の添加が行われている．ハムやソーセージには亜硝酸塩が添加され，ミオグロビンが一酸化窒素と結合して安定な鮮赤食のニトロソミオグロビンに変わり，長期間赤色を保っていられる．これは加熱によって桃赤色のニトロソミオクロモーゲンへと変化する．

(3) 着色料 食用としての着色料は食品添加物として国より認可され，料理に

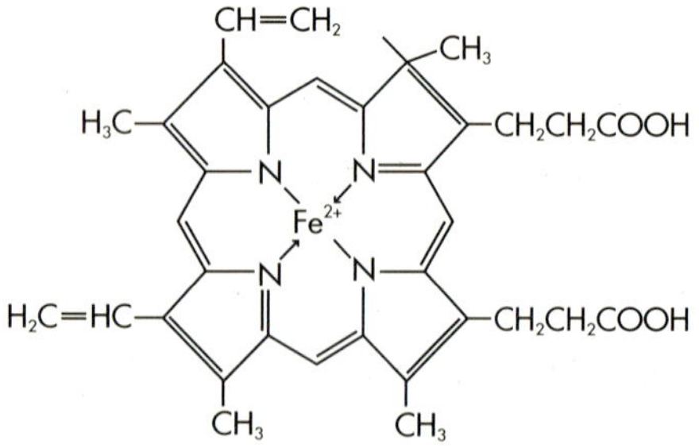

図4.41 ヘム色素

ミオグロビン：ヘム1分子とグロビン1分子が結合（分子量約17,500）
ヘモグロビン：ヘム1分子とグロビン4分子が結合（分子量約64,500）

図4.42 ミオグロビンの色の変化

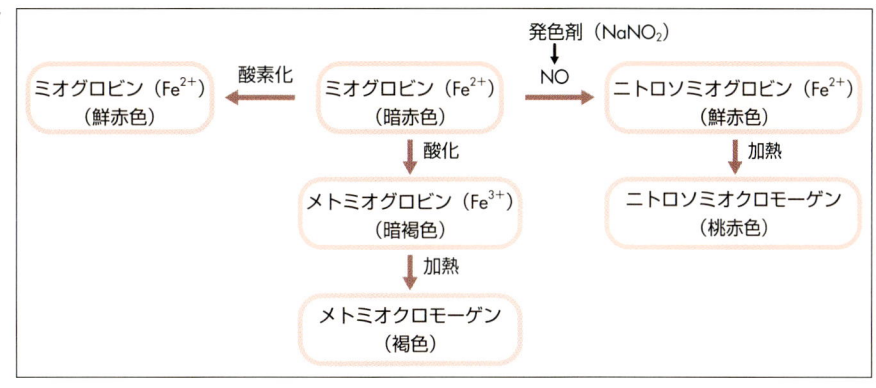

```
                               発色剤（NaNO₂）
                                    ↓
        酸素化                      NO
ミオグロビン（Fe²⁺） ← ミオグロビン（Fe²⁺） → ニトロソミオグロビン（Fe²⁺）
  （鮮赤色）         （暗赤色）           （鮮赤色）
                       ↓酸化              ↓加熱
                   メトミオグロビン（Fe³⁺）  ニトロソミオクロモーゲン
                      （暗褐色）             （桃赤色）
                       ↓加熱
                   メトミオクロモーゲン
                       （褐色）
```

彩りを与える効果が評価されている．着色料には天然の色素と合成着色料がある．着色料のなかには安全性が問題視されているものもある．食品を着色するために使われる食品添加物は，表4.51のように区分することができる．

1）指定添加物の着色料

①タール系色素　これらの着色料は，かつて原料としてコールタールなどのタール系物質を使用されていたために，タール系色素と呼ばれた．現在では，タール類を原料としている食用色素はなくなっており，タール色素の名称は実態を表していない．日本で指定されているタール系の着色料は，「食用赤色2号」など赤色，黄色，緑色，青色の12品目となっている．

②無機物含有の色素　食品添加物として指定されている無機系の着色料には，三二酸化鉄（Fe_2O_3）と二酸化チタン（TiO_2）がある．三二酸化鉄はベンガラとも呼ばれてきたもので，赤色の着色料である．使用の対象が赤コンニャクとバナナの果柄の着色に限られている．二酸化チタンは，白色の艶のある顔料であり，ホワイトチョコレートの白色の着色などに利用される．

③天然由来色素　天然の色素でも，ナトリウム塩に変えたり，銅などと反応させるなど化学的な合成反応をへるため食品添加物として指定されないと使うことができないものがある．水溶性アナトー，銅クロロフィリンナトリウムなどがある．

2）既存添加物の着色料
天然系の着色料のうち，主体を占めるものは既存添加物名簿に収載されている品目である．

3）一般飲食物添加物の着色料
食品添加物のうち，着色を目的とした一般飲食物添加物に分類されるものがある．通常は食品として摂取される果汁や野菜ジュ

表4.51 食品添加物

1. 指定添加物の着色料　・タール系色素　・無機物含有の色素　・天然由来色素
2. 既存添加物の着色料
3. 一般飲食物添加物の着色料

4.6 嗜好成分および有害成分

ースや，それらの原料である果実や野菜類などから水かエタノールを用いて抽出したものを着色の目的で使うことがある．

(4) 加工や保蔵による変色　食品の加工・保蔵中に食品が変色し，とくに褐色になる現象を褐変という．外観や風味を悪くするので一般には好まれないが，食欲を増進させるなどの理由で，利用される場合もある．褐変には，酵素が関与する場合とアミノカルボニル反応やカラメル化などの非酵素的な場合がある（5.1節参照）．

b. 呈味成分

食品に含まれる成分のうち，味を感じさせる原因となる物質を呈味成分という．呈味成分には，甘味，塩味，酸味，苦味，うま味の5つの基本成分がある．それ以外にも，渋味，辛味，えぐ味，金属味など，おいしさに関係する要素が存在する．

味覚は，化学物質によって刺激を受ける感覚で，舌に存在する味蕾（みらい）で感じ取られる（図4.43）．味蕾は，味を味細胞という受容器を介して，味覚神経を通してシグナルを中枢に伝える．味蕾は，幼児のとき一番多く，加齢に伴いその数は少なくなる．味蕾の数に応じて味の感受性も変わる．舌の先端部と両端は味蕾の数が多く鋭敏であり，中央部と咽頭部では鈍い．そのほかに，生理的・心理的状態によっても味に対する感受性は変化する．なお，辛味や渋味は，味蕾で感じるわけではなく，舌の粘膜の収れんや刺激によるもので，三叉神経を通して脳に伝わる．

(1) 甘味成分　甘味を呈する物質はスクロースやグルコースなどの糖質系甘味成分を代表とし，糖を還元した糖アルコールや酵素を利用して構造変換した異性化糖などの糖誘導体や，ステビア葉中のステビオシドや甘草中のグリチルルチンなどの糖の構造とは関係ない甘味物質がある．そのほかに，アスパルテームやサッカリンのような甘味料がある．

1) 糖およびその誘導体

①スクロース　代表的な甘味物質で，多くの植物に存在している．さとうきびやビートから精製する．甘味度はグルコースの約2倍あるが，フルクトースよりも

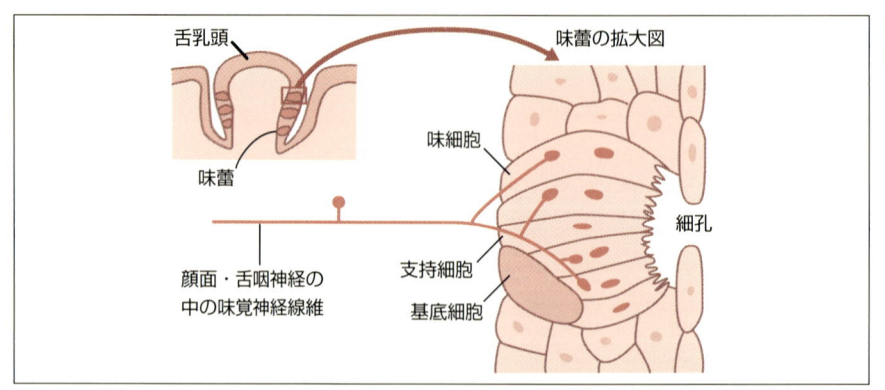

図4.43　味蕾と味覚伝達

低い．物質の甘味を調べるのに，普通はスクロースの甘味を 1 として比較する．

② グルコース　果実やはちみつなどに遊離のかたちで存在する．スクロースに次いで多く消費され，水に溶けやすい．工業的には，デンプンを酵素または酸により加水分解して製造されている．結晶グルコースは α 型であるが，水溶液中では一部 β 型に移行して甘味が低下する．α 型はスクロースの 0.74 の，β 型は 0.48 の甘味度をもつ．

③ フルクトース　果実，はちみつなどに遊離のかたちで存在する．フルクトースは β 型が α 型より甘くなり，水溶液中では温度が低いと β 型が多く存在して甘くなる．冷やすと甘くなるのは，フルクトースの立体構造が関係する．α 型はスクロースの 0.60 の，β 型は 1.80 の甘味度をもつ．

④ マルトース　甘味度はスクロースの 0.32 〜 0.46 で，デンプンから α-アミラーゼ，β-アミラーゼ，プルナーゼを使用して製造される．

⑤ キシロース　工業的には木材の植物中に存在する多糖類であるキシランを加水分解して製造するが，トウモロコシやワラなども原料とすることもある．食品添加物として指定されている．甘味度はスクロースの 0.40 程度であるが，褐変やフレーバーが生成しやすい．そのため，フレーバーの改善，着色を目的としても利用される．

⑥ トレハロース　グルコース 2 分子が α-1,1 結合した二糖類で，きのこ，パン酵母などに含まれている．凍結からタンパク質や細胞を保護する機能をもつ．甘味度はスクロースの 0.45 程度である．

⑦ 糖アルコール　一般に，糖を還元して得られる物質で，さわやかな甘味があり，褐変を起こしにくく，抗う蝕性で低エネルギー（カロリー）である．食後の血糖上昇が少ない（表 4.52）．

⑧ 異性化糖　デンプンを加水分解して生成したグルコース溶液に異性化酵素であるグルコースイソメラーゼを作用させて一部をフルクトースに変えたものである．甘味度は 0.90 〜 1.2 程度である．

異性化糖製品は日本農林規格（JAS）で以下のように制定されている．

表4.52 糖アルコール甘味料

甘味物質	甘味度*	エネルギー（kcal/g 乾物）
エリスリトール	0.75 〜 0.85	0
キシリトール	0.85 〜 1.20	3
ソルビトール	0.40 〜 0.70	3
マンニトール	0.45 〜 0.70	2
マルチトール	0.45 〜 0.57	2
イソマルチトール	0.45	2
ラクチトール	0.30 〜 0.40	2
還元パラチノース	0.45	2

＊　スクロースを 1 としたとき．

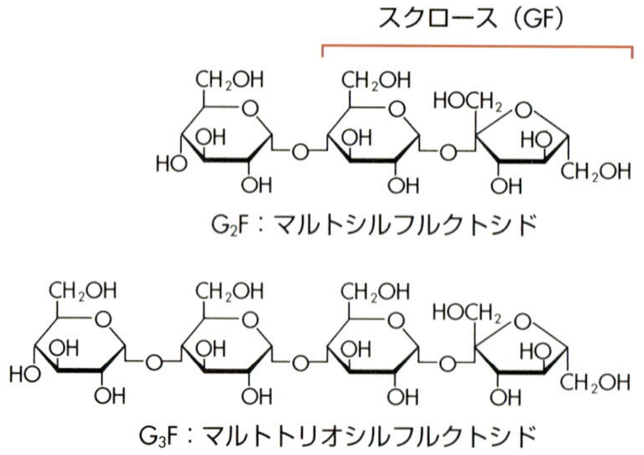

図4.44 カップリングシュガーの構成糖

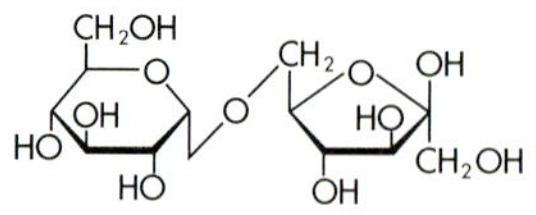

スクロース（GF）
G₂F：マルトシルフルクトシド
G₃F：マルトトリオシルフルクトシド

図4.45 パラチノースの構造

ブドウ糖果糖液糖：果糖含有率が50％未満のもの
果糖ブドウ糖液糖：果糖含有率が50％以上90％未満のもの
高果糖液糖：果糖含有率が90％以上のもの
砂糖混合異性化液糖：上記の液糖に10％以上の砂糖を加えたもの

⑨グルコシルスクロース（カップリングシュガー）　スクロースとデンプンの混合液に転移酵素を作用させると，スクロースのグルコース側に，グルコースがいくつか転移結合したオリゴ糖が生成する．このグルコース結合物とデンプン分解物が混合しているものが，カップリングシュガーである（図4.44）．

⑩パラチノース（イソマルチュロース，図4.45）　転移酵素を作用させると，スクロースのグルコシル基がフルクトースから切り離し，α-1,2結合をα-1,6結合につくりかえる．パラチノース自身は低う蝕性であり，スクロースのう蝕誘発を阻害する作用ももつ．消化時には，小腸におけるパラチナーゼによって，グルコースとフルクトースに加水分解されて吸収される．

⑪フラクトオリゴ糖（図4.46）　スクロースのフルクトース部分に，フルクトースが1個～数個結合したオリゴ糖である．アスパラガス，ゴボウ，タマネギやヤーコンに含まれている．工業的には，固定菌体と高濃度のスクロース溶液を作用させて，菌体内のフルクトースの作用によってフラクトオリゴ糖を生産している．難消化性であり，腸内細菌を特異的に増殖させることが確認されている．甘味度はスクロースの0.30～0.60である．食後の血糖上昇が低い．

2）糖類以外の甘味料

①グリチルリチン（図4.47）　薬用植物の甘草の根に含まれている配糖体で，アグリコンをグリチルリチン酸として2分子のグルクロン酸が結合したトリテルペン系サポニンである．甘味度はスクロースの50～100倍程度である．

図4.46 フラクトオリゴ糖の構造

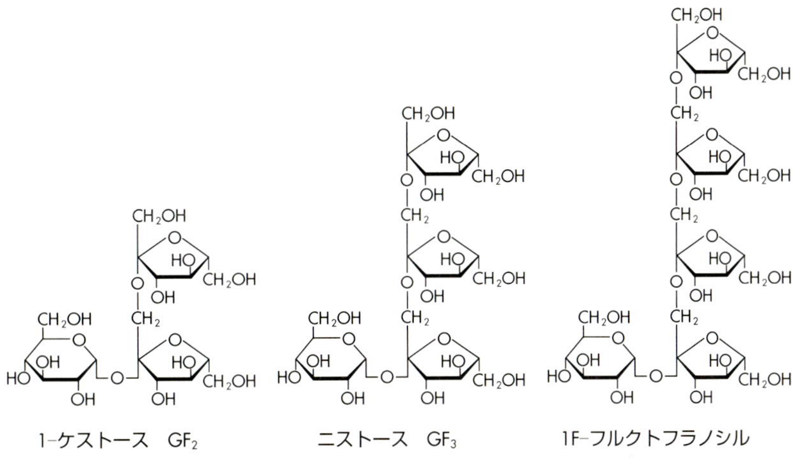

1-ケストース GF₂　　ニストース GF₃　　1F-フルクトフラノシルニストース GF₄

図4.47 グリチルリチンの構造

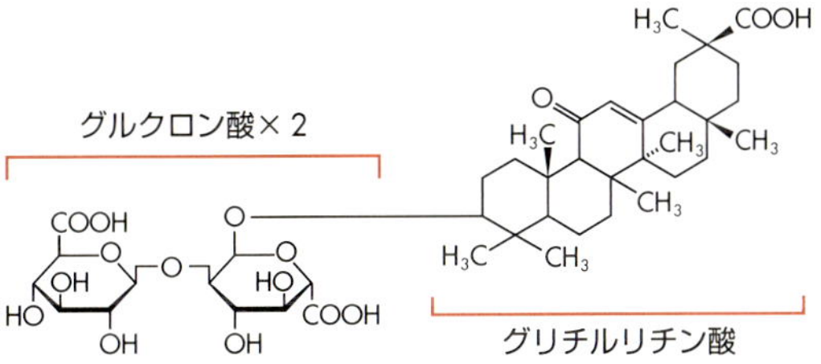

グルクロン酸×2　　グリチルリチン酸

②ステビオシド（図4.48）　多年生キク科植物のステビア・レバウディアナ・ベルトニの葉に含まれる配糖体である．ステビオールをアグリコンとし，それにソホロースと β-D-グルコピラノースが結合している．甘味度は，スクロースの120から150倍あり，飲料，菓子，漬け物や練り製品など幅広く利用されている．ノンカロリー甘味料として用いられている．

③アスパルテーム（図4.49）　L-アスパラギン酸とL-フェニルアラニンからなるジペプチドのメチルエステルである．スクロースの200倍の甘味を示す．熱に不安定で，加熱すると加水分解される．

④サッカリン（図4.50）　トルエンまたは無水フタル酸を原料として合成され，甘

図4.48 ステビアの構造

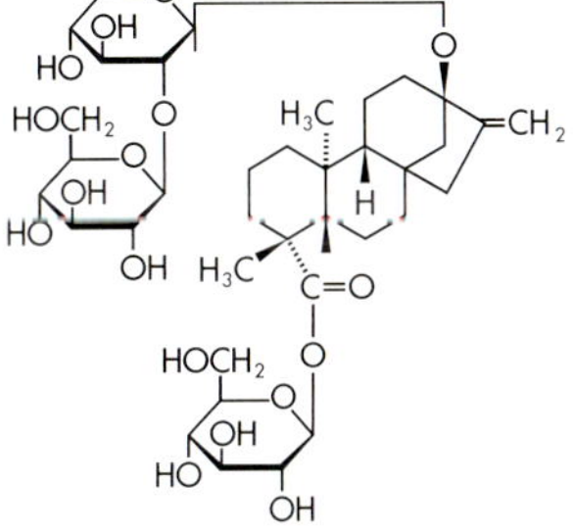

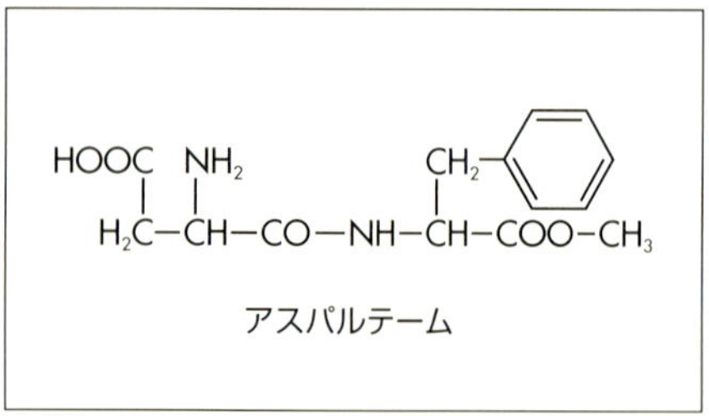

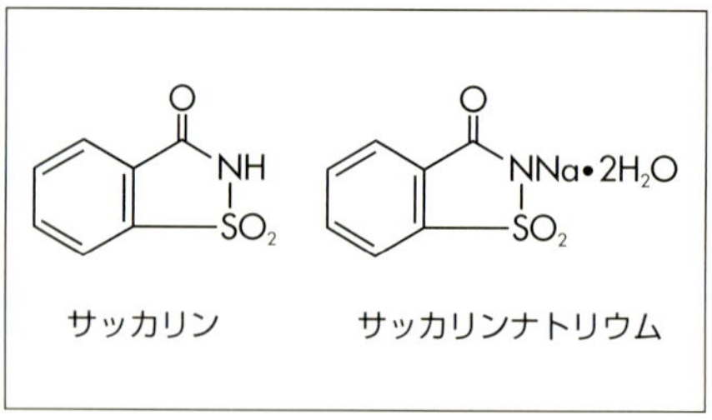

図4.49 アスパルテームの構造(左)

図4.50 サッカリンの構造(右)

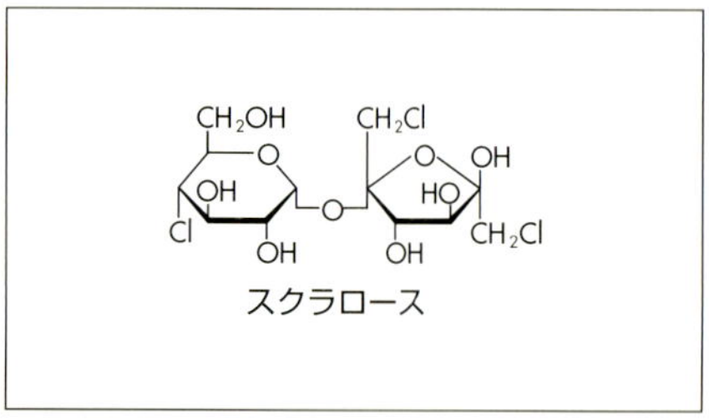

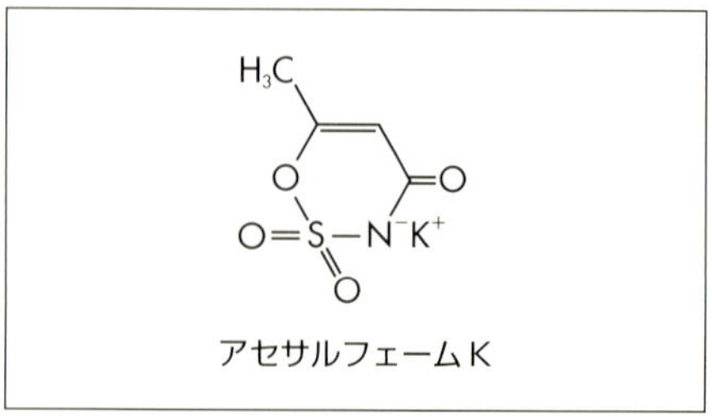

図4.51 スクラロースの構造(左)

図4.52 アセサルフェームKの構造(右)

味はスクロースの500倍ほどある．そのままでは水に溶けにくいが，ナトリウム塩は水に溶ける．

⑤スクラロース（図4.51）　甘味は，スクロースの600倍で酸・熱に安定で，ノンカロリーである．

⑥アセサルフェームK（図4.52）　酸性下や高温条件でも変化しにくく，飲料のほかクッキーなどの焼き菓子にも利用できる．抗う蝕で，ノンカロリーである．

（2）酸味成分　食品中に含まれる酸味成分としては，酢酸，クエン酸，リンゴ酸，乳酸やアスコルビン酸などの有機酸とリン酸などの無機酸がある．これらの物質が水溶液中で水素イオンを解離して酸味を呈する．

（3）塩味　この味には，塩化ナトリウム，塩化マグネシウム，塩化カリウムなどの無機塩やリンゴ酸ナトリウム，マロン酸ナトリウム，グルコン酸ナトリウムなどの有機酸塩がある．塩味の原因は解離した陰イオンで，塩素イオンはとくに強い塩味を呈する．ナトリウムイオン摂取を控える目的で，塩化カリウムが利用されることがある．

（4）うま味成分　世界中の料理に，うま味成分を利用して，味を賞味するものがある．代表的なものは，日本料理のだし，中国料理の湯（タン），西洋料理のブイヨンやスープストックなどである．

　1）アミノ酸およびペプチド系うま味成分　コンブに含まれるグルタミン酸ナトリウム，しょうゆや味噌の調味料にはアスパラギン酸塩が，茶にはテアニンが含まれている．ほかに，イカ・タコのうま味成分であるタウリンやベタインがある（図4.53）．タンパク質を酸や酵素により加水分解して，アミノ酸のほかにペプチドを混合したものをうま味み成分として利用することがある．

　2）核酸系うま味成分　かつお節のうま味成分である$5'$-イノシン酸（$5'$-IMP）は核酸系うま味成分であり，煮干，しらす干し，あじ，さば，かたくちいわし，牛，

図4.53 タウリンとベタインの構造

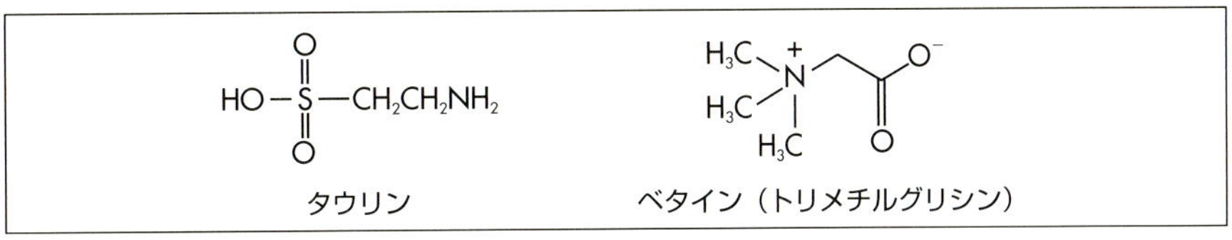

タウリン　　　　　　ベタイン（トリメチルグリシン）

図4.54 イノシン酸とグアニル酸

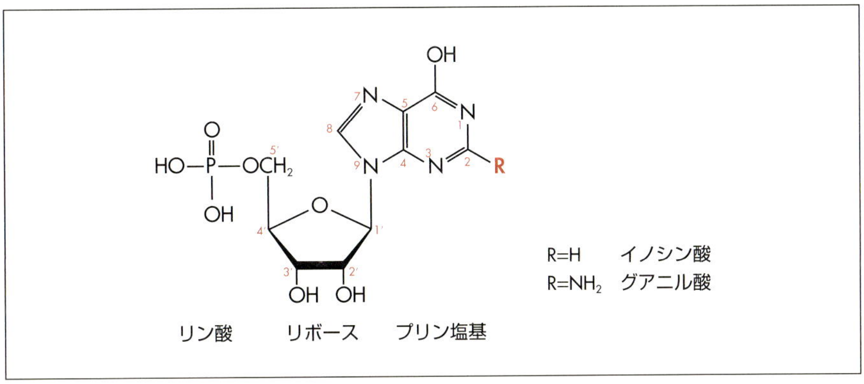

R=H　イノシン酸
R=NH$_2$　グアニル酸

リン酸　　リボース　　プリン塩基

表4.53 グルタミン酸ナトリウム（MSG）と5′-リボヌクレオチドのうま味の相乗作用

MSG：5′-IMP（5′-GMP）	うま味度*
1：0	1
1：2	6.5 (13.3)
1：1	7.5 (30.0)
2：1	5.5 (22.0)
10：1	5.0 (19.0)
20：1	3.4 (12.4)
50：1	2.5 (6.4)
100：1	2.0 (5.5)

5′-IMP：5′-イノシン酸，5′-GMP：5′-グアニル酸，カッコ内は 5′-GMP の値
＊　混合物単位重量あたりの呈味力

[國中明：蛋白質 核酸 酵素，6，403（1961）]

豚などの動物性食品に含まれる．しいたけのうま味物質としては，5′-グアニル酸（5′-GMP）が知られており，ほかに，きのこ類や牛，豚などにも含まれている．核酸系物質がうま味をもつ条件としては，プリン塩基の6位の炭素原子にヒドロキシル基がついていることと，リボースの5′の炭素原子にリン酸基がついていることである（図4.54）．

こんぶとかつお節を混ぜてだしをとることは，単独でつかうよりうま味が強くなる．これは，イノシン酸とグルタミン酸とによってひき起こされる"うま味の相乗効果"によるものである．グアニル酸にもグルタミン酸との間に相乗効果がある（表4.53）．

3）その他のうま味成分　日本酒や貝類のうま味成分はコハク酸である．コハク酸ナトリウムは加工食品の調味料として添加されている．

(5) 苦味成分（表4.54）　苦味は一般的に好まれない味であるが，ビール，コーヒーや緑茶などでは特徴的な味を示す不可欠な成分となる．ビールでは，ホップ

表 4.54 苦味成分

分類	成分	食品
アルカロイド	カフェイン テオブロミン	ココア，チョコレート
テルペノイド	フムロン リモニン ククルビタシン	ビール レモンなどの柑橘類 きゅうり，うり
フラバン配糖体	ナリンギン ヘスペリジン	柑橘類 柑橘類
ペプチド		過熟のチーズなど
無機塩類		豆腐のにがりなど

の中に存在するフムロンという化合物が煮沸されることによりイソフムロンに変換され，苦味をもつようになる．コーヒーや茶に含まれるカフェインや，ココア，チョコレートに含まれるテオブロミンは，アルカロイドである．果実類にも苦味成分が含まれている．乳タンパク質や大豆タンパク質を加水分解すると苦味ペプチドを生成することがある．これは，アミノ酸組成としてプロリンやロイシンの存在が関係している．

(6) 辛味成分　辛味は，味覚というよりも痛覚に属し，舌，口腔，鼻腔の粘膜の刺激と温覚が複合したものである．辛味物質は，酸アミド，バニリルケトン，スルフィド(チオエーテル)，イソチオシアネートがある(表4.55)．

とうがらしのカプサイシン，こしょうのピペリン，さんしょうのサンショオールは，酸アミドの辛味物質に分類される(図4.55)．しょうがに含まれるジンゲロンとショウガオールは，バニリルケトンに分類される(図4.56)．

ねぎ，にんにくやたまねぎなどに含まれるスルフィド類はチオエーテルとも呼ばれ，二価の硫黄が2個の有機基で置換された有機化合物である(表4.55参照)．

イソチオシアネートの辛味物質は，だいこんやからし類に含まれる．カラシ油配糖体のシニグリンは，すりおろしたり，水と練り合わせたりすると，共存する酵素のミロシナーゼによってアリルイソチオシアネートを生成する(図4.57)．

(7) 渋味　渋味も苦味と同様に好まれない味であるが，茶，赤ワインなどでは特徴的な味を示す大切な成分である．タンニンで代表され，おもに茶に含まれる．

表 4.55 辛味成分

性質		名称および構造式		食品
揮発性	イソチオシアネート	アリルイソチオシアネート	$CH_2=CHCH_2N=C=S$	だいこん，わさび，からし
	スルフィド	ジアリルジスルフィド プロピルアリルジスフィド ジアリルスルフィド ジプロピルジスルフィド ジアリルトリスルフィド	$CH_2=CHCH_2SSCH_2CH=CH_2$ $CH_2=CHCH_2SSCH_2CH_2CH_3$ $CH_2=CHCH_2SCH_2CH=CH_2$ $CH_2CH_2CH_2SSCH_2CH_2CH_3$ $CH_2=CHCH_2SSSCH_2CH=CH_2$	ねぎ，にんにく たまねぎ，にんにく たまねぎ たまねぎ にんにく
接触性	酸アミド	カプサイシン ピペリン サンショオール	図4.55参照 図4.55参照 図4.55参照	とうがらし こしょう さんしょう
	バニリルケトン	ジンゲロン ショウガオール	図4.56参照 図4.56参照	しょうが しょうが

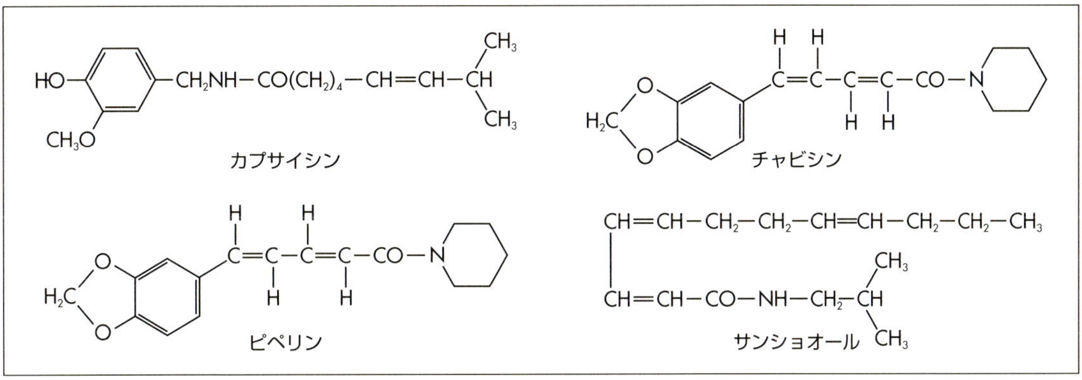

図4.55 酸アミドの構造

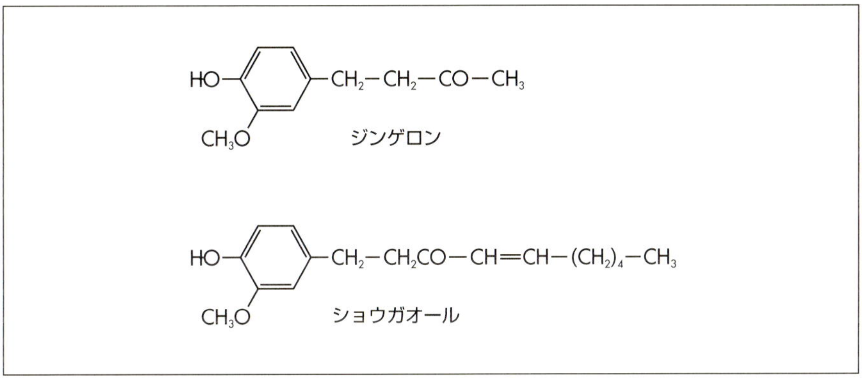

図4.56 バニリルケトンの構造

図4.57 辛味前駆体と生成するイソチオシアネート

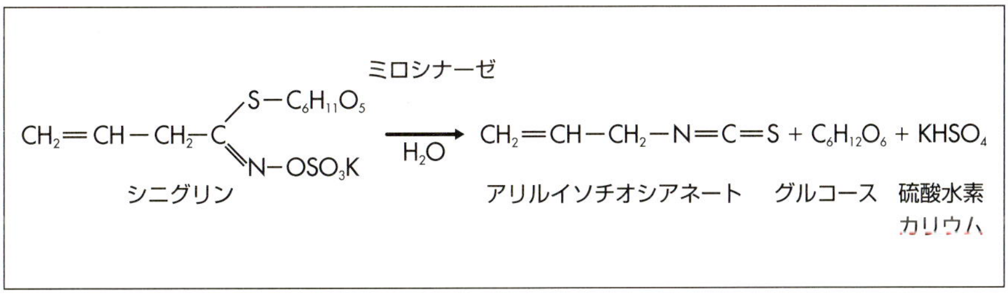

　タンニンとは植物の葉などに含まれるポリフェノールの総称で，化学的な名称ではない．タンニンはタンパク質に結合して収斂（しゅうれん）するので渋く感じる．
　茶に含まれる渋味成分はエピカテキン，エピガロカテキンなどのカテキン系タンニンで，フラバノールの一種である．
　かきの渋味はシブオール（図4.58）で，これは水溶性であり，完熟すると不溶性となるため，渋味を感じない．渋柿をアルコールや二酸化炭素で処理すると，かきの果肉で生成するアセトアルデヒドがシブオールと結合して，不溶性となり渋味が消える．

(8) その他の味　えぐ味は，たけのこ，山菜やさといもに含まれるあく汁の味で，口腔内やのどの粘膜に対する刺激により感じる．原因物質として，チロシンから生成するホモゲンチジン酸（図4.59）やシュウ酸が関係する．
　ミントやその主成分であるメントールを食すると口腔内で冷涼感を感じる．こ

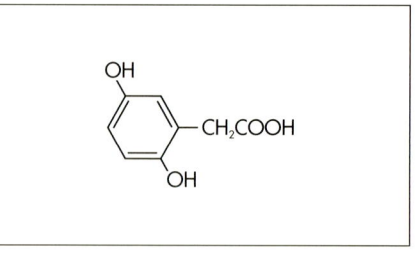

図4.58 シブオールの構造（左）

図4.59 ホモゲンチジン酸の構造（右）

れは，冷感センサーといえる受容体タンパク質がメントール受容体にもなっていて，メントール刺激を涼しさによる刺激と感じるのである．

c. 香気成分

人は好ましい香りにより食欲が増進し，嫌な臭いは食欲を失う．食品のもつ香りの役割は，食物を選択する際に食品の状態を確認したり，容易に食品摂取ができるように体調を調節するうえで重要な役割を果たす．

香りは，鼻腔粘膜の上皮にある嗅細胞が刺激されて感覚として認知される（図4.60）．しかし，その感覚は疲労しやすく，同じ香りが続くと感じにくくなる．また，体調によっても感受性が変わることがある．

(1) 食品中の香り　香りに関係する物質は約40万種類ほどあるといわれているが，それぞれが異なった特徴をもっている．香りをもつためには，分子量が300以下の揮発物質で，水溶性と脂溶性の両方の性質をもち，分子内にはヒドロキシル基，カルボニル基，エステル基などの官能基や二重結合をもつことが必要となる．おもなものとして精油，アルコール，アルデヒド，有機酸，エステルや硫黄化合物がある．食品の香りは，1つのおもな化合物によってそれぞれ特徴づけられているが，一般には，1つの食品の香り成分は数十から数百の香り成分によって構成されている．

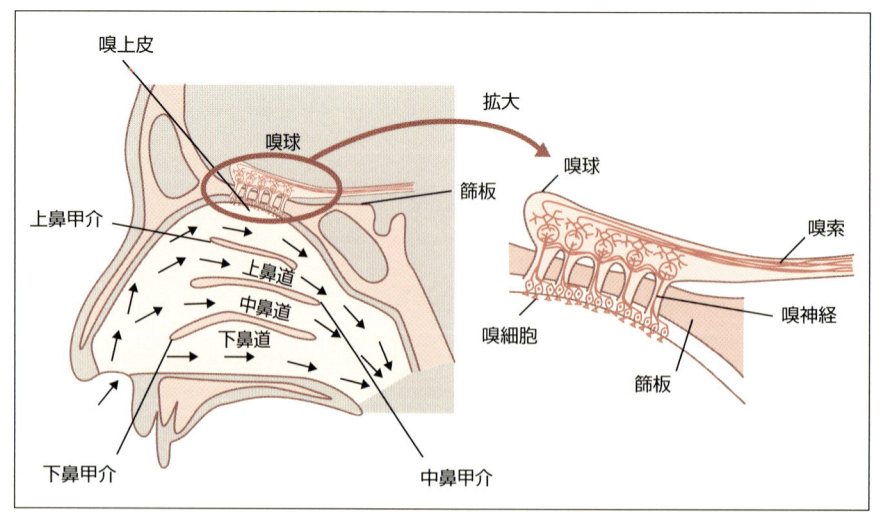

図4.60 嗅覚伝道路

1)植物性食品の香り成分
①エステル類　ケイ皮酸メチル(マツタケ様香気)，酢酸イソアミル(バナナ様香気)
②カルボニル化合物　ペンタナール，ヘキサナール(酸敗臭，豆臭)
③テンペン類　リモネンシトラール，ゲラニオール，ピネン(柑橘類)，メントール(ハッカ)
④含硫化合物　メチルメルカプタン(大根，タマネギの刺激臭)，アリシン(ニンニクの臭気)，レンチオニン(シイタケの香り)

2)動物性食品の香り成分
①アンモニア　畜肉や魚肉が古くなると，タンパク質，アミノ酸などの分解により生成する．
②海水魚の生臭さ　主体は，トリメチルアミン(トリメチルアミンのキシドの分解により生成)
③淡水魚の生臭さ　主体は，ピペリジン(リジンの分解により生成)
④発酵食品の香り　ジアセチル(バター)，酪酸，プロピオン酸(チーズ)

(2)植物性食品　　植物性の香り成分のうち，水蒸気蒸留または搾出法によって得られる揮発性の油を精油という．代表的なものは，柑橘類に含まれるテルペンと酸素を含むテルペノイドである．これらのうち，香り成分として重要なものは，モノテルペンとセスキテルペンである．

1)果実の香り　みかん，レモン，グレープフルーツなどの柑橘類の香気成分は，果皮の表層部の油胞に含まれ，香気物質としては，エステル，アルデヒド，アルコール，テルペンがある(図4.61)．りんごの香気成分は，ヘキサノールなどのアルコールやヘキサナールなどのアルデヒドで，熟すると酪酸エチルなどのエステルが増えて甘い香りを放つ．ももには，γ-ウンデカラクトンなどのラクトン類が，いちごには300種類以上の香気成分が確認されており，新鮮ないちごにはエステル，アルコールや有機酸が多く存在する．バナナには，おもな香り成分として酢酸イソアミルなどのエステルやオイゲノールが存在する．

2)野菜の香り　一般に，野菜の香りはそれほど強くなく，おもな香気成分とし

図4.61 柑橘系に含まれるテルペン類とその他の果実の香気成分

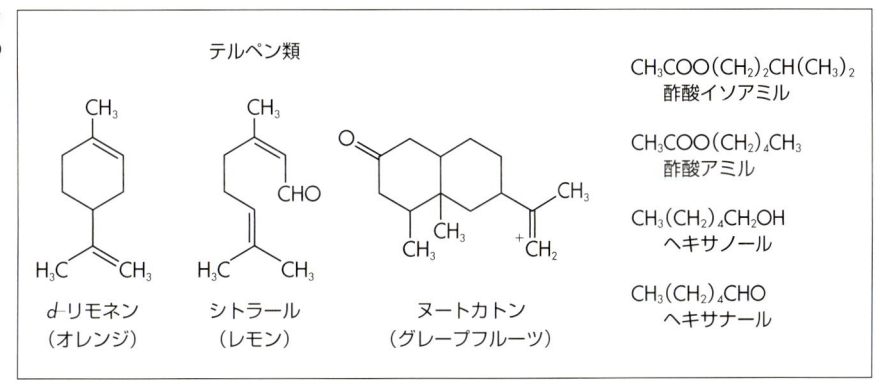

テルペン類

d-リモネン（オレンジ）
シトラール（レモン）
ヌートカトン（グレープフルーツ）

$CH_3COO(CH_2)_2CH(CH_3)_2$　酢酸イソアミル
$CH_3COO(CH_2)_4CH_3$　酢酸アミル
$CH_3(CH_2)_4CH_2OH$　ヘキサノール
$CH_3(CH_2)_4CHO$　ヘキサナール

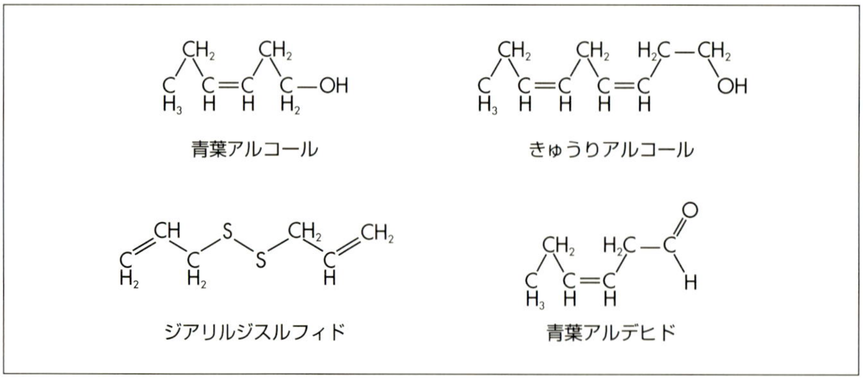

図4.62 野菜の香気成分

青葉アルコール　　きゅうりアルコール

ジアリルジスルフィド　　青葉アルデヒド

てはアルデヒド，アルコールや硫黄化合物がある(図4.62)．きゅうりには，きゅうりアルコールと呼ばれる不飽和アルコールが存在し，青臭さを放つ．キャベツの青臭さは，青葉アルコールと青葉アルデヒドが原因となる．ねぎやにんにくには強い特有の匂いをもつが，いずれも硫黄化合物で，組織を破壊すると，中に共存する酵素作用の働きによって生じる．にんにくには，無臭のアリインにアリイナーゼが作用して，アリルスルフェン酸を経て，におい物質のアリシンを生成し，後にジアリルジスルフィドに変化する(図4.63)．たまねぎの香気成分は，ジプロピルジスルフィドなどのジスルフィドで，催涙物質とともに組織の破壊によって生じる．たまねぎを炒めると甘くなる理由は，ジスルフィドから還元されプロピルメルカプタン(プロパンチオール)などのメルカプタン(チオール)が生成するためである(図4.64)．

3) きのこの香り　生のしいたけや干しいたけはそのままでは強い香りがしないが，組織を破壊したり，ぬるま湯につけたりしておくと，しいたけ特有の香気成分を生成する．これは，しいたけに含まれる前駆体のレンチニン酸が酵素の作

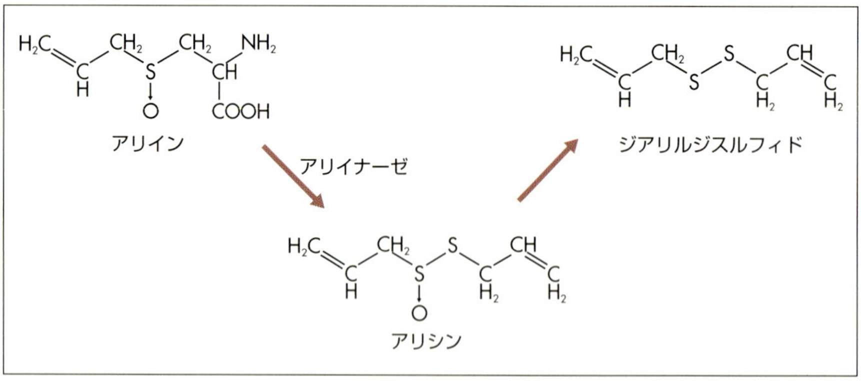

図4.63 にんにくの香気成分の生成

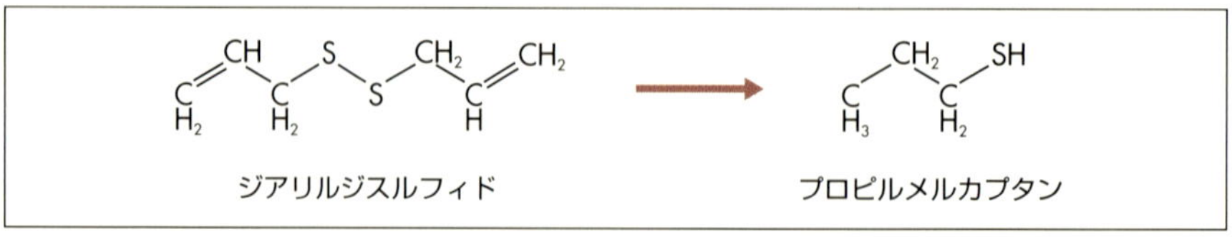

アリイン　→(アリイナーゼ)→　アリシン　→　ジアリルジスルフィド

図4.64 プロピルメルカプタンの生成

ジアリルジスルフィド　→　プロピルメルカプタン

図4.65 きのこの香気成分

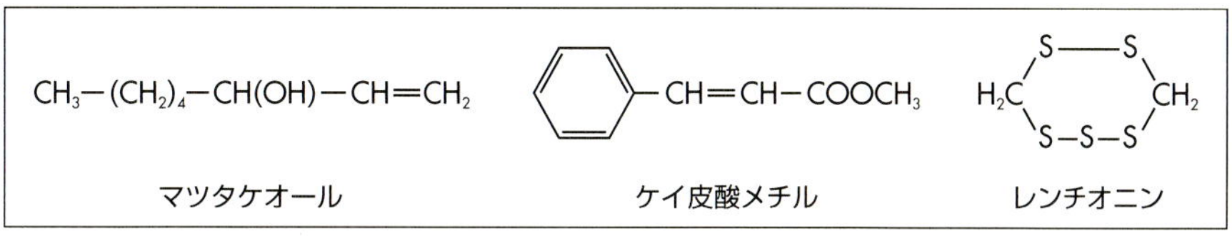

CH₃−(CH₂)₄−CH(OH)−CH=CH₂   マツタケオール

⟨benzene⟩−CH=CH−COOCH₃   ケイ皮酸メチル

レンチオニン（環状含硫化合物）

用によって，環状の含硫化合物であるレンチオニンを生成するからである．まつたけは，マツタケオールとケイ皮酸メチルを香気成分としてもつ（図4.65）．

(3) 動物性食品

1) 食肉の香気成分　食肉の香気成分には，生の生鮮香気と加熱後の加熱香気がある．生肉の香気成分には，ギ酸，酢酸，プロピオン酸，イソ酪酸，イソバレリアン酸，n-酪酸などの揮発性脂肪酸のほかに，ケトン，アルデヒド，アルコール，エステルや含硫化合物としてジメチルスルフィドなどがある．牛では，ジメチルスルフィド，イソバレルアルデヒド，n-ブチルアルコールが，豚では酢酸エチル，メチルエチルケトン，n-プロピルアルコールが，羊肉ではn-ブチルアルコール，アセトンがそれぞれの生肉の特有な匂いに関係している．

2) 乳製品の香気成分　牛乳は，チーズ，ヨーグルト，バターなどさまざまな乳製品に加工される．加工に伴い，おもな香気成分が変化している．牛乳の香気成分としては酪酸などの低級脂肪酸，アルデヒド類，ケトン類，ラクトン類，硫化カルボニル，メタンチオールやジメチルスルフィドなどの硫黄化合物などが加わり，乳独特のフレーバーを形成している．市販乳では，均質化や加熱殺菌の工程を経ることによりかなりの生成フレーバーが加わっている．

バターや乳製品の特徴的な香りはジセチルが原因である．乳酸菌汚染の指標，バターや乳製品の特徴的な香気，チーズの香気成分には，微生物や酵素などによる熟成によって生成した脂肪酸，メチルケトン，アルコール，含硫化合物がある．

3) 魚介類の香気成分（図4.66）　海水魚の生臭さは，時間の経過とともに強くなる．これは，魚に存在する無臭のトリメチルアミンオキサイドが死後，細菌によって分解され，トリメチルアミンを生成するからである．サメ類はほかに大量の尿素を含むので，これからアンモニアが発生する．淡水魚では，リジンの分解物であるピペリジンが生臭さの原因となる．

図4.66 魚臭成分

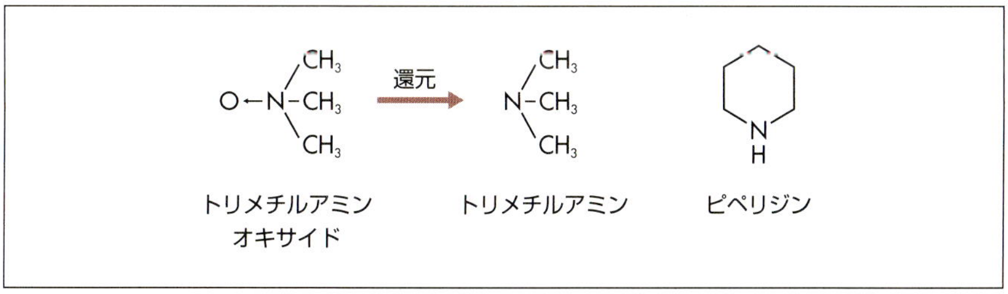

トリメチルアミンオキサイド　→（還元）→　トリメチルアミン　　ピペリジン

B. 有害成分の化学

天然由来の食品素材であっても，人体に害をおよぼす物質が混在することがある．時には，食品を加工してから有害物質を変化させて，食べられるようにすることもある．

a. 動物性有害物質（図4.67）

ふぐ毒の原因物質はテトロドトキシンであり，内臓，卵巣や皮に含まれている．熱帯・亜熱帯の，主として珊瑚礁の周辺に生息する魚によって起こる食中毒の総称をシガテラといい，中毒の原因物質はシガトキシンである．貝類に含まれるとして，二枚貝による麻痺性中毒が知られており，原因物質はサキシトキシンである．魚介類の毒性物質の起源は，魚介類が摂取した有毒鞭毛藻類のプランクトンや細菌であることが多い．

b. 植物性有害物質

(1) アルカロイド配糖体 ジャガイモのソラニン（図4.68）やチャコニンは，ソラニジン配糖体に分類され，芽や緑変した表皮に含まれる．トマトの葉にも含有されているが，食用すると嘔吐，下痢，食欲減退が起こる．

(2) きのこの毒（図4.69） きのこ類には天然毒をもつものがあり，とくに毒性が強いのはタマゴテングダケである．これには，環状ペプチドのアマニチンとフ

図4.67 魚介類の有毒物質

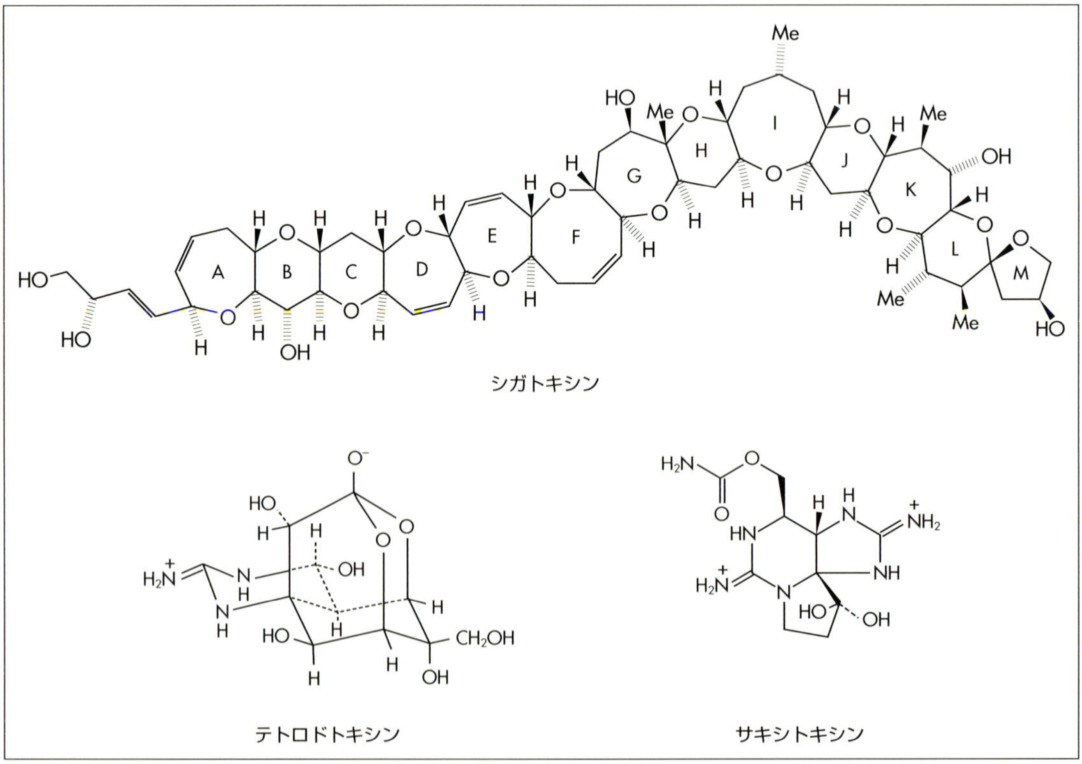

シガトキシン

テトロドトキシン

サキシトキシン

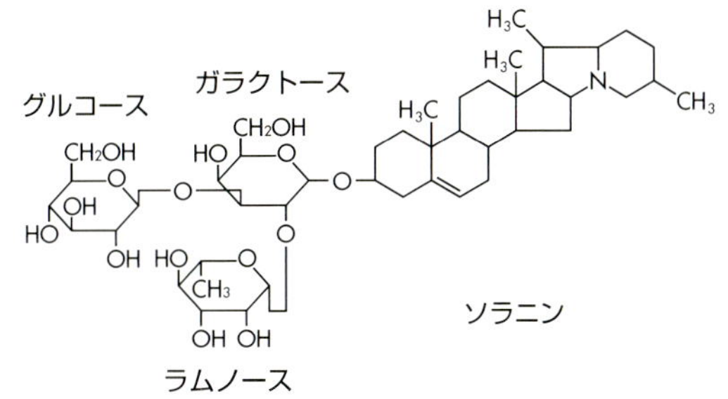

図4.68 ソラニンの構造

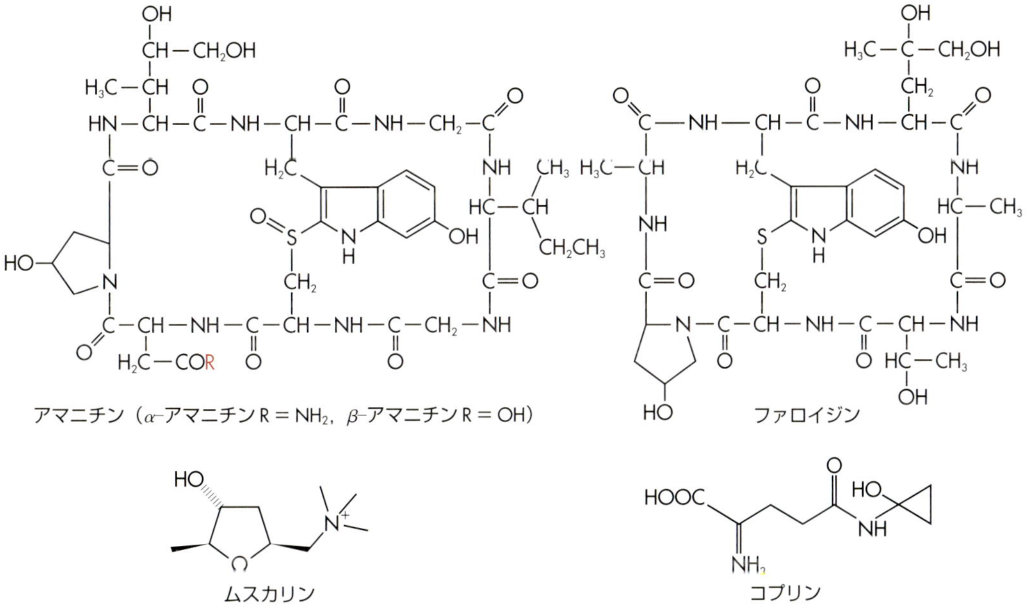

図4.69 きのこ中の有毒成分

ァロイジンがあり，タンパク質合成を阻害する．また，アセタケにはムスカリンが，ヒトヨタケにはコプリンが含まれる．コプリンは，アルコールを摂取した際に，アセトアルデヒトの分解を抑制して中毒症状を呈する．

(3) 青酸配糖体　　青梅，杏などのバラ科の植物にはアミグダリンという青酸配糖体が含まれている（図4.70）．摂取すると，消化管内で青酸を生じて毒性を示す．未熟な果実などでは，アミグダリンは，分解酵素のエムルシンと共存することが

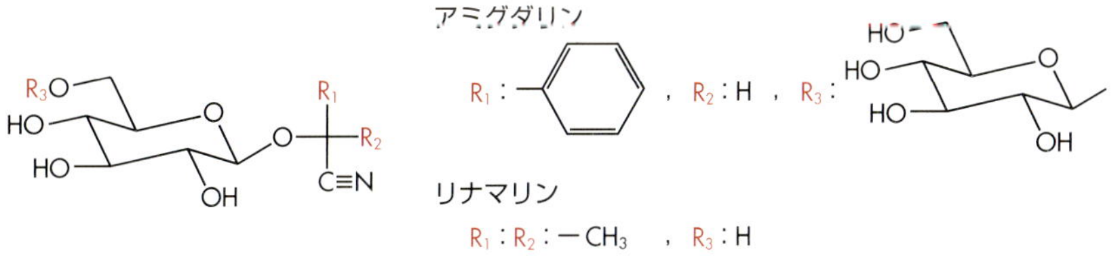

図4.70 青酸配糖体の構造

4.6　嗜好成分および有害成分

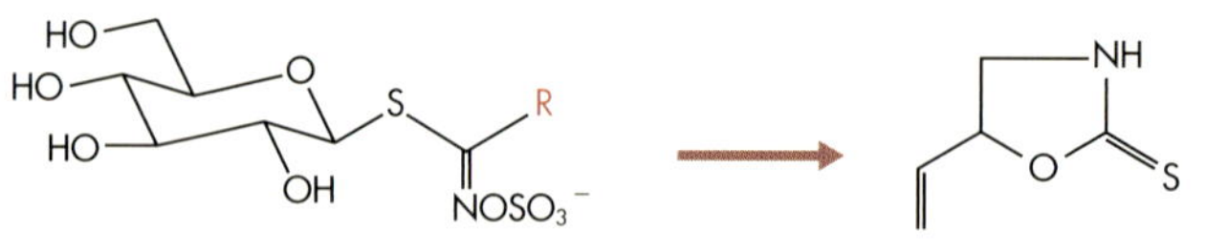

図4.71 ゴイトリンの生成

多く，果実が熟すにつれて，エムルシンの作用によりアミグダリンは分解され，減少する．そのため，発生する青酸も消失していくので，熟した梅や杏を摂取しても青酸中毒に陥る心配はほとんどない．ほかに，リナマリンやメチルリナマリン（キャッサバ，リナ豆）などがある．

(4) トリプシンインヒビター　大豆などの豆類やトウモロコシにはトリプシンインヒビター（タンパク質加水分解素阻害剤）が含まれている．加熱処理によってその作用は消失する．

(5) 甲状腺肥大作用物質　キャベツ，なたねに存在するからし油配糖体であるグルコシノレート類は，酵素の作用によりゴイトリンを生成して（図4.71），甲状腺肥大の原因となることがある．しかし，グルコシノレートの種類によっては，好ましい機能も有する．

(6) レクチン　豆類などに存在するレクチンは，糖タンパク質や糖脂質における特定の糖鎖を認識して特異的に結合する．血液と混合すると赤血球を凝集させる．摂取すると小腸の上皮細胞の表面に存在する糖鎖と結合して栄養素の吸収を阻害するが，十分に加熱するとその作用は消失する．

c. その他

(1) アレルゲン　アレルギーをひき起こす原因物質をアレルゲンという．代表的な食物アレルギー食品としては，卵，牛乳，小麦が知られている（第9章参照）．

(2) 変異原性物質　変異原性物質は細胞のDNAを傷つけて細胞に突然変異を起こさせる．わらびやふきのとうに含有される．

---

1) 食品のおいしさに寄与するものは，テクスチャーを除くと，食品の色，味，香りである．

2) 食品の色素成分には，カロテノイド系，ポルフィリン系，フラボノイド系などがある．

3) 黄色〜赤色を呈するカロテノイド系色素には α, β, γ-カロテン，クリプトキサンチンのようにビタミンAに変換するものがある．

4) ポルフィリン系色素は金属イオンを含有する．クロロフィルはMgを含有する．ミオグロビンは，Feを含有するヘム色素であり，酸素の影響や加熱によって色が変わる肉の色素である．

5) フラボノイド系化合物は2つのベンゼン環が炭素原子3個を介して結合した基本骨格をもつポリフェノール化合物の総称で，フラボン，フラボノール，フラバノン，イソフラボン，カテキン，アントシアンに分類される．このうちアントシアンは酸性領域で赤色，アルカリ性領域で青色に変化する．

6) 甘味，塩味，酸味，苦味，うま味は5つの基本味と呼ばれ，これらの呈味成分は，舌の味蕾，味覚細胞，味覚神経を介して脳に伝えられる．渋味，辛味，えぐ味は補助味と呼ばれ，三叉神経を介して脳に伝わる．

7) 甘味成分には，糖類，配糖体，ペプチドなどがある．食品に含まれる酸味成分は酢酸，クエン酸，リンゴ酸，乳酸などの有機酸である．塩味成分の代表例は塩化ナトリウムである．うま味成分はアミノ酸・ペプチド系と核酸系に分類される．苦味成分にはアルカロイド，テルペノイド，フラバン配糖体，ペプチドなどがある．

8) 辛味成分には酸アミド（トウガラシ），バニルケトン（ショウガ），チオスルフィド（ネギ属），イソチオシアネート（だいこんなど）がある．代表的な渋味成分はタンニンなどのポリフェノール（茶）である．

9) 食品の香り成分は，エステル，アルコール類，カルボニル化合物，テルペン類，含硫化合物，アンモニア，アミン類，短鎖脂肪酸など，低分子揮発性物質である．これらは食品の保蔵・加工・調理の際，酵素的および非酵素的化学反応で生じる．

10) 有害・有毒物質には，熱に安定なもの（ふぐ毒，青酸など）や不安定なもの（トリプシンインヒビターなど）がある．

5. 加工および保蔵における食品成分の変化

5.1 食品成分間反応

A. 脂質の酸化

a. 反応機構

脂質の酸化のおもなものは，不飽和脂肪酸と酸素分子との相互作用による自動酸化である．自動酸化は，光，熱，金属イオン，放射線などが引き金となり，図5.1のようにラジカルが生じ，連鎖的に反応が進行していく．

まず，不飽和脂肪酸（RH）から水素原子が引き抜かれ，不飽和脂肪酸ラジカル（R・）が生じる．そのラジカル（R・）は，酸素と反応して脂質ペルオキシラジカル（ROO・）となる．この脂質ペルオキシラジカルは，反応性に富み，他の不飽和脂肪酸（RH）から水素を引き抜いて過酸化物（ヒドロペルオキシド：ROOH）となって安定する．

しかし，この反応の際に別の不飽和脂肪酸ラジカル（R・）が生じるため，同じ反応が連鎖的に繰り返し起こることになり，一時的に過酸化物が増加し，不飽和脂

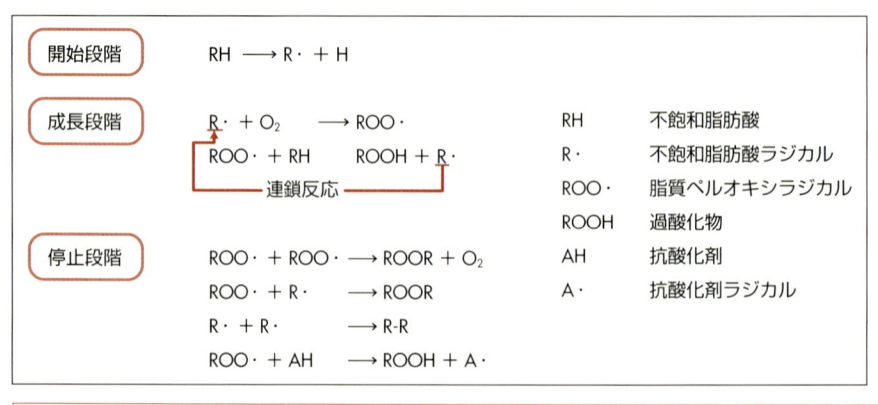

開始段階	RH ⟶ R・ + H	
成長段階	R・ + O₂ ⟶ ROO・ ROO・ + RH ⟶ ROOH + R・ ——連鎖反応——	RH 不飽和脂肪酸 R・ 不飽和脂肪酸ラジカル ROO・ 脂質ペルオキシラジカル ROOH 過酸化物 AH 抗酸化剤 A・ 抗酸化剤ラジカル
停止段階	ROO・ + ROO・ ⟶ ROOR + O₂ ROO・ + R・ ⟶ ROOR R・ + R・ ⟶ R-R ROO・ + AH ⟶ ROOH + A・	

図5.1 脂質の自動酸化における連鎖反応

図5.2 脂質の自動酸化の全体像

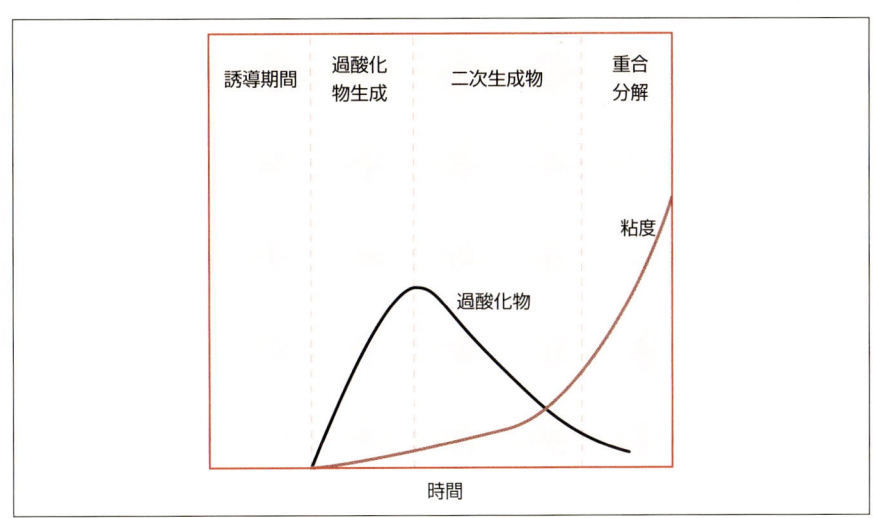

肪酸が減少する（図5.2）．ある程度反応が進行した後，ラジカルどうしが結合して反応は停止する．

生成した過酸化物は，図5.3のようにさらに酸化が進むと分解し，アルデヒド，ケトンなどの二次生成物に分解され，これらのカルボニル化合物は酸敗臭の原因となる．また，重合反応により生じた重合物は油脂の粘度増加の原因となる．つまり，これらの反応により生じた分解物や重合物が原因で，油脂の嗜好的品質や栄養価の低下をひき起こすことになる．

b. 酸化防止

油脂の酸化は光，金属，熱，放射線，酸素などによりラジカルが生じ，連鎖的に反応が進むため，酸化反応の進行を抑制する防止方法にはさまざまな手段がある（表5.1）．

まず，酸素を遮断することは酸化反応を進行させない第一条件である．そのために，窒素封入や真空パック，さらには脱酸素剤がよく用いられる．高温や光は酸化を促進するため，冷蔵保存や光を遮断できる包装や容器が用いられている．また，ラジカル開始反応において，遷移金属イオンが関与するため，キレート剤

図5.3 不飽和脂肪酸の酸化経路

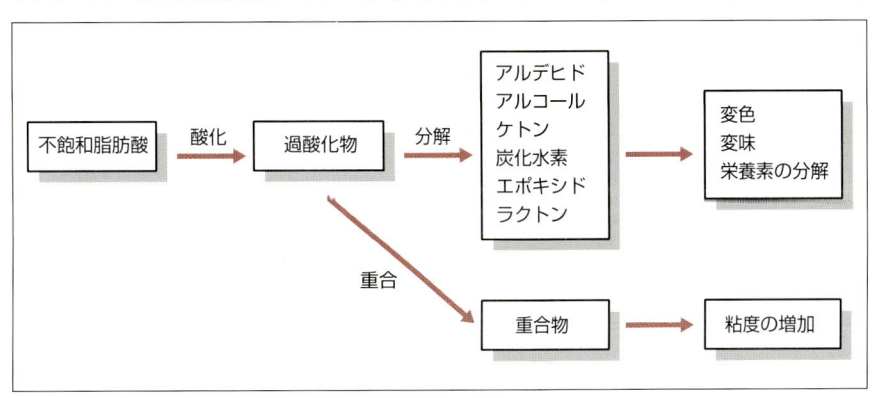

表5.1 油脂の酸化を促進する因子とその防止方法

酸化促進因子	防止方法
酸素	窒素封入，真空パック，脱酸素剤
高温	冷蔵
光	光の遮断，包装
遷移金属イオン	キレート剤
放射線	抗酸化剤

が使用されることもある．さらに，ラジカルの連鎖反応を促進させる放射線や過酸化物などに対しては，ラジカル捕捉剤として抗酸化剤を添加することは有効な方法である．

多くの抗酸化剤が食品の酸化防止のために使用されているが，それらは合成抗酸化剤(表5.2)と天然抗酸化剤(表5.3)に分けられる．以前は，ジブチルヒドロキシトルエン(BHT)やブチルヒドロキシアニソール(BHA)が用いられたが，最近はこれらに代わって，トコフェロールや天然素材から抽出したポリフェノール類が広く用いられている．トコフェロールやポリフェノール類は，脂質ペルオキシラジカル(ROO・)に水素を供与することにより連鎖反応を停止させる抗酸化剤である．また，トコフェロールにビタミンCやキレート剤として利用されているクエン酸などを添加すると，相乗的な抗酸化作用が生じる．これは，生成したトコフェロールにおけるラジカルにビタミンCが電子を供与してトコフェロールを再生してその効力を持続させるためである．これらを共力剤(それ自身には抗酸化力はないが，抗酸化剤の効力を高める)という．

表5.2 合成抗酸化剤

作用	品名
ラジカル捕捉	エリソルビン酸 エリソルビン酸Na グアヤク脂 BHT dl-α-トコフェロール NDGA BHA 没食子酸プロピル
キレート	EDTA・CaNa$_2$ EDTA・Na$_2$ クエン酸イソプロピル

表5.3 代表的な天然抗酸化剤

名称	所在
トコフェロール類	植物油
フラボノイド類	植物
コーヒー酸誘導体	コーヒー豆
レシチン	卵黄
カテキン類	茶葉
リグナン類	ゴマ
アントシアニン	ぶどう

B. 加熱変化

a. 糖・デンプンの加熱変化

　糖を100℃以上の高温で加熱すると重合反応が生じて，赤褐色から黒褐色の液状を呈する高分子のカラメルが生成する．このカラメルは醤油，ソース，菓子などの食品に着色料として用いられている．

　生デンプン（β-デンプン）は冷水には溶けないが，この懸濁液を55～80℃で加熱すると，デンプン粒子は著しく膨潤し，半透明で粘度の高いコロイド溶液，つまり糊になる．これを糊化（α化）といい，糊化したデンプンをα-デンプンという．糊化により生デンプンの結晶構造が壊れるため，アミラーゼが作用しやすくなり消化性が上がる（p. 47，図4.15参照）．さらに，この糊化したデンプンは消化性が向上しているばかりでなく，硬さや粘りといったテクスチャーも改善されているため，食味が向上する．このような理由から，多くのデンプン食品を水とともに加熱（炊く・焼く・蒸す）する．しかし，糊化したデンプンを50℃以下あるいは室温でそのまま放置すると，もとのβ-デンプンに似た構造にもどる．これを老化（β化）といい，食味が低下し，消化性も悪くなる．デンプンの老化は水分含量30～60%，0℃付近で速く進行する．そのため，この老化を防止するためには，①80℃以上で乾燥，②0℃以下での急速冷凍による脱水，③スクロースなどの保水性物質の添加など方法がある．これを応用した食品として，あられ，せんべい，即席餅，ようかん，大福餅などがある．また，このデンプンの加工特性から，炊いたご飯は冷蔵庫で保存後に電子レンジで温めるよりも，急速冷凍後に解凍して食べたほうが食味が向上することになる．

b. タンパク質の加熱変化

　タンパク質溶液を加熱すると，タンパク質の三次構造に寄与している水素結合，イオン結合，疎水結合が切断され，立体構造が変化する（p. 96参照）．これをタンパク質の加熱変性（図5.4）というが，これによりタンパク質はゲル化したり沈殿したりする．タンパク質中のペプチド結合が再構成されて新たな網目構造を

図5.4 タンパク質の加熱変性

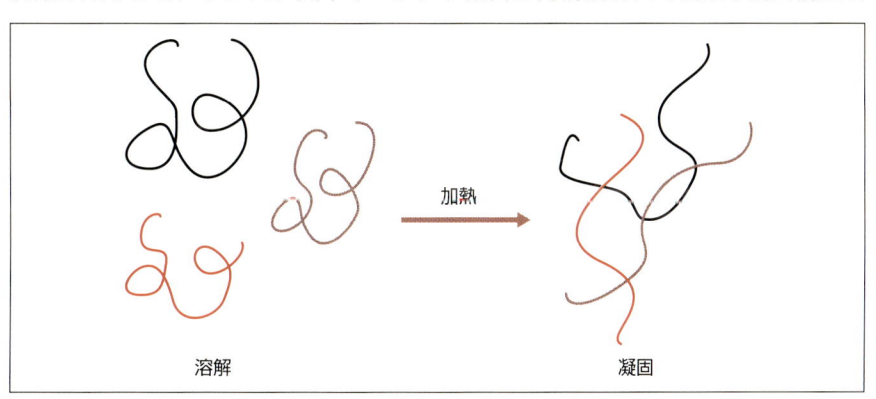

溶解　　　加熱→　　凝固

とることにより，保水性や粘弾性などの性質をもつようになる．また，高次構造が変化しているため，消化酵素を含むタンパク質分解酵素の作用を受けやすくなり，消化性が向上する．このタンパク質の加熱変性を利用した食品にはゆで卵，卵焼き，湯葉，かまぼこ，竹輪，焼き肉などがある．タンパク質の加熱変性による凝固温度は約 50℃～70℃であり，とくにアルブミンやグロブリンといった可溶性タンパク質が加熱変性を受けやすい．また，タンパク質を加熱すると，含硫アミノ酸であるシステインやメチオニンから硫化水素などの揮発性物質が生成し，不快臭の原因になる．

c. 油脂の加熱変化

油脂は，200℃前後の高温で食品を加熱する熱媒体として使われている．油脂を用いて食品を揚げると風味や食感の向上につながるが，長時間の高温加熱は油脂の劣化を進行させ，不快臭，泡立ち，着色，粘性の増加などが生じ，揚げ物の表面付着油が増加する．このため，揚げ物の水分が気化しにくくなり，油との交換反応ができなくなり揚げ物がべとつくことになる．

この油脂の劣化は，自動酸化と同じラジカルによる水素引き抜きにより開始されるラジカル連鎖反応である．しかし，生成物である過酸化物は熱分解しやすいために蓄積せず，その分解物であるアルデヒド類，ケトン類，アルコール類，エポキシド類などが蓄積する．揚げ物の調理では，水分によるトリアシルグリセロールの加水分解も起こり，遊離脂肪酸が生じる．油脂の劣化の評価に用いられている酸価は，この加水分解生成物である遊離脂肪酸を測定するものであり，遊離脂肪酸の増加が熱酸化の進行と並行して起こることに基づいている．しかし，酸素が届きにくい揚げ物鍋の底では，重合反応が進行して，重合物や環化した毒性物質が生成されるとともに，粘度も増加する．ところが，薄膜加熱(炒め)時には油脂の酸素との接触面積が広くなるため，過酸化物が多く発生する．

C. 酵素反応

食品中に本来存在する酵素活性(反応)は，食品の品質を著しく劣化させる要因となる．また，食品が本来もっていた酵素ではなく，微生物などにより，外部から混入した場合には腐敗の原因にもなる．食品の品質に影響を与える酵素の大部分は，加水分解酵素あるいは酸化酵素である．

a. 糖質の分解

アミラーゼは，デンプンを加水分解する酵素である．アミラーゼはその分解様式によって α-アミラーゼ，β-アミラーゼ，グルコアミラーゼ，枝切り酵素に大別される(表5.4)．さつまいも中に含まれる β-アミラーゼは熱に安定であるため，貯蔵や加熱処理により，さつまいも中のデンプンをマルトースやデキストリンに分解し甘味を向上させる．

表5.4 アミラーゼの作用による分類

酵素	反応	所在
α-アミラーゼ	デンプンの α-1,4 結合をアトランダムに切断	動物，植物，微生物
β-アミラーゼ	デンプンの非還元末端よりマルトース単位で切断	麦芽，サツマイモ
グルコアミラーゼ	デンプンの非還元末端よりグルコース単位で切断	カビ，酵母
枝切り酵素	アミロペクチン・グリコーゲンの α-1,6 結合を切断	植物，動物，酵母，細菌

　野菜や果物に広く分布するペクチンは，ガラクツロン酸が重合したものであり，とくに果物の硬さや軟らかさに影響を与える．未熟な果実にはプロトペクチンが多く，成熟するにしたがってペクチン分解酵素の作用によりペクチン酸となり，果実は軟らかくなる．

　動物の貯蔵多糖であるグリコーゲンは，死後ホスホリラーゼにより分解され，解糖系で代謝され，最終的に乳酸となり，畜肉熟成時の pH 低下に寄与する．

b. タンパク質の分解

　タンパク質のペプチド結合を加水分解する酵素をプロテアーゼという．プロテアーゼは活性中心の構造上の特徴から，セリンプロテアーゼ，システインプロテアーゼ，アスパラギン酸プロテアーゼ，メタロプロテアーゼの 4 群に大別される．また，その作用様式により，タンパク質内部のペプチド結合に作用するエンドペプチダーゼ，タンパク質の N 末端あるいは C 末端から順次作用するエキソペプチダーゼに大別される．

　プロテアーゼは本来，細胞内における代謝に関与しているが，生物の死後はタンパク質合成と分解の代謝バランスが崩れ，プロテアーゼの作用が顕著になる．その結果として，食品中に遊離アミノ酸やペプチドが増加して味に変化が生じる．これらタンパク質の分解により生じたペプチドは，苦味やうま味に関与しているだけでなく，各種成分間反応により味や香りの変化にも関係している．

　表 5.5 に食品と関係の深いタンパク質分解酵素の一例としてキモシン，パパイン，ブロメラインについてまとめた．

c. 脂質の劣化

　リポキシゲナーゼは，脂質の主要な構成成分であるリノール酸やリノレン酸などの不飽和脂肪酸，あるいはそのエステルに高い基質特異性があり，これら不飽和脂肪酸に酸素を付加して過酸化物の生成を触媒する酵素である．不飽和脂肪酸（リノール酸）からの過酸化物の生成反応を図 5.5 に示す．この酵素は豆類にとくに多く含まれる．この酵素が関与する成分変化としては，必須脂肪酸の酸化による損失以外に，カロテンやクロロフィルの分解，豆類の青臭みにも関与している．

表5.5 タンパク質分解酵素

酵素	反応	所在
キモシン	κ-カゼインの Phe-Met 間の結合を切断	子牛第四胃，カビ
パパイン	Arg, Lys, His, Gly, Tyr の C 末端側を切断	パパイヤ
ブロメライン	ペプチド結合のカルボニル炭素への求核攻撃による切断	パイナップル

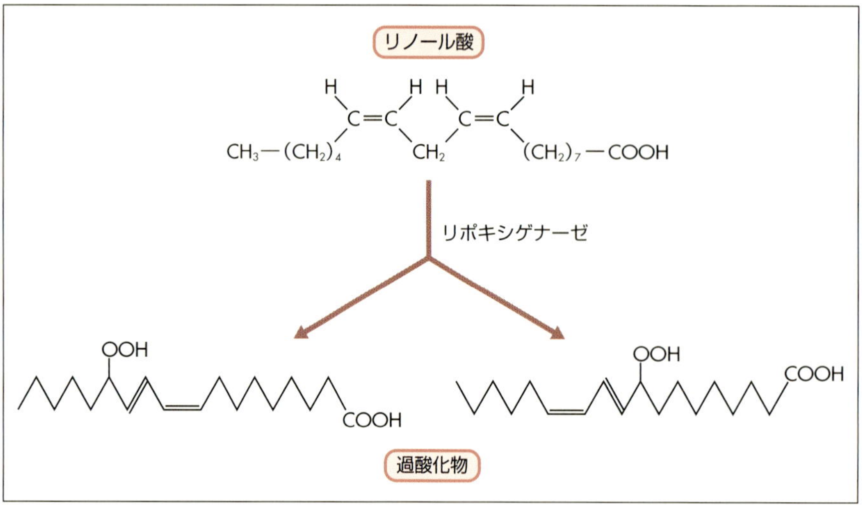

図5.5 リノール酸からの過酸化物の生成反応

　リパーゼは，トリアシルグリセロールのエステル結合を加水分解する反応を触媒する酵素である．この反応により遊離脂肪酸が生成する．生成した脂肪酸が低級であると，揮発性が高く，悪臭を有するため食品のフレーバーを劣化させることになる．この反応に関与する酵素は食品が本来もっている内因性のものばかりではなく，微生物などの外因性のもののほうが多い．牛乳の酸敗臭の原因である酪酸は，微生物のリパーゼによるところが大きい．

d. 褐変

　ポリフェノール類（チロシン，クロロゲン酸，カテコール，没食子酸など）を含む植物には，これらを酸化する酵素が共存するため，植物体の皮をむいたりして傷をつけると，両者が反応して褐変が起こる．その典型的な例が，りんご，じゃがいも，ももなどの皮をむいて放置したときに起こる褐変である．この反応を触媒する酵素は，一般にポリフェノールオキシダーゼと呼び，ポリフェノール類はキノン類になり，最終的にメラニンを生じる（図5.6）．

　この酵素的褐変反応は，生鮮食品の加工や保蔵において大きな問題となる．この反応を阻害するための方法としては，①加熱による酵素の不活性化（ブランチン

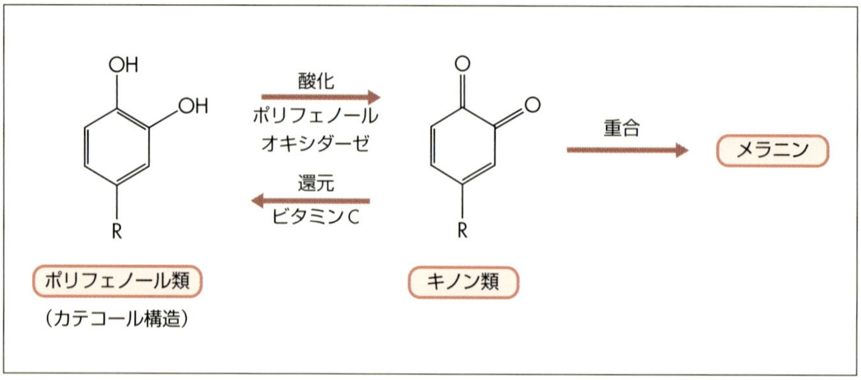

図5.6 酵素的褐変反応

表5.6 食品生産および加工への酵素の利用例

酵素	用途	作用
アミラーゼ	グルコースの製造 マルトースの製造 アルコールの製造	デンプン→液化→糖化 デンプン→液化→マルトース 糖化，未分解デンプンの分解
グルコースイソメラーゼ	異性化糖の製造	グルコース→フルクトース
β-ガラクトシダーゼ	乳製品中のラクトースの分解	ラクトース→グルコース＋ガラクトース
ナリンギナーゼ	かんきつ類の苦味除去	ナリンギン→プルニン→ナリンゲニン
ペクチナーゼ	果汁の清澄化	不溶性ペクチンの可溶化
プロテアーゼ	チーズの製造 味噌・醤油の製造	κ-カゼインの切断によるカゼインの凝固 麹のプロテアーゼによる大豆タンパク質の分解

グ），②還元剤（アスコルビン酸亜硫酸塩など）の添加，③酵素阻害剤（食塩など）の使用があげられるが，完全にこの反応を阻害できるわけではない．

この酵素的褐変反応は，一般的には食品に好ましくない色をつけるもので，食品の品質劣化の1つである．しかし，この反応を利用した食品がある．それは，紅茶の赤色色素テアフラビンの生成である．

e. フレーバーの生成

酵素の作用で食品のフレーバーが変化することがある．にんにく中などに含まれるアリインは，アリイナーゼの作用により，匂い物質であるアリシンを生成する．さらにこの物質は，最終的ににんにく臭を呈するジアリルジスルフィドに変化する（図4.63参照）．ねぎ類に特徴的なフレーバーは，このような反応により生成する．

わさびやからしの辛味の生成にも酵素が関与している．わさびやからしには配糖体であるシニグリンが含まれているが，この配糖体は辛味を示さない．しかし，すりおろしたり，水と練り合わせて組織を破壊することにより，共存するミロシナーゼの作用によってアリルイソチオシアネートという辛味物質を二次的に生成する（図4.57参照）．

f. 食品の生産および加工への利用

酵素は，酵素自体の特性（基質特異性，最適温度，最適pH）をいかして，食品の生産や加工に広く利用されている．酵素自体が比較的高価な場合があるが，酵素の特性により，不用な副反応を起こすことがなく，反応が緩和な条件で進行するため，食品の品質を損なうことが少ない．また，酵素反応はその前後で酵素自体は変化しないため，酵素を固定化することにより，再利用や連続反応が可能となる．表5.6に食品の生産や加工に用いられている酵素をまとめた．

D. アミノカルボニル反応

アミノカルボニル反応は，非酵素的褐変反応であり，アミノ化合物（タンパク質，アミノ酸，アミン類，アンモニアなど）とカルボニル化合物（単糖類，還元性二糖類など）

が複雑な化学反応を経て,最終的に褐変物質であるメラノイジンを生成する.この反応は,1912年にメイラードによって発見されたことからメイラード反応ともいわれる.この反応を起こすアミノ化合物やカルボニル化合物は食品中に一般成分として含まれるため,多くの食品中で起こりうる反応である.この反応によって食品に好ましい色を与えるものとして,醤油,味噌,みりん,パン,ビスケットなどがあり,これらの色は食品固有の色として人々に受け入れられるが,逆に,粉乳や凍り豆腐などの着色は好ましくなく,この反応によって着色物質が生じないようにしなければならない.

a. 反応条件

アミノカルボニル反応はさまざまな条件で変化する.

(1) pH　　酸性側とくにpH 3前後で最も遅くなり,pHが高くなるほど起こりやすい.

(2) 水分含量および水分活性　　溶液中よりも固形物において起こりやすい.水分含量10～40%,水分活性0.65～0.85の中間水分食品において最も褐変が生じやすい.

(3) 温度　　アミノカルボニル反応は非酵素的な反応であるため,温度が高いほど起こりやすい.

(4) 金属イオン　　遷移元素である鉄や銅のイオンは褐変を促進する.

(5) 光・放射線　　光によるレダクトンの酸化や放射線による糖類からのカルボニル化合物の生成は褐変を促進する.

(6) 還元糖　　還元糖の種類によって反応性は異なり,五炭糖＞六炭糖＞還元性二糖類の順に高い.これは,食品中や溶液中での開環割合のちがいによるものである.

(7) アミノ酸　　アミノ基の数の多い,塩基性アミノ酸(とくにリシン)は反応性に富む.

b. 反応機構

アミノカルボニル反応は,アミノ基のカルボニル基への付加反応から始まり,複雑な反応を経て,メラノイジンを生成する.この反応の過程は,一般に初期段階,中期段階,終期段階の3段階(図5.7)とその副反応であるストレッカー分解に分けて考えられている.

(1) 初期段階　　アミノ化合物とカルボニル化合物が縮合してアマドリ転位化合物であるアミノレダクトンやアミノケトンを生成する段階である.アマドリ転位化合物になる前のシッフ塩基までの過程は可逆反応であり,もとのアミノ化合物とカルボニル化合物にもどることができるが,アマドリ転位化合物になるともとの化合物にはもどらない.

(2) 中期段階　　アマドリ転位化合物が脱水反応,酸化反応,脱アミノ反応を経

図5.7 アミノカルボニル反応

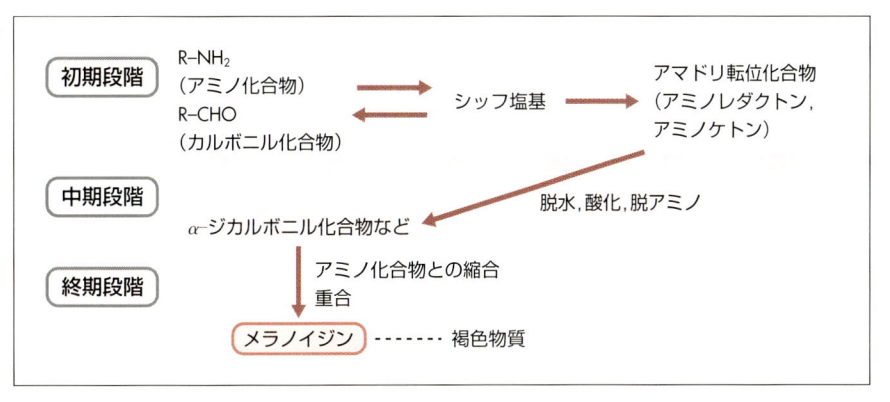

```
初期段階   R-NH₂
          (アミノ化合物)              アマドリ転位化合物
                        シッフ塩基 → (アミノレダクトン,
          R-CHO                      アミノケトン)
          (カルボニル化合物)
中期段階                                脱水,酸化,脱アミノ
          α-ジカルボニル化合物など ←
終期段階
          アミノ化合物との縮合
          重合
          メラノイジン ------ 褐色物質
```

て，α-ジカルボニル化合物などを生成する段階である．これらの化合物からどの段階を経て終期段階に至るかは，pHなどの影響によって決まるといわれている．

(3)終期段階　中期段階で生成した多くのカルボニル化合物から褐色物質であるメラノイジンを生成する過程である．この過程では，これらカルボニル化合物にアミノ酸などのアミノ化合物が縮合反応により結合し，重合反応によってメラノイジンが生成すると考えられているが，その機構は複雑なため，まだ完全には明らかにされていない．

(4)ストレッカー分解　アミノカルボニル反応の副反応として，α-ジカルボニル化合物とα-アミノ酸が反応して，脱水，脱炭酸反応を経てアミノレダクトンやアルデヒドが生じ，アミノレダクトンからピラジンが生じる．これをストレッカー分解という．紅茶やコーヒーの加熱によるフレーバーやパンを焼いたときなど，食品を加熱したときに生じる香気成分は，これらのアルデヒドやピラジンである．

c.　アミノカルボニル反応による品質変化

アミノカルボニル反応による食品の品質変化において，タンパク質の栄養価の減少が最も問題となる．リシンの ϵ（イプシロン）-アミノ基がアミノカルボニル反応に関与すると有効性リシンが減少する．また，アルギニン残基やトリプトファン残基もこの反応が起こりやすいアミノ酸である．このように，アミノ酸が反応に関与することにより，タンパク質の消化性の低下をひき起こすことになる．加熱調理における有効性アミノ酸の減少は，食事の際にさまざまな食品を摂取することで問題はないが，偏った食事や特殊な栄養管理下での食事の場合は注意が必要となる．

このように，タンパク質としての栄養価が失われる一方，メラノイジンは消化性が低下しているため，腸管からの吸収量も減少する．この消化性および吸収性の低下により，メラノイジンは食物繊維に類似した生理作用をもつことになる．また，メラノイジンには，高い抗酸化作用が認められており，天然抗酸化剤であるトコフェロールよりも強く，合成抗酸化剤であるBHAやBHTに匹敵するといわれている．また，メラノイジンは強い還元力を有し，発がん物質であるニトロ

ソアミンの生成を抑制する．

E. 亜硝酸塩の反応

食肉の色の変化は，新鮮肉と加工肉とでは大きく異なる．

食肉の筋肉タンパク質であるミオグロビンは暗赤色であるが，食肉を切ることによって，酸素と結合して鮮紅色のオキシミオグロビンとなる．さらに放置すると，ヘム中の二価の鉄イオンが酸化されて三価になり，褐色のメトミオグロビンになる．この現象をメト化という．また，食肉を加熱すると褐色に変化するのは，ミオグロビンが加熱変性してメトミオクロモーゲンになるためである（図 4.42 参照）．

しかし，食肉加工食品は，食肉を食塩とともに硝酸塩や亜硝酸塩で塩漬することにより，肉の色は鮮紅色を安定に保つことができる．添加した亜硝酸塩が，発色補助剤として加えられたアスコルビン酸や肉中に蓄積した乳酸などの作用により亜硝酸となる．この亜硝酸は不安定な化合物であるため，直ちに一酸化窒素と二酸化窒素に分解される．生成した一酸化窒素はミオグロビンと結合して鮮紅色のニトロソミオグロビンとなる．このニトロソミオグロビンは熱に安定で，加熱によってミオグロビン自体が変性を受けても，一酸化窒素は切れることはないため，ハムやソーセージは加熱によって鮮紅色を失うことはない．ところが，このニトロソミオグロビンは光には不安定で，ハムやソーセージを切って光にあてておくと，褐色のメトミオグロビンになる．

5.2 食品の加工・保蔵の意義と目的

近年の私たちの食生活は，中食や外食に依存するようになり，半調理済み食品や加工食品に委ねるところが大きくなっている．今後，さまざまな加工食品が開発され，これらの需要がさらに増加することが予想されるが，加工食品を抜きにした食生活はなり立たないといっても過言ではない．

食品加工の手法は伝統的ものから，近年新たに開発された新規のものまで多くが使用されている．食品には，もともと 3 つの機能，栄養機能，嗜好機能，生体調節機能がある．これら特性の前提として安全性が必要となる．加工食品も同様に，この安全性はもとより，保存性に優れていなくてはならない．さらに，現代の健康志向が高まるなか，栄養素の充足はもちろんのこと，生体調節機能を付与，改善した加工食品の開発が望まれる傾向にある．

つまり，食品加工および保蔵の目的は，食品の種類や時代のニーズによって異なるが，食品素材に以下のような特性を賦与することである．

① 可食性　小麦から小麦粉，玄米から精白米といったように，食品素材そのままでは調理や生食できないものを，不用な部分を除去することにより利用しやすくする．また，その取り除いた部分を有効利用する．

② 安全性，保存性　混入物や有害物質を除去し，腐敗，劣化および食中毒の防止などにより，人体に悪影響をおよぼす因子を排除，抑制することにより安全に食せるようにする．生鮮食品ばかりでなく，加工食品の場合でも生産者と消費者の距離が離れていることが多いため，保存性に優れた食品を提供することは重要である．

③ 嗜好性　色，味，香り，テクスチャーなどを改善し，食品に優れた性質を賦与する．

④ 栄養性，機能性　消化性，吸収性を向上させ，消費者であるヒトの成長発達を促すとともに，近年では，低エネルギー（カロリー）食品の提供や機能性の賦与など．

⑤ 利便性，簡便性　輸送，販売，調理における取り扱いを容易にした食品の開発．たとえば，濃縮による重量の軽減や調理済み食品などである．

⑥ 経済性　機能性，嗜好性，安全性が高いのと同時に，消費者が日常で無理なく購入できる食品の開発．また，可食性とも関連するが，不要部分の活用や廃棄物の低減などは，生産者にとっても重要な課題となっている．

5.3 食品の加工・保蔵の原理と技術

A. 水分活性

食品中の自由水と結合水をあわせたものが，その食品の水分含量であるが，同じ水分含量でも自由水と結合水の割合が異なると，食品の保全性にちがいが生じる．食品中の自由水の割合を示す指標として水分活性(Aw)がある(p. 31, 4.1「水分」参照)．水分活性は，ある温度における純水の蒸気圧(P_0)に対する食品の蒸気圧(P)，つまり Aw = P/P_0 で表される．水分活性が低いということは，微生物が利用できる自由水が少なく，微生物が利用できない結合水が多いことになる．つまり，水分活性の調節のみでもある程度食品の腐敗が防止できることになる．図5.8に水分活性と各劣化反応との関係を示した．

中間水分食品は，水分を 10～40% 含み食感がよく，水分活性が 0.65～0.85 であり，ほとんどの微生物の増殖を抑えることができる食品であり，保存性が高い．水分活性の調節には，乾燥，塩蔵，糖蔵などがある．

図5.8 水分活性と劣化反応

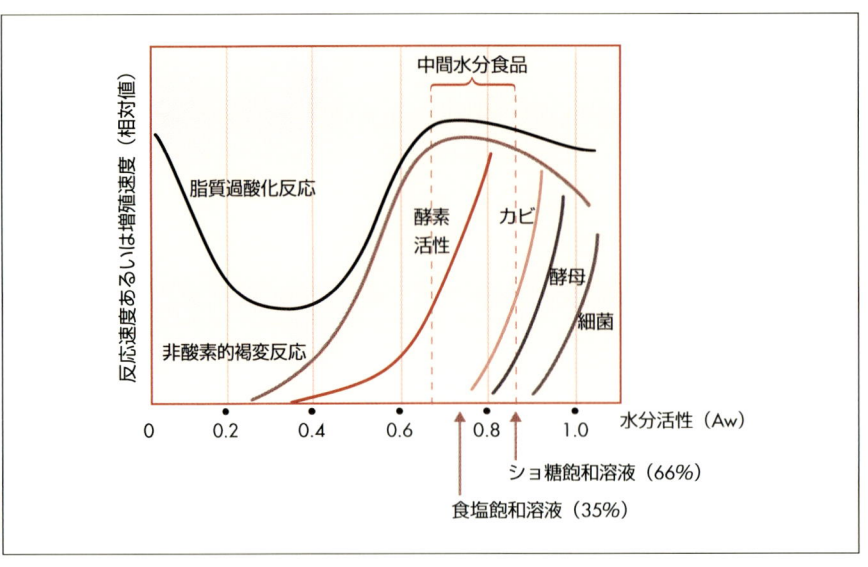

B. pH

　微生物の増殖は，pHによって影響を受ける．増殖が可能なpHは微生物の種類によって異なるが，カビや酵母は酸性域（pH 5〜6）で，細菌類は中性付近（pH 7）で増殖しやすい．したがって，食品に酸を添加してpHを4以下にすることにより微生物の増殖を抑制している．この場合，同じpHであれば，塩酸や硫酸のような無機酸よりも，酢酸，クエン酸，乳酸，酒石酸などのような有機酸のほうが抑制効果は大きく，風味上も優れている．また，低pHであればあるほど，効果は増大する．このような有機酸を添加した例として，酢漬け，マヨネーズなどがある．代表的な加工食品のpHを表5.7に示す．

表5.7 加工食品のpH

食品名	pH
こんにゃく	10.0
ピータン	8.4
ハム	6.0
食パン	5.3
赤味噌	4.8
マヨネーズ	4.6
ヨーグルト	4.3
日本酒	4.3
濃口醤油	4.2
赤ワイン	3.4
醸造酢	2.6

C. 浸透圧

塩蔵，糖蔵は水分活性を調節するのみならず，浸透圧を上昇させることによって微生物の増殖を抑制している．つまり，浸透圧を高めた食品は周囲から水を奪い取ろうとするため，微生物自身が利用できる水が少なくなり，その増殖が抑制されることになる．

a. 塩蔵

通常，カビが最も高い浸透圧に耐え，次いで酵母，細菌の順になるが，食塩の濃度を5～10％にすると，浸透圧の上昇により腐敗細菌の増殖は抑制される．20％以上になると好塩微生物の増殖も抑制される．さらに，食塩とともに酸が存在するとその効果は上昇するため，食塩を含む発酵食品（醤油，味噌，漬け物など）は乳酸菌の役割が重要となる．塩を添加する方法には，立塩法と撒塩法がある．

立塩法は，生鮮食品を食塩水に浸す方法で，あらかじめ食塩濃度を設定でき，食品へ均一に浸透できるため，外観や食味において優れた加工食品ができる．しかし，多量の食塩を使用しなければいけないことや，浸漬の際に食品から流出する水分で食塩濃度が希釈されるなどの欠点もある．

撒塩法は，生鮮食品に直接食塩をふりかけ，軽い圧をかける方法で，脱水効率が高く，少量の食塩の使用で貯蔵性に優れている．しかし，立塩法のように食品への均一な浸透はできない．

このように食塩を用いて貯蔵期間を延ばし，保蔵性を高めた食品に塩鮭，シラス干し，塩辛，漬け物などがある．

b. 糖蔵

食品にスクロース（ショ糖）を添加することにより貯蔵性を高める方法であり，ジャム，ようかん，練乳などがある．一般に，微生物は，糖濃度が50～60％になると生育できない．浸透圧は食品に添加する糖の分子量に比例するため，同じ重量を添加するなら，スクロースよりも分子量が半分の果糖ブドウ糖液糖を添加したほうが効果的である．さらに食塩は分子量が小さいため，食塩添加と同様な効果をスクロース添加で得るためには，食塩よりも高濃度のスクロースを必要とする．

D. 冷蔵・冷凍

食品を低温に保存することにより，保存中に起こるさまざま反応（化学反応や酵素反応）の速度を遅くする方法であり，冷蔵，半凍結，凍結の3つに大別される．

a. 冷蔵法

食品を凍らない程度の温度で貯蔵する方法である．野菜，果実は2～10℃で，食肉，魚介類，牛乳は−2～2℃で冷蔵する．冷蔵では，自由水は凍結していな

いため，微生物の増殖，非酵素的反応は完全には抑制することはできない．しかし，酵素反応である褐変や酸化を効果的に抑制できる．さらに，低pHや酸素遮断により，効果は増大する．熱帯産および亜熱帯産の果物などは0～10℃の低温で軟化，褐変，ピッティングなどの低温障害が起きることがあるので注意が必要である．

b. 半凍結法

食品中の水は，-3℃前後の温度域では自由水の一部が凍結しているぐらいで，結合水は凍結していないため，細胞破壊，タンパク質の変性，脂質の変質などは起こらず，過冷却，半凍結状態である．この温度域で保存する方法を半凍結法という．冷蔵よりも5～6℃低いため，生鮮食品の保存に適している．

c. 凍結法

冷凍食品は，食品衛生法では「製造し，また加工した食品および切身またはむき身にした鮮魚介類を凍結させたものであって，容器包装に入れられたものに限る」とされ，日本冷凍食品協会によると「前処理を施し，品温が-18℃以下になるように急速冷凍し，通常そのまま消費者に販売されることを目的として包装されたもの」となっており，水産，農産，畜産，調理冷凍，その他の冷凍食品の5群に分けられている．食品の種類によって異なるが，この-18℃での保存は，4～6か月，最高1年の品質が保持され，冷凍食品の必要条件となっている．

しかし，食品を凍結する際の速度は食品に大きな影響をおよぼす．図5.9に食品の凍結曲線を示す．食品中の水が凍り始める-1～-5℃の温度帯を最大氷結晶生成帯というが，この温度で食品中の大部分の水が凍結する．このときにゆっくり冷却（緩慢冷凍）すると氷の結晶が大きくなり，細胞破壊を起こして食感を悪くするばかりでなく，解凍時にドリップ量が多くなり味が悪くなる．逆に迅速に冷却（急速冷凍）すると氷の結晶は微細な構造となり，細胞破壊やドリップを軽減することができる．つまり，日本冷凍食品協会が提唱している急速冷凍は重要な意味をもつ．

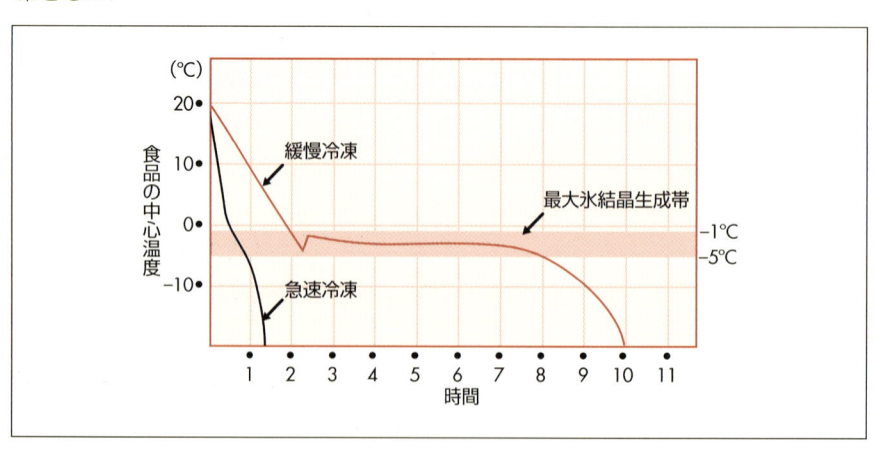

図5.9 食品の凍結曲線

冷凍食品では，食品によってはさらに前処理を必要とする．脂質を含む魚介類は油やけを防止するために食品表面をあらかじめ氷でおおうグレージングが行われ，果実や野菜は加熱により酵素を不活性化するブランチングが行われる．

E. ガス調節

呼吸や酵素反応などの生物的および生理的要因を抑制するために，貯蔵環境の温度とガスを管理するCA貯蔵，MA貯蔵などがある．

a. CA（controlled atmosphere）貯蔵

主に青果物の保存に用いられる．青果物は収穫した後も生理活性を有し，とくに呼吸作用は鮮度低下の原因となる．そこで，保存中のガス組成を変化させることによって，鮮度を長期間保持する方法がCA貯蔵である．一般的には，酸素濃度を3〜5%に減少させ，二酸化炭素濃度を2〜5%に増加させて，低温で貯蔵することによって，呼吸作用を抑える方法がとられている．低温のみの貯蔵に比べて，貯蔵期間の1.2〜1.3倍の延長効果が見られる．

b. MA（modified atmosphere）貯蔵

CA貯蔵の原理を応用して，果実類や野菜類をポリエチレンやポリプロピレンなどのプラスチックフィルムで包装して，包装内の二酸化炭素の量を青果物の呼吸によって増加させることにより，水分の蒸散や呼吸作用を抑制する方法である．これにより，CA貯蔵に近い効果が得られるが，長期保存よりはむしろ比較的短期間の貯蔵や流通期間中の鮮度保持のために用いられる．

F. 燻煙

燻煙には，樹脂分の少ないナラ，カシ，サクラなどの堅木が使われ，それらを不完全燃焼させて燻煙を生じさせ，これを食材に吸着させる．燻煙には，冷燻法，温燻法，熱燻法の3つがある．

冷燻法加工は，畜産物や水産物のように水分含量が多く，貯蔵性が劣る食品の保存手段として用いられ，燻煙をあてて乾燥させるとともに，独特の風味を賦与する保存方法である．また，煙成分による抗菌作用も利用している．

冷燻法は，燻煙室の温度が10〜30℃で処理期間は1〜3週間必要であり，水分が40%以下になるため，保存性が高い．また，燻煙中の防腐成分も食材によく浸透するため保存性は高いが，他の燻煙法に比べて水分含量が少ないため肉質が硬く，テクスチャーの面では劣る．温燻法は，燻煙室の温度が50〜90℃で処理期間は数時間あるいは3〜4日，熱燻法は，燻煙室の温度が120〜140℃で，処理期間は2〜4時間である．これらは，冷燻法に比べて水分含量が50〜60%と高いため，保存性は劣るが肉質は軟らかい．

燻煙中には，200以上の有機化合物が存在するといわれる．アルデヒド類やフ

ェノール類は強い防腐効果があり，またフェノール類を代表とした芳香族化合物は風味賦与に効果がある．燻製品の褐変は，食材中のアミノ化合物であるタンパク質やアミノ酸と燻煙中のカルボニル化合物によるアミノ-カルボニル反応によって生じると考えられている．この反応によって生じた生成物には，抗酸化機能も期待できる．

G. 放射線照射

食品の殺菌に電磁波が使用されている．電磁波のなかでも短波長で，熱の発生を伴わない γ 線，X 線，紫外線などが非加熱殺菌（冷殺菌）に用いられている．また，赤外線や遠赤外線は笹かまぼこやちくわなどの加熱殺菌や焼き上げに使用されている．また，マイクロ波は，電子レンジ加熱に利用されており，弁当や惣菜の殺菌に使用されている．

a. γ線

γ 線は透過力が強いため，殺菌や殺虫，発芽防止などに利用されている．現在，日本では，ジャガイモの発芽防止のみに使用が許可されているが，諸外国では，ジャガイモのほかに，香辛料，乾燥野菜，タマネギ，食肉，果物にも照射が行われている．

b. 紫外線

紫外線は 200 〜 280 nm の短波長領域，とくに 254 nm の紫外線は殺菌灯に使用されており強い殺菌作用を示す．紫外線は，空気中ではオゾンを生じさせ，水中では過酸化水素を生じさせ，これらの強い酸化力により空気や水の殺菌に利用されている．生物体に対しては，DNA を変異させることによる殺菌作用がある．紫外線殺菌は，食品の無菌充填包装や食品表面の殺菌のように食品そのものに利用されるほかに，包装材料の殺菌，食品工場の空気や水の殺菌にも使用されている．

---

1) 脂質の酸化は，脂質中の不飽和脂肪酸に生じたラジカルに酸素が付加することによって始まり，ラジカル連鎖反応によって自動酸化が進む．抗酸化物質はラジカルを捕捉する．

2) デンプンは水の存在下で加熱すると糊化し，酵素による消化性が向上する．糊化デンプンを低温で保存すると，デンプン分子の部分的凝集が起こって，消化性が低下する．この現象をデンプンの老化という．

3) タンパク質を水の存在下で加熱すると変性し，ゲル化（かまぼこ），被膜形成（ゆば），沈殿（豆腐）が起こる．

4) 食品の品質に影響を与える酵素は加水分解酵素，酸化酵素が主である．糖質分解酵素は，糖の製造，甘味の向上，果実の軟化に関与する．

5) タンパク質分解酵素は，肉の熟成，うま味成分，チーズなどの加工食品の製造に使われる．

6) 脂質分解酵素・酸化酵素は，遊離脂肪酸の生成，褐変反応，味，香り成分の生成に関与する．

7) アミノカルボニル反応は，アミノ化合物（アミノ酸など）とカルボニル化合物（還元糖など）の加熱によって，シッフ塩基が形成され，アマドリ転位化合物，α-ジカルボニル化合物を経て，メラノイジン（褐変物質物質の総称）が生成される．

8) アミノカルボニル反応の過程で，α-ジカルボニル化合物がアミノ酸と反応して，アミノレダクトンを経て，香気成分ピラジンが生成する．この反応をストレッカー分解という．

9) 肉の色を鮮赤色に保つ亜硝酸塩は，ハム・ソーセージの発色剤として使用される．

10) 食品加工・保蔵の目的は，可食化，保存性の向上，嗜好性の改善，栄養価の維持や向上，利便性・簡便性，経済性などである．

11) 食品の保蔵法には，乾燥，塩蔵，糖蔵，pH の制御，冷凍・冷蔵，ガス組成の制御，燻煙，放射線処理などがある．

6. 食品成分の調理特性

6.1 調理の概念

"食品"とは，食べることが可能なもの(食品素材)をさす．また，"食物"とは，すぐに食べることができるものをいう．調理は，この"食品"を"食物"につくり替えることである．この調理の意義は，以下のようなものがある．

① 可食化　食べられないものをすぐ食べられる状態にする．食べにくいものを食べやすくする．
② 嗜好性の賦与　おいしくする．
③ 栄養機能の向上　消化・吸収を高める，健康維持，増進に役立つ．
④ 安全化　衛生的で安心な食物をつくる．
⑤ 食文化の形成　地域，民族などで伝えていく文化的な習慣，伝統を育成する．

調理を行うには，食品の機能性や化学的性質ならびに調理特性を踏まえ，調理技術，調理器具の特性などについて幅広い理解が求められる．また，近年は，地球環境の保全という立場から調理を考えることが必要になっている．

6.2 調理の基本操作

調理は，食事計画(献立作成)から始まり，食材の選択，入手，準備，調理操作，供食，後片付けまでの全工程を含んでいる(図6.1)．このうち調理操作の基本となるものは，非加熱調理操作と加熱調理操作である．

A. 非加熱調理操作

非加熱調理操作とは，熱を加えずに行う調理操作である．一般には，下準備と

図6.1 調理のプロセスと関連事項

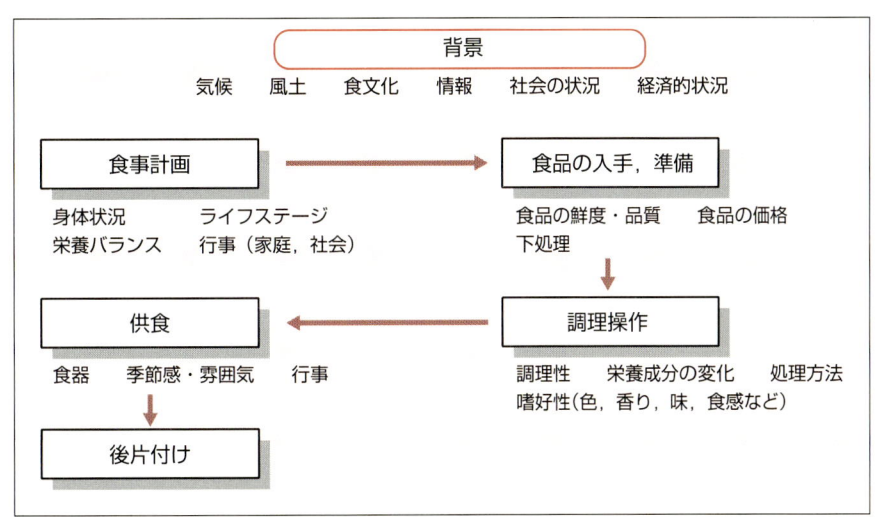

背景
気候　風土　食文化　情報　社会の状況　経済的状況

食事計画
身体状況　　ライフステージ
栄養バランス　行事（家庭，社会）

食品の入手，準備
食品の鮮度・品質　　食品の価格
下処理

調理操作
調理性　　栄養成分の変化　　処理方法
嗜好性（色，香り，味，食感など）

供食
食器　季節感・雰囲気　行事

後片付け

しての操作と，刺身やサラダなどの最終調理操作の2つに分類される．

a. 計量・測定

食材料の重量や容量の計量，加熱温度，時間などの測定をする．これによって，味付けを一定にし，料理の再現性を高め，過不足なく仕上げることができる．計量には，台ばかりのように重量を量る場合と，計量カップ，計量スプーンのように容積を量る場合がある．また，重さを容量から換算することもある．この場合は，計量する食材を押さえつけたりゆすったりせずに計量器具へ入れ，盛り上がった余分をすり切って量る．

b. 洗浄

食品に付着している汚れや農薬，不味成分などを除き，衛生的にする．また，洗浄することで色や美観を高めることができる．一般に水洗いが基本であるが，酢水や塩水を用いる場合もある．

c. 浸漬

コンブや干しシイタケを水に浸漬してそのうま味成分を抽出し，だし汁として用いる．ゴボウやイモなどは水に漬けて，あくを抜き，空気を遮断し酸化酵素を抑えて変色を防ぐ．水だけで効果の出にくいときは酢水，塩水を用いる．

野菜類は水に漬けて吸水することでシャキシャキした食感が得られる（サラダ，刺身のけん）．

d. 切る

食品の食べられない部分を取り除き，形を整える．これによって調味料が浸透しやすく，煮えやすくなり，見た目もよくなる．切り方は，組織の繊維に直角に切る場合と平行に切る場合がある．大きくて煮えにくいものや厚みの異なるものは"隠し包丁"といって目立たないように切り込みを入れる．

表6.1 低温貯蔵の温度と特徴

名称	温度帯	特徴
冷蔵	15～0℃	凍結に弱い食品の保存に適する．長期保存にはむかない
チルド[*1]	0～-1℃	冷蔵よりも長い期間保存できる
氷温	-1℃前後	チルドより低い温度帯．凍結しない
パーシャルフリージング	-3～-5℃	凍結点付近で表面のみ凍結状態で保存．魚の保存に適する
冷凍	-15℃以下[*2]	凍結状態で保存．長期間保存できるが解凍するともとにもどらないものもある

[*1] 冷蔵庫ではこのように扱われるが，正式な定義はなく，冷蔵と同意で用いられる場合もある．
[*2] 食品衛生法による定義．-18℃が一般的．

e. おろす，すりつぶす

ダイコンやショウガをおろし金ですりおろしたり，魚や鶏肉をフードプロセッサやすり鉢ですり身にしたり，果実をジューサーやミキサーでジュースにしたりする．これは，組織を均一にし，食べやすく，消化性をよくすることや香りや辛味を得るために行われる．

f. 裏ごす，こす

マッシュポテトのように食品を細かくし，組織を均一にする目的で裏ごしされる．また，コーヒー，お茶，だし汁などのように抽出液を"こす"ことでその残滓と分離する．

g. 混ぜる，こねる，撹拌する，あえる

2種類以上の食材を均一にするため，混ぜたりこねたりする．また，液体の場合，温度を均一にするため混ぜる場合もある．こねる操作は，肉団子のように粘りを出したり，だんごのように口あたりをよくしたりする．卵白やクリームを泡立て，空気を含ませるために撹拌を行う．あえ物はごま和え，白和えのように食材とあえ衣を混ぜ合わせた料理で，食材に粘りのあるあえ衣がまとわりつくようにする．このため，食材から水分が出て水っぽくならないように供食直前にあえる．

h. 冷却，冷凍，解凍

冷却とは，食品を冷やすことで，氷，冷水，冷蔵庫などを用いる．氷水は，0℃で熱の伝わりがよいため，冷蔵庫で空気により冷却するよりも速く冷やすことができる．冷凍は，食品を凍結した状態で保存する．いずれも，低温に置くことで食品の保存性は高くなる．また，低温貯蔵での温度帯と名称を表6.1にまとめた．解凍は，凍結前の状態にもどし，食品を使いやすくするために行われる．

B. 加熱調理操作

加熱による調理操作をいう．熱源から食品への熱の移動には伝導伝熱，対流伝熱，放射伝熱の3種類がある．調理による加熱はこれらの単独または組み合わせによる．また，熱を伝える媒体により，湿式加熱と乾式加熱に分けられる．

a. 湿式加熱

加熱媒体に水または水蒸気を用いる．

(1) ゆでる　大量の水の中で食品を加熱する方法で，ゆで汁は一部を除き使用しない．組織軟化，デンプン糊化，タンパク質凝固，吸水，あく抜きなどを目的に行う．また，ゆで水に食塩，食酢，重そうなどの添加物を入れる場合もある．

(2) 煮る　調味料を加えた煮汁の中で食品を加熱する．加熱中に味をつけることができるが，煮崩れたり，水溶性成分が煮汁へ溶出したりする場合がある．一般には100℃以上にはならないが，圧力鍋を用いると100℃以上にすることができ，短時間で肉や豆，魚などをやわらかくすることができる．

(3) 蒸す　水蒸気を用いた加熱法で，蒸し器やせいろ，蒸籠(中国せいろ)などを用いる．水蒸気が食品にふれて水に変わるときに出す潜熱が食品に伝わって加熱される．食品と水蒸気の温度差が大きい初期に加熱が進む．加熱中の味付けやあく抜きはできないが，煮崩れしない，水溶性成分が流出しないなどの利点がある．強飯や饅頭のように100℃を保ちながら加熱する場合と，茶碗蒸しやプリンのようにフタをずらして85〜95℃程度を保って加熱する場合がある．また近年は，スチームコンベクションオーブンのように温度と蒸気量の調節ができる機器も利用されている．

(4) 炊く　炊飯のように，仕上がり時に水分が蒸発するか食品に完全に吸収されて煮汁がない状態にする加熱調理法である．ゆでると蒸すを合わせた調理法ともいえる．また，地域によっては「野菜を炊く」，「豆を炊く」のように煮ると同意で使うところもある．

b. 乾式加熱

加熱媒体に空気，油を用いる．

(1) 焼く　直火で加熱する直火焼きと，鉄板，フライパンや陶板のような加熱した熱媒体を用いて加熱する間接焼きがある．間接焼きのうち，オーブンを用いるのは天火焼き，アルミホイルや和紙に包んで焼く場合を包み焼きという．いずれも100℃以上の高温で加熱するため，表面は焦げやすいが，焦げることによって適度な風味が形成される．また，水分が失われ重量が減少する．

(2) 揚げる　油を熱媒体として加熱する方法で，食品の水分を蒸発させ，表面を多孔質にして油分を吸収させたり，風味を与えたりする．加熱温度は140〜200℃であるが，食品や揚げ物の種類によって異なる．また，高温短時間加熱であるため，ビタミンや野菜の色が保たれる．衣をつけないで揚げる素揚げと，てんぷらやから揚げ，フライのように衣をつける衣揚げがある．

(3) 炒める　揚げ物と異なり，加熱されたフライパン，鉄板や鍋の上で少量の油を用いて加熱する．高温短時間加熱であるため，色や栄養成分の損失が少ない．また，油脂の風味も付与される．温度を一定にするため撹拌しながら加熱するが，

一度に入れすぎると高温にできないため、食材は鍋の容量の2分の1以下にするほうがよい。

6.3 食品の調理特性

A. デンプンを主成分とする食品とその調理特性

a. デンプンの糊化と老化

デンプンは穀類やイモ類などの主成分である。デンプンは、直鎖構造をもつアミロースと、枝分かれ構造を有するアミロペクチンからなり、後者は粘りを有する。うるち米はアミロペクチン80%とアミロース20%から構成されるのに対して、もち米はほとんどアミロペクチンだけからなる。生のデンプンをそのまま食べても消化吸収できない。この生デンプンのことをβ-デンプンと呼ぶが、水とともに60〜65℃以上の温度で加熱すると水分子がデンプン粒に入り込んで膨潤し、糊状になる（図4.15参照）。これがα-デンプンである。この現象を糊化（α化）と呼び、糊化デンプンは消化性が向上する。炊飯などデンプンを多く含む食品の加熱調理は、この糊化を目的に行われる。

糊化デンプンを放置すると水分子の抜ける離漿が起こり、β-デンプンに近い状態にもどる。この現象を老化という。老化デンプンは、白濁し粘度が低下する。老化は、水分30〜60%、温度0〜5℃、あるいはアミロース含量が多いと起こりやすい。この老化を防止するために、せんべいや即席めんなどは、糊化後すぐに乾燥させる。また、冷凍米飯や大量の砂糖を加えたあんも老化しにくい。

b. デンプンを主成分とする食品の調理特性

(1)米 米にはうるち米ともち米があるが、おのおの調理特性が異なる。

1)うるち米

[炊飯]うるち米は水を加えて加熱し、飯として利用される。この操作により、うるち米におけるデンプンは糊化し消化性が向上する。一般的な炊飯は、洗米、浸漬、加熱、蒸らし、ほぐしの5段階からなる（表6.2）。また、洗米操作が不要な無洗米も販売されており、労作時間、排水汚染の点から大量調理に適する。

[炊き込みご飯]酒や醤油などの液体調味料を加える場合は、加水量をその分減らし、さらに、調味料は水の吸収を妨げることから、吸水後、炊飯の直前に加える。

[粥]米飯よりも加水量を増やして軟らかく炊いたもので、全粥、七分粥、五分粥、三分粥の加水量は、おのおの、米の5倍、7倍、10倍、13倍容量である。混ぜると組織が破壊され、デンプンが溶出して粘りがでるので、混ぜないように、

表6.2 米の炊飯操作と糊化

炊飯操作	作用と要点
洗米	ヌカ臭が吸着されると食味が低下するため，素早く洗う
浸漬	吸水させる．この間，米重量の約20〜25％が吸水されるが，その多くは最初の30分間である．通常，加水量は米重量の1.5倍，体積では1.2倍である
加熱	米粒のデンプンが糊化する段階．火力や加熱時間などが飯の物理的性状に大きく影響する．最初は急激な温度上昇を避け，少なくとも98℃，20分以上の保持が必要である
蒸らし	余分な水分を米に吸収させ，飯の光沢，香り，粘りを向上させる．消火後，ふたをとらずに10〜15分おく
ほぐし	ほぐして余分な蒸気を逃す

しかも沸騰後はふきこぼれないように弱火で加熱する．

2) もち米 デンプンはアミロペクチンのみで，うるち米より吸水しやすく，糊化後の粘性が強い．この性質を利用して，餅や強飯などがつくられる．浸漬した後，"ふり水"により水分を補いながら蒸し加熱をする．冷めても老化しにくい．

3) 米粉 米を粉にしたもの．うるち米の粉を上新粉，もち米の粉を白玉粉，もち米を糊化後，乾燥して粗くひいたものを道明寺粉という．これらは和菓子の材料として利用されている（表4.9参照）．

(2) 小麦粉 小麦の胚乳部は柔らかいため製粉される．小麦の主成分は60〜70％を占めるデンプンである．しかし，小麦粉の調理特性には，約8〜12％を占めるタンパク質が大きく関与し，小麦粉はタンパク質の含有量により，強力粉，中力粉および薄力粉に分類される（表4.10, 4.11参照）．小麦に水を加えて撹拌すると粘りと弾力を増す．これは小麦タンパク質の約80％を占めるグリアジンとグルテニンが絡み合い，その間，三次元の網目構造のグルテンを形成するためである（図6.2）．このため，グルテンの形成を必要とする製パンには強力粉を用い，てんぷらの衣やケーキには薄力粉を用いて，できるだけグルテンが形成しないように冷却したり，こねたりしないよう工夫する．一方，"ルー"はデンプンの性質を利用したものである．小麦粉の調理特性を表6.3にまとめた．

［膨化の種類］膨化とは気体を発生させて食品を膨らませることをいい，さまざ

図6.2 グルテンの網目構造

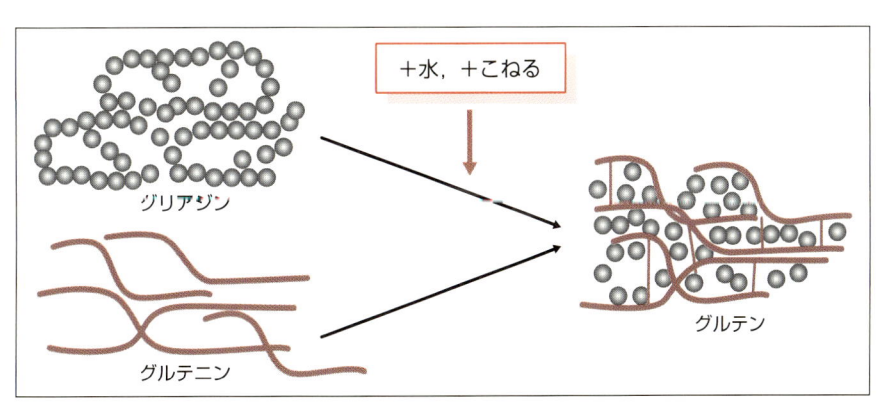

表6.3 小麦粉の調理特性

調理特性		調理例
生地の形成	小麦粉に水を加えた生地 ドウ（加水率：50〜75%, 流動性なし） バッター（加水率：100〜250%, 流動性あり）	麺, パン ホットケーキ
膨化	生地を加熱するとグルテンは変性し, 凝固して粘弾性を失う. 内部の圧力の上昇に伴い, グルテン膜が伸びて膨化する. その後, グルテン膜は凝固し, デンプンは糊化して組織の骨格をつくる	パン
とろみ付け	デンプンの性質を利用して, 小麦粉を油脂と炒めてとろみを付ける. 白色ルーは低温度で, 褐色ルーは高温で炒める	ルー スープ
水分の吸収効果	肉や魚にまぶして水分を吸収する	ムニエル
粘り防止	打ち粉	麺, ギョーザ

まな種類がある.
①生物学的：パン酵母の発生する二酸化炭素によるもの.
②化学的：膨張剤である重曹（炭酸水素ナトリウム）やベーキングパウダーにより発生する二酸化炭素を利用したもの.
③物理的：全卵や卵白, ヤマイモなどを泡立てて生じた気泡の熱膨張を利用したもの.
④蒸気圧：シュー生地などのような生地中の水の蒸気圧によるもの.

(3) **イモ類**　ジャガイモ, サツマイモ, サトイモそしてヤマイモがおもなものであり, これらはデンプンを主成分とする.

1) **ジャガイモ**　加熱により膨潤糊化したデンプンは, 細胞内に閉じ込められているうちは粘性が生じないが, 細胞が破壊されると粘性が出る. これらは, 材料の細胞の強さや調理中の細胞の破壊の程度により異なり, 未熟なものや冷えたイモでは粘性が増す. また, 細胞間に含まれるペクチンも加熱により細胞間接着効果を失い, 煮崩れの原因となる. 一方, ペクチンは無機質と結合して硬くなる性質を有することから, 長時間水さらしをすると硬くなる. ジャガイモはサツマイモとともにビタミンCを多く含むが, これらイモにおけるビタミンCは熱に比較的安定であり, その損失は10〜20%程度である. 芽の部分や皮の緑色の部分に有毒な配糖体のグリコアルカロイド*（ソラニン, チャコニン）を含み, 多量に食べると胃腸障害などの原因になるので, 調理の際には除去する. また, ポテトチップスなどのフライした際の褐変は, アミノ酸や糖によるアミノカルボニル反応によるものである.

　　＊　グリコアルカロイド：ジャガイモを光に当てると生成する. 小学校の授業で栽培したジャガイモをカレーにして食べて中毒が発生した報告があるが, 収穫後に日光にあてることを避け, 暗所で保存することで防止できる.

2) **サツマイモ**　スクロースやグルコースなどの糖を多く含み, 甘味が強い. β-アミラーゼ活性を有し, それは失活温度が高いので, 加熱中特に温度上昇が緩慢である場合には加熱中に多くのマルトース（麦芽糖）が生成し, 甘味を増大する（石

焼イモ)．切り口はポリフェノールオキシダーゼによる酵素的褐変を起こしやすい．また，切り口から出る乳白色の粘液ヤラピンも酸化酵素により切り口が褐変するため，切ればすぐに水に浸けて空気に触れさせないようにする．

3) **ヤマノイモ類** すりおろすと粘り気のある「とろろ」になる．酢の物，煮物，炒め物や菓子材料として利用される．

4) **サトイモ** 粘物質(ガラクタン)を含むぬめりがあり，これは，水溶性で加熱中にゆで水中に溶出し，過度の溶出は吹きこぼれや調味料の浸透の妨げ，なめらかさの低下をもたらすが，食塩や食酢，ミョウバンなどの添加により抑制される．また，かゆみ成分はシュウ酸カルシウムの針状結晶であるといわれている．

c. 食物繊維を主成分とする食品の調理特性

(1) 野菜，果物類

1) **テクスチャー** 野菜や果物の細胞壁の構成成分であるセルロース，ヘミセルロース，リグニンおよびペクチンなどの難消化性成分は，テクスチャーに関与する．野菜を細胞内液より低張な液に漬けると，浸透圧の影響により細胞膜を通過して，細胞内に水が入り膨張し，細胞壁に囲まれているためシャキシャキ感が出る．反対に，食塩水などの高張液につけると細胞内の水分が溶出し，しなやかになり，調味料が浸透しやすくなる(酢のもの)．水溶性食物繊維(ペクチンなど)は水に溶けると粘度の高い溶液となり，成分の拡散速度を抑える性質を有する．

2) **膨潤作用** 水溶性の食物繊維は吸水して膨潤する性質がある．コンニャクイモに含まれるグルコマンナンは，吸水により膨潤してアルカリ性にするとゲル化する．

3) **ペクチンのゲル化** 果実が未熟なときはプロトペクチンとして適度な硬さを与えているが，成熟に伴いペクチニン酸，さらに過熟するとペクチン酸となり，果物は柔らかくなる．ペクチン(ペクチニン酸)はゲル化能を有し，ジャムには高メトキシルペクチンが関与し，適度な濃度の糖と酸の共存下でゲル化する．一方，低メトキシルペクチンは多価金属イオンの存在化でゲル化する．牛乳を加えてつくるデザート類に利用されている(p. 51参照)．

(2) キノコ類，海藻類

1) **キノコ類** 独特のテクスチャーを有し，一般に強いうま味成分と独特の香気成分を含む．シイタケは，核酸系うま味成分である5′-グアニル酸を含むことから，だしとしても利用される．マツタケなどは，香り高く，その香気を保つように短時間で蓋付の容器で加熱するなどの工夫がなされている(土瓶蒸し)．

2) **海藻類** アルギン酸を含むことから，煮熟により軟化し，煮汁に溶出して特有の粘りを出す．一方，酢酸処理により歯ごたえが増す．コンブは，うま味成分のグルタミン酸や甘味のあるマンニトール(マンニット，乾物表面の白い粉)を含み，だしとして利用される．だしをとる際には，粘りによる濁りを防ぐために，水に

デンプンの原料	一般名	調理特性	濃度(%)	透明度	粘性	調理例
ジャガイモ(バレイショ)	片栗粉	粘稠性	3～10	高い	低い	あん
小麦	浮き粉(じん粉)	粘稠性	―	低い	高い	饅頭やギョーザの皮
くず	くず粉	ゲル化性(粘弾性)	25～30	高い	低い	くずきり
サツマイモ／ワラビ	わらびもち粉／本わらび粉*	ゲル化性(粘弾性)	20	高い	高い	わらびもち
トウモロコシ	コーンスターチ	ゲル化性(粘弾性)	8～12	低い	高い	ブラマンジェ
キャッサバ	タピオカパール	その他	2～5	高い	低い	タピオカゼリー

＊ 本来はワラビのデンプンを使用するが，貴重で高価なため，一般にはサツマイモなどイモ類のデンプンを混合したわらびもち粉を用いる．

表6.4 おもなデンプンの原料と調理特性

浸漬した後，火にかけて沸騰直前に取り出す必要がある．テングサは，オゴノリとともに寒天などのゲル形成素材の原料となる．

d. 成分抽出素材の調理特性

(1) デンプン抽出素材　ジャガイモデンプンなどの抽出デンプンは，植物の主要な貯蔵炭水化物であり，さまざまな種類があり，その調理特性をいかした用途に用いられる（表6.4）．デンプンは加熱により糊化し，粘性や冷却した際のゲル形成性が調理に利用される．また，吸水効果や接着性があり，てんぷらの衣やつなぎとしても用いられる．

(2) ゲル形成素材　寒天，ゼラチン，ペクチン，カラゲナンなどの成分抽出素材は凝固用材料として用いられる．水を加えて加熱すると流動性のあるゾルになり，それを冷却すると網目構造を形成してゲルになる．ゲル化剤の種類は多数あり（表6.5），それぞれの調理特性が異なるため，目的に応じた選択が必要である．

　調理上の要点としては，①副材料を均一に混合撹拌すること，②材料の比重が異なるために生じる材料の分離を起こさないこと．②では，材料を混合する際の順序や混合する温度，さらに撹拌を止めてゲル化させる温度と冷却速度を配慮する．

B. タンパク質を主成分とする食品とその調理特性

a. タンパク質の調理特性

　タンパク質はすべての動植物性食品に含まれており，肉，魚，卵などに含まれるアルブミン，グロブリン類のタンパク質や牛乳中のカゼイン，小麦粉のグルテン，動物の皮などに含まれるコラーゲンなどが調理と関係が深い．また，大豆タンパク質もおもにグロブリン類である．いずれも，熱や各種の要因により変性する．

　魚肉および食肉の筋肉タンパク質は，筋原線維タンパク質，筋形質（筋漿）タンパク質，肉基質タンパク質に分類される．

(1) 筋原線維タンパク質　肉に最も多く含まれるタンパク質で，塩可溶性のア

表6.5 おもなゲル化剤とその特徴

種類	ゼラチン	寒天	ペクチン		カラギーナン(κ, ι, λ型)	コンニャクマンナン
			高メトキシルペクチン	低メトキシルペクチン		
原料	魚，獣の皮骨など	海藻（テングサ，オゴノリ）からの熱水抽出物	柑橘類の皮，リンゴなど		海藻（スギノリ，ツノマタ）からの水抽出物	コンニャクイモ
主成分	コラーゲンタンパク質	アガロースとアガロペクチンからなる多糖類	ガラクツロン酸を主とする多糖類		ガラクトースを主とする多糖類	グルコマンナンを主とする多糖類
消化性	消化吸収される	消化吸収されない	消化吸収されない	消化吸収されない	消化吸収されない	消化吸収されない
吸水膨潤時間	棒状：20〜30分 粉末：5分	棒状：30分〜2時間 粉末：5〜8分	—	—	—	—
濃度(%)	2.0〜4.0	0.5〜2.0	0.5〜1.5	使用目的による	0.5〜2.0	
溶解温度(℃)	33〜45	80〜89	90〜100		60〜100	—
加熱上の要点	湯煎（60℃）で溶かす	一度沸騰させる	糖と酸が必要	—	約80℃で加熱	
凝固温度(℃)	5〜12	28〜35	85〜65		37〜45	
ゲル化の要点	氷冷または冷蔵が必要	常温1時間でゲル化する	pH 2.8〜3.5，糖含量50〜70%	カルシウムなど二価の金属陽イオンでゲル化	直ちにゲル化	アルカリ性化合物が必要
ゲルの性状	軟らかい，弾力性あり，なめらかで口溶けがよい	硬い，弾力性なし，もろい	強い弾力性がある	やや軟らかい	軟らかい，弾力性あり，粘性がある	硬い，弾力性あり
離漿*	保水性は大きい，離漿しない	保水性は少ない，低濃度で離漿する	pHと糖度が適当でないと離漿する	水分が多いため，判断は困難	種類により低濃度で離漿する	離漿しない
融解温度(℃)	23.5〜25	68〜80	—		50〜55	
融解上の特徴	口の中で溶ける	可逆的ではあるが85℃以上の加熱が必要	煮沸により溶けるが再ゲル化したものはゼリー強度が低下する	一度溶けても再ゲル化する	冷やすと再ゲル化する	不可逆性
酸の影響	ゲル化能力が低下	ゲル化能力が低下	酸（pH 3.5以下）がなければゲル化しない		ゲル化能力が低下	
その他	砂糖濃度が高くなるほどゼリー強度は高い	砂糖濃度が高くなるほど，透明度，ゼリー強度を増す	ゲル化には50〜70%の糖が必要	牛乳に含まれるカルシウムなどの二価の金属陽イオンが必要	タンパク質やカルシウムによりゲル化能力は大	ゲル化にはあくなどのアルカリ性化合物が必要
調理例	ゼリー，ムース	ようかん，ところてん	ジャム	牛乳ゼリー	ゼリー，ミルクプリン	コンニャク（ゼリー）

* 離漿：ゲル状の物質を放置したとき，ゲル中の液相が徐々に分離してくる現象をさす．（例：ヨーグルトの上部に発生する離水現象）

クチンとミオシンからなり，筋肉の収縮や弛緩に関連する．加熱すると，変性・凝固により収縮が起こり固くなる．

(2) 筋形質 (筋漿) タンパク質　　生肉や赤身魚の色は，ミオグロビンによる．動物の種類や部位，運動量などにより含有量が異なり赤色の度合いが異なる．ミオグロビンは酸素の共存下や加熱により色調が変化し，加熱調理では，タンパク質のグロビンが変性して灰褐色のメトミオクロモーゲンとなる．

(3) 肉基質タンパク質　　結合組織を構成するコラーゲンやエラスチンなどの硬タンパク質で，肉の硬さに関係する．魚介類では食肉に比べ肉基質タンパク質が少ない．このため，魚介類は食肉よりも軟らかい．長時間加熱するとコラーゲンが可溶性のゼラチンに変化して軟らかくなる．この性質を利用したものが煮こごりである．

b. タンパク質を主成分とする食品の調理特性

(1) 魚介類　　食肉に比べ軟らかいので，鮮度がよいと"刺身"のように生食されることが多い．また，"焼き霜"や"湯引き"，"たたき"のように表面だけを熱変成させる場合もある．酢により pH を下げると，水和性が増加して肉が膨張するが，しめさばのように塩で身を締めてから酢に漬けると水和性が低下して硬くなる．また，新鮮な魚肉を薄切りにし，氷水中で死後硬直を人工的に促進させて筋肉を収縮・硬化させた状態の"あらい"として独特の歯ごたえを楽しむ方法もある．

　イカは表面を縦・横に走る4層からなる結合組織でおおわれており，表層の色素を含んだ2層をむいた後に用いることが多い．刺身にするときは体軸と直角方向に切断する．また，加熱の際の収縮を防ぐために，これら線維を切断するように包丁で切れ目を入れたり，松かさイカなどの飾り切りにしたりすることもある．

　呈味成分は主として 5′-イノシン酸によるが，ほかにグルタミン酸などの遊離アミノ酸や核酸関連化合物，コハク酸などの有機酸などが関連している．イノシン酸は死後硬直中，ATP の分解により急激に増加し，死後硬直後期においしさが増す．一方で，解硬以降はイノシン酸がさらに分解され，揮発性塩基窒素が増加して腐敗に至るが，魚介類はその速度が速い．

(2) 肉類　　食肉は魚肉に比較して，死後硬直中の肉が硬いため，自己消化により解硬するまでの一定期間，低温で貯蔵して肉を熟成させる．この間にうま味成分の 5′-イノシン酸が増加して風味が向上するとともに，筋肉が軟化する．

　[死後硬直と解硬の時間] 動物の種類により死後硬直から解硬までの時間が大きく異なる．魚肉は食肉に比べて解硬までの時間が短く (10～72 時間)，鮮度が落ちやすい．白身魚より赤身魚で短いが，捕獲方法によっても異なり，苦悶締めに比べて生け締めにすると長く維持される．一方，食肉は，鶏肉(0.5～1日)，豚肉(3～5日)，牛肉(10～14日)と魚肉に比べて時間が長い．

　[魚肉および食肉の調理] 加熱調理の際にはうま味が溶け出さないように，熱に

図6.3 卵の構造

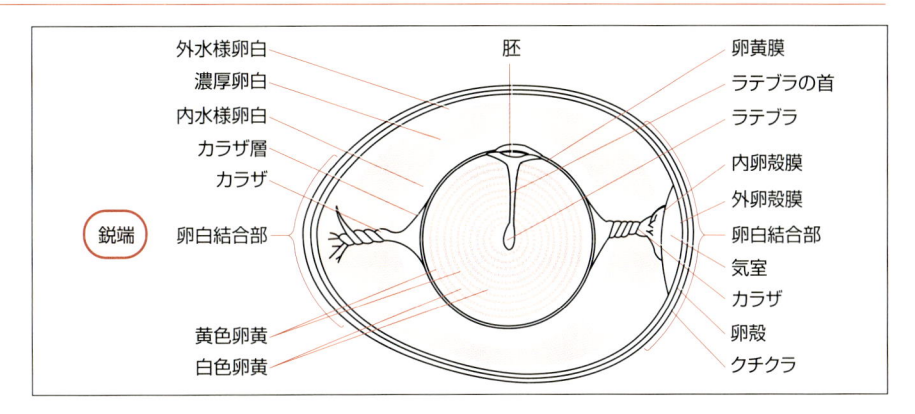

外水様卵白／濃厚卵白／内水様卵白／カラザ層／カラザ／鋭端／卵白結合部／黄色卵黄／白色卵黄／胚／卵黄膜／ラテブラの首／ラテブラ／内卵殻膜／外卵殻膜／卵白結合部／気室／カラザ／卵殻／クチクラ

より表面タンパク質を変性させる．煮魚の場合には，あらかじめ調味した沸騰した煮汁の中に魚を加える．食肉は，表面を高温で焼いて，肉汁の溶出を防ぐ．温度が高くなると脱水が起こるので，過度の加熱は肉質の硬化を招く．

(3) **卵類**　卵類のうち，消費量のほとんどを鶏卵が占める．鶏卵は，図6.3のような構造をしており，卵殻：卵黄：卵白がおよそ1：3：6の重量比である．卵黄は脂質，タンパク質とコレステロールを，卵白はタンパク質を多く含んでいる．鶏卵は鮮度の低下により，水様卵白の増加，卵黄膜強度の低下などが調理特性へも影響を与える．鮮度の指標として卵黄係数*，ハウユニット(HU)や比重法，そして濃厚卵白率の測定などがある．

*　卵黄係数：卵黄の高さ／卵黄の直径．新鮮卵の場合，0.36～0.44で，鮮度が低下すると卵黄膜が弱くなり係数が小さくなる．

　卵白の調理特性はタンパク質に，卵黄は脂質に起因する．調理特性は表6.6のように，熱凝固性，気泡性，乳化性，流動性・粘着性などを有する．熱凝固性を利用した卵料理には，ゆで卵のように希釈せずに加熱する方法と，牛乳などで希釈して加熱するプリンなどがある．希釈卵液を利用した料理における卵の希釈割合を表6.7に記載した．

(4) **乳・乳製品**　牛乳に含まれるタンパク質の70～80%がカゼインであり，これはカルシウムと結合している．カゼイン以外に約20%は乳清タンパク質として，アルブミンやグロブリンが含まれている．牛乳の調理特性には，①色をつける(ホワイトソース，白色：クッキー，アミノカルボニル反応によるほどよい褐色)，②脱臭効果(コロイド粒子の吸着作用：レバー)，③なめらかな触感の賦与(エマルション効果：ホワイトソース)，④タンパク質ゲルの強度上昇(無機質の効果：プリン)などがある．

(5) **豆類**　豆類には，タンパク質とデンプンを多く含むアズキやエンドウなど，タンパク質と脂質を多く含む大豆がある．

　1) **アズキ**　一般に豆類は水に浸漬後，加熱するが，アズキは"胴切れ"が生じ，水が濁り腐敗しやすいため，すぐに火にかけ，沸騰したら"さし水(びっくり水)"を

調理特性	熱凝固性	気泡性	乳化性	流動性・粘着性
効果	熱を加えると固まる	卵白を撹拌すると泡立つ	卵黄に酢と油を加えると混ざる	つなぎや接着剤になる
調理例	ゆで卵・温泉卵* 茶碗蒸し・カスタードプディング（希釈液）	メレンゲ・淡雪かん	マヨネーズ	ハンバーグ・天ぷらのころも
共存物質などの影響	（温度）卵白は72〜80℃付近で、卵黄は68℃付近で凝固する．希釈卵液において、急激な温度上昇は「す」が立ちやすく、分離液量も増加し、舌触りが悪くなる． （タンパク質の濃度）高いほど凝固温度が低くゲルは硬い． （無機陽イオン）K^+, Ca^{2+}, Mg^{2+}などによりゲル化が促進され、硬いゲルができる． （砂糖）凝固温度を高め、ゲルを軟らかくする． （pH）酢を加えた沸騰水中に鶏卵を落とすと、素早く凝固し丸く固まるが、光沢は失われる．	（鮮度）水溶性卵白は粘度が低く、泡立ちやすいものの、濃厚卵白の方が粘度が高く泡が安定である． （温度）高くなると粘度と表面張力の低下により、泡立ちやすくなるが、つやがなくもろい泡になりやすい． （砂糖）粘度が増加するために泡立ちにくくなるものの、安定な泡沫を形成し、つやのある気泡ができる． （油脂）気泡性を低下させる． （pH）卵白アルブミンの等電点付近、pH 4.8 で最も気泡性が大きい．	（鮮度）鮮度が高いほど乳化速度、乳化容量も大きく、エマルジョンの粘度や安定性が高い． （撹拌時間）長いほど油滴サイズが小さく、明度が高く、硬いエマルジョンを形成する．	流動性が材料間に容易に入り込む性質を有する．粘着性は食品にまといつき、ころもに利用される．

* 温泉卵：卵白と卵黄の凝固温度のちがいを利用して、70℃程度の湯温で加熱して卵黄のみを凝固させ、卵白がゾル状の温泉卵がつくられる．

表6.6 卵の調理特性

加える．また，サポニンを含むため，再沸騰後に水の取り替え（渋きり）を行い，さらに加熱する．アズキは加熱によりデンプンが膨化し，それが加熱凝固したタンパク質でおおわれ，さらに細胞壁に包まれてあん粒子を形成するため，加熱後につぶしても粘らないことが特徴的である．この性質を利用して粒あんやこしあんがつくられる．

　2）**大豆**　タンパク質と脂質を多く含む豆類であり，タンパク質をほぼ35%含み，そのほとんどはグリシニンとコングリシニンである．油脂を抽出した後の脱脂大豆は味噌や醤油，分離大豆タンパク質などの原料としても利用されている．

　①大豆の調理特性　豆類はトリプシンインヒビターを含むため，生食できず，加熱が必要である．また，大豆の組織は硬く，煮えにくく，消化もよくない．表皮があって吸水に時間がかかるため，一夜水に浸漬させて十分膨潤させてから加熱する．水に浸漬した丸大豆を潰して加熱，濾過して豆乳を得る．これをさらに加熱するとタンパク質が変性して膜を張るが，これが湯葉である．

　②豆腐の調理特性　豆乳に"にがり"（塩化マグネシウム）を加えると凝固する性質を利用して豆腐がつくられる．余分な水分を除いてつくる木綿豆腐と，そのまま固めた絹ごし豆腐では，そのテクスチャーが異なる．絹ごし豆腐はな

調理例	厚焼き卵	卵豆腐	茶碗蒸し	カスタードプディング
希釈液の割合（倍）	1/3	1〜1.5	3〜4	2.5〜3

表6.7 種々の調理食品に用いられる卵の希釈割合（卵液を1としたとき）

めらかであるが，煮崩れしやすいため冷奴など生食に適し，木綿豆腐は他の料理に利用される．木綿豆腐を油で揚げると油揚げや厚揚げができる．また，豆腐を凍結乾燥すると凍り豆腐(高野豆腐)となる．

c. 脂質を主成分とする食品とその調理特性

(1) 魚肉　魚肉の脂質は，高度不飽和脂肪酸であるイコサペンタエン酸（IPA；C20:5)やドコサヘキサエン酸(DHA；C22:6)を多く含むため，酸化されやすく，フライの際の油脂の自動酸化や冷凍焼けに注意が必要である．

(2) 肉類　筋肉内へ脂肪が網の目状に交雑した霜降り肉は，加熱すると脂肪が溶け出し，軟らかく甘味を感じる．肉の味には，脂肪の種類と量が関係し，構成する脂肪酸の種類により性状が異なり，牛肉などの飽和脂肪酸の量が多いほど融点が高く，冷めたときに口触りが悪い．代表的な食肉脂質の融点を表6.8にまとめた．

(3) 大豆，種実類　大豆や種実類（とくにナッツ類)は脂質を豊富に含み，大豆油，ゴマ油，ピーナッツ油など植物油の原料としても利用される．大豆にはリン脂質が含まれており，加工食品の乳化剤としても利用される．ゴマなどの種子類は外皮が硬いことから，炒ったりすりつぶしたりして組織を破壊することで，消化性を向上させたり，香気を強くして食する．なお，種実類でもクリやギンナンはデンプンを多く含む食品である．

(4) 乳類　牛乳中の乳脂肪は直径 $0.1 \sim 10 \mu m$ の脂肪球として存在し，市販の牛乳はこれをホモゲナイザーにより $2 \mu m$ 以下に均質化している．乳類の脂質はおもに加工品(クリーム，バターなど)において，その調理特性が利用されている．

(5) 油脂　一般に調理に用いる油脂は，天然の動植物から抽出，精製されたものであるが，さらに水素添加，エステル化などにより機能性を高めた加工脂もあり，それらは加工品に利用されている．油脂は，植物性食品から抽出されるナタネ油やゴマ油などのように，常温で液体の油と，動物性食品由来のバター，マーガリンのように常温で固体の脂に分類される．油脂はグリセロール1分子に3分子の脂肪酸がエステル結合したものであり，構成する脂肪酸の種類により性状が異なる．油脂は表6.9に記載するさまざまな調理特性を有する．

表6.8 食肉脂質の融点

食肉	融点(℃)
羊肉	44〜55
牛肉	40〜50
馬肉	30〜43
豚肉	33〜46
鶏肉	30〜32

表6.9 油脂の調理特性

調理特性	効果	調理例
熱媒体	短時間で高温を得やすい	天ぷらの油
潤滑油	加熱で膜や層をつくる	油炒めの油脂
油脂味を付与	特有の香気	和え物へのゴマ油の添加
融解性	固体の脂は加熱で液状化する	鉄板焼きのときのヘットの利用
乳化性	水分と油分を混ぜ合わせて、分散させた状態にする	マヨネーズやドレッシングの作製
ショートニング性	さくさくしたもろさ、砕けやすさ	クッキー生地へのショートニングの添加
クリーミング性	空気を細かい気泡として抱き込み、なめらかなクリーム状になる	バターケーキ、バタークリーム
その他	脂溶性ビタミンの吸収促進、吸水防止効果	バターソテー、サンドイッチのパンへのマーガリンの塗布

D. 微量成分（ビタミンおよび無機質）を含む食品とその調理特性

ビタミン，無機質は野菜や果物類に豊富に含まれているが，調理操作においてしばしば失われる．

(1) ビタミン　水溶性ビタミンは水さらしや茹でるなどの操作による損失が大きい．また，熱によっても一部が分解される．とくに，ビタミンCは最も不安定な化合物で，組織の破壊によって酵素作用を受けて還元型に変化するが，これを加熱すると分解される．おもなビタミンの調理による影響を表6.10にまとめた．

(2) 無機質　無機質は調理操作により分解されることはないものの，洗浄や浸漬により，とくにカリウム，マグネシウム，およびカルシウムが溶出されやすい．青菜はゆでた場合，鉄，ナトリウム，カリウムなどが20～40%くらい減少する．

E. その他

野菜や果物類に含まれる香り，味，色素などの嗜好成分は，食卓を彩り，食欲を増進させるためのファクターとして重要な成分である．さらに近年，それら嗜

表6.10 おもなビタミンの調理による影響

ビタミン		A	B_1	B_2	ナイアシン	C
溶解性		脂溶性	水溶性			
浸水に伴う溶出量		少ない	20～40%	30～50%	20～60%	50～70%
安定性	熱	安定	比較的安定	安定	安定	比較的安定
	酸	安定	安定	安定	安定	比較的安定
	アルカリ	安定	不安定	不安定	安定	不安定
	光・酸素	不安定	不安定	不安定	安定	不安定
その他		（油脂）酸化を減少させる		（食塩）比較的安定化させる		（金属イオン・酸化酵素）酸化促進（食塩や酸）安定化させる

好成分の機能性が注目されており，調理における成分の変化を理解することは重要である．きのこ類や海藻類も独特の芳香やうま味を含む食品である．

(1) 香り　香気成分は細胞中に存在し，細胞を破壊すると強く発生する．木の芽などは掌でたたくことにより組織が破壊されて，いっそう香りが強くなる．これら香り成分はエステル類やテルペン類であるが，これらは揮発性で加熱により失われるため，芳香を楽しむためには生食が適する．タマネギやニンニクの香りはすりおろすことにより細胞が破壊されて生成したジスルフィドによるものである．

香辛料は，香り付け，色付け，辛味付けの3つの作用を有する．なお，ローレル，バジルなど草本植物の花蕾や茎葉から調製されるものをハーブ（香草），それ以外ものをスパイスとしている．

(2) 味　野菜や果物類の呈味成分には，糖，有機酸，アミノ酸，核酸関連物質などがある．

　1) あく　野菜にはえぐ味，苦味，渋味などを与える成分を含むものがある．これらは少量では風味になるが，多量にあると不快な味となるため取り除く必要がある．このような不味成分を"あく"と呼ぶ．ホウレンソウは，あく成分としてシュウ酸を含むため，大量の水を用いて，短時間で茹でて水さらしすることによりシュウ酸を溶出除去する．タケノコはホモゲンチジン酸のようなえぐみ成分を含むので，ゆで汁に米ヌカを加え，その吸着作用を利用して取り除く工夫がなされている．果物では，渋柿を，干し柿にしたり，ドライアイスや固形アルコールといっしょに密封包装したりして渋抜きすることがよく知られている．

　2) 甘味　果物類の甘味は，グルコース，フルクトース，スクロースおよびソルビトールに由来し，糖含有量は果物の種類と熟度により異なる．フルクトースはα型よりもβ型の甘味が強く，β型の甘味度はスクロースの1.8倍(p. 127 参照)である．低温にするとβ型が増加するため，果物は冷やして食べると甘く感じる．

　3) 酸味　果物はクエン酸，リンゴ酸，酒石酸，コハク酸などを含むが，柑橘類はクエン酸を多く含む．これらは，ジャムの作成に必要な成分となる．

(3) 色　さまざまな野菜や果物の色は，料理の彩りを引き立て，食欲を増進させる重要な因子の1つであるが，加熱，pH，そして金属イオンなどの影響により，色調が変化する．色素の調理に伴う変化を表6.11にまとめた．果物を切断したり，果汁を長時間放置しておくと，褐変する．これは，果物中に含まれるポリフェノール類が組織の破壊に伴い，ポリフェノールオキシダーゼ（酸化酵素）と接触し，ポリフェノール類の酸化重合が生じるためである（酵素的褐変）．この防止のために，酵素反応を抑制する食塩を加える，あるいは生成した酸化物に還元剤のアスコルビン酸を含むレモン汁を加えるなどの方法がとられる．

(4) その他　パパイヤ，マンゴー，パイナップルなどにはプロテアーゼ（タンパ

表6.11 色素の調理に伴う変化

由来		植物性				動物性
種類		カロテノイド	クロロフィル	フラボノイド	アントシアニン	ミオグロビン
色		赤, 橙	緑	白, 淡黄色	赤, 紫	赤
分布		ニンジン, マンゴー	ホウレンソウ	小麦粉, カリフラワー	黒豆, ナス, シソ	食肉
影響物質	熱	安定	短時間では鮮緑色を呈するが, 長時間では退色	安定	酸性下での加熱は安定	灰褐色に変化
	酸	安定	退色	安定	赤色	―
	アルカリ	安定	鮮緑色, 組織の軟化	黄色	青または緑色	―
	その他	脂溶性で, 油脂との調理で吸収率上昇	食塩で退色抑制	金属イオンと錯体*を形成し, 赤, 黄, 緑, 褐色を呈する変色	金属イオンと錯体*を形成し, 紺や黒色を呈する	亜硝酸塩の添加により安定なピンク色
調理例		ニンジンの炒めもの	ホウレンソウのボイル	中華麺のかん水	シソの色, 煮豆に古釘	ハム, ベーコン

* 錯体:金属原子を中心として, 周囲に配位子が結合した構造をもつ安定な化合物. おもに鉄や銅などの金属原子が関与する.

ク質分解酵素)が含まれており, これらの果物を生でゼラチンを用いたゼリーに利用すると, ゼラチンを分解するため適さない. 一方で, 肉を漬けておくと組織が軟化する(酢豚にパイナップル).

(5)調味料　調味料は加えるタイミングが大切で, 調味料はサ(砂糖), シ(塩), ス(酢), セ(醤油), ソ(味噌)の順にそれぞれがなじんでから加える. 調味以外にも多くの作用がある.

　1)砂糖　甘味を呈するほか, 親水性が高く, 保水性を維持することができ, 表6.12に示す作用を有する. また, 砂糖溶液を沸騰させて煮詰めると, さまざまに様子が変化する. これらの性質を利用して, 表6.13のようにシロップやあめがつくられる.

　2)食塩　食塩は塩化ナトリウム(NaCl)を主成分としており, 塩味の賦与のほかに, 加熱調理に先立って素材に塩をふる"ふり塩"をして, 臭みを除いてうま味を

表6.12 砂糖の作用

作用	効果	調理例
防腐作用	微生物の発育を抑える	砂糖漬
物理性の改善	つやを出す ゼリーの強度や透明度を上げ離漿を抑制する 保水性により湿気を保つ 結晶化 水分の多い素材から浸透圧によって水分を抜き取る	あめ煮 ジャム ようかん フォンダン 果実酒
タンパク質への作用	冷凍変性を抑制する メレンゲを安定化する 凝固温度を高めてタンパク質の変性を抑制する アミノカルボニル反応による色と香気を付ける	すり身 メレンゲ 卵焼き, プリン クッキー
炭水化物への作用	糊化デンプンの老化を遅延させる ペクチンおよび有機酸とともにゲルを形成する 酵母による発酵を促進する	ぎゅうひ(求肥) ゼリー パン

表6.13 砂糖の調理加工例と加熱温度

用途	温度(℃)
シロップ	102～103
フォンダン	106～107
砂糖衣	115～120
ドロップ	140～150
あめ	155
抜絲(銀絲)～(金絲)	140～160
カラメル	170～190

表6.14 食塩の作用

作用	効果	調理例
殺菌・防腐作用	微生物の発育を抑える	漬け物，塩辛
タンパク質への作用	熱凝固を促進する すり身の粘着力を増加させる 小麦粉生地の弾力性の向上	卵や魚 かまぼこ パン
組織への作用	水分を引き出し，塩味を浸透させる	振り塩，塩もみ
酵素への作用	ポリフェノールオキシダーゼによる褐変を防ぐ アスコルビナーゼの働きを抑える	酵素的褐変の防止 ビタミンCの保持
その他	緑色を保持する ぬめりを除去する	青菜のゆでもの サトイモ，魚類の洗浄

出す性質もある．塩の効果を表6.14に示した．

3) 食酢 食酢はpHが2.0～3.5と低いため，酸味の付加のほか，表6.15に示すさまざまな効果を有する．主成分の酢酸は熱により蒸発しやすいので，なるべく後から加える．魚の酢じめのときはまず十分な塩で締めて，ミオシンを溶けやすくしてから酢に漬けて染み込ませる．いきなり酢を加えるとタンパク質が凝固して酢が染み込みにくくなる．

4) 醤油 塩分濃度は，濃口が14.5%，薄口が約16%，である．魚の煮付けのように濃厚な味や臭みのある食材には濃口醤油，煮浸しやすまし汁のように色を

表6.15 食酢の作用

作用	効果	調理例
殺菌・防腐作用	微生物の発育を抑える	酢漬け，寿司
タンパク質への作用	熱凝固を早め，硬くする 凝集させ，身を引きしめる	ポーチドエッグ 魚の酢じめ
組織への作用	水分を引き出し，しんなりさせて味の浸透性を向上させる 素材の骨を軟化させる	酢の物 小魚のマリネ
酵素への作用	ポリフェノールオキシダーゼによる褐変を防ぐ ミロシナーゼの働きを抑え，辛味を防ぐ	ゴボウの切断 大根おろし
色素への作用	アントシアニン系色素の赤色を保持する フラボノイド系色素を白くする	紅しょうが カリフラワーのゆでもの
その他	ぬめりをとる 魚臭さを抑制する あく抜きを助ける 清涼感を与える	サトイモ，アワビの洗浄 魚の酢洗い ゴボウ，ウドの洗浄 ドレッシング

表6.16 酒類・みりんの作用

作用	効果	調味料	調理例
殺菌・防腐作用	微生物の発育を抑えて腐敗を防ぐ	酒類	果実酒
タンパク質や組織への作用	動物性食材が煮崩れしないよう凝固させる	酒類	煮魚
	調味料の浸透促進作用と内部の水分除去とともに，香り成分を溶出させる	酒類	果実酒
味への作用	各種アミノ酸やコハク酸のうま味を付加する	酒類	牛肉の赤ワイン煮
	すっきり，かつ深い甘味を付加する	みりん	肉じゃが
その他	コハク酸の作用で魚などの生臭さを抑制する	酒類	あさりの酒蒸し
	アミノ-カルボニル反応が起こり，よい香りや色を付ける	みりん	照り焼き
	糖分が素材の表面に膜をはり，ツヤを出す	みりん	照り焼き

いかしたいときには薄口を用いる．また，色をまったく付けたくない場合には白醤油，刺身のつけ醤油のように濃厚なうま味が必要な場合はたまり醤油を用いる．

5) 味噌 味噌は次のような働きをする．

①特有の味と香りの付加，生臭さの消臭 (サバの味噌煮)

②油分の吸収 (ナスの味噌炒め)

③微生物の繁殖を防止 (サワラの西京漬け)

6) 酒, みりん類 料理のこくと香りをつける目的で使われる (表6.16)．アルコールの香りやタンパク質凝固などの作用を抑えたいときには，沸騰させてアルコール分を蒸発させてから使う (煮きり)．

7) 風味調味料 グルタミン酸, イノシン酸などとコンブ，かつお節，干しシイタケなどの風味原料 (粉末または抽出濃縮物) に糖類や食塩を加え，乾燥して粉末または顆粒状にしたもの．固形コンソメ，鶏ガラスープの素，和風だしなど多くの種類がある．いずれも塩分を多く含むことを念頭において調味する必要がある．

呈味成分は単独で味わうことは少なく，ほとんどの場合，さまざまな味が共存している．2種類以上の味が混合されると単独の味よりも強くなったり，弱くなったりする．これを味の相互作用といい，次の3つの場合がある．

①対比効果　砂糖＋食塩；甘味を強める＝しるこ，グルタミン酸＋食塩；うま味を強める＝すまし汁

②抑制効果　苦味＋砂糖；苦味を弱める＝コーヒーと砂糖，酸＋砂糖；酸味を弱める＝レモネード

③相乗効果　コンブとかつお節のだし；うま味が強くなる，砂糖と他の甘味料；甘味が強くなる

1) 調理の基本操作は非加熱操作と加熱操作に分けられる.
2) 食材の非加熱操作とは,計量,洗浄,浸漬,切る,おろす,すりつぶす,混ぜる,冷却,解凍などの操作をさす.
3) 加熱操作は,水または水蒸気を加熱媒体とする湿式加熱操作(ゆでる,煮る,蒸す,炊く)と,空気や油を加熱媒体とする乾式加熱操作(焼く,揚げる,炒める)に分けられる.
4) 一般的な炊飯操作は,洗米,浸漬,加熱,蒸らし,ほぐしのプロセスを経る.
5) 小麦粉の調理特性には,生地の形成(パン),膨化(パン),とろみ付け(スープ),水分吸収(ムニエル),粘り防止(麺への打ち粉)などがある.
6) デンプンの調理特性は,原料,アミロース含量によって異なる.
7) 食品のゲル化剤には,ゼラチン,寒天,ペクチン,カラゲナン,コンニャクマンナンなどがあり,それぞれ特徴がある.
8) 卵の調理特性には,熱凝固性,起泡性(卵白),乳化性(卵黄),流動性・粘着性がある.
9) 油脂の調理特性には,熱媒体,潤滑油,油脂味の付与,融解性,乳化性,ショートニング性,クリーミング性がある.
10) スクロース(ショ糖)には防腐作用のほか,物理的性質の改善(つや出し,離漿抑制,保水性など),タンパク質への作用(変性の抑制,泡の安定化など),炭水化物への作用(デンプンの老化防止,ゲルの形成)がある.
11) 食塩には,殺菌・防腐作用,タンパク質への作用(熱凝固の促進,小麦生地の弾力性向上,すり身の粘着性の向上),酵素反応への作用(褐変物質防止,アスコルビン酸分解の抑制)などがある.
12) 食酢には,殺菌・防腐作用,組織への作用(味の浸透作用,骨の軟化),酵素反応への作用(褐変防止,辛味の抑制)色調の保持などがある.
13) 酒類・みりんの作用には,殺菌・防腐作用,魚の煮くずれ防止,うまみ味の付加,消臭作用,色づけ,香りづけ,つやだし作用がある.

7. 食品物性

7.1 食品の物性とは

　食物のおいしさは，食品がもっている5基本味（甘味，酸味，塩味，苦味，うま味），辛味，渋味，香りなどの化学的味のみならず，色，形などの外観やテクスチャー，温度，音などの物理的味により影響される．とくに固形食品では物理的味のほうが化学的味より重要な場合が多い．食品の組織構造によって力学的特性が決まり，それが最終的に食感としてのテクスチャーに現れる．

7.2 コロイド

　味噌汁を静置すると比較的大きい粒は沈むが，小さい粒は浮くため濁っている．粒の大きさが直径数 μm 以下になると粒が沈みにくく，空気中や水中に浮遊する．浮遊している粒のことをコロイド粒子（分散相），それをとり巻いている気体，液体や固体のことを分散媒（連続相）といい，コロイド粒子と分散媒を含めてコロイドという．粒子が分散している系を分散系という．コロイドには半透性，チンダル現象，ブラウン運動，吸着現象，凝析，電気泳動，ぬれ，凝集，粘度増加，酸化されやすいなどの性質がある．ほとんどの食品はコロイドであり，コロイドの分散状態により食品の物性が異なる．代表的なコロイドを次に示す．

（1）エマルション（乳濁液）　　水と油のように溶け合わない2種類の液体を混合・撹拌し，一方を細かいコロイド粒子（液滴）として他方の液体中に分散する現象のことを乳化といい，分散したコロイドをエマルション（乳濁液）という．

　静置すると元の状態にもどろうとするが，乳化剤（界面活性剤）を加えると分離しにくくなる．乳化剤は水に親和性をもつ親水基と，油に親和性をもつ疎水基（親油

基)の両方をもっているため，油と水の界面に吸着して界面張力を低下させ，安定なエマルションを形成する．乳化剤は種類によって親水性と疎水性の強さのバランス(HLB)が異なり，この値が大きい(8～18)と水中油滴型エマルション(O/W型；水中に油が分散した系で，牛乳，生クリーム，卵黄，マヨネーズなど)に，小さい(3.5～6.0)と油中水滴型エマルション(W/O型；油中に水が分散した系で，バター，マーガリンなど)となる．また，W/O/W型(ホイップ用，コーヒー用クリーム)，O/W/O型(バタークリーム)などの多相エマルションもある．

(2)サスペンション(懸濁液)　味噌汁のように固体のコロイド粒子が液体の分散媒に分散したコロイドをサスペンションという．

(3)ゾルとゲル　分散系で流動性のあるものをゾルという．ゾルは温度，pH，圧力などの条件が変わるとゲル(ゾルが流動性を失った状態，あるいは多量の溶媒を含んだままで固まった状態をゲルという)になることがある．糸状高分子が絡み合ったり，分子間架橋などにより網目構造をつくり，ゲル化する．熱可逆性ゲル(寒天，ゼラチンなど)と不可逆性ゲル(豆腐，卵豆腐など)がある．ゲルを放置すると網目が収縮し，水が押し出される現象を離漿という．棒寒天，凍り豆腐，板ゼラチンなどのようにゲル中に存在する水を凍結乾燥などで除いたものをキセロゲル (乾燥ゲル) という．

(4)泡　ビール，炭酸飲料，メレンゲ，ホイップクリーム，アイスクリームなどの泡(液体または固体の分散媒中に粗く分散した気泡)は食品にソフトで口どけのよい独特の物性を与える．液膜が丈夫なら，気泡間に凝集，合一が起きにくく泡の寿命が長くなる．泡が安定であるためには液の表面張力を低下させる必要がある．

7.3 レオロジー

レオロジーとは，ギリシャ語のレオ rheo (流れ)を語源とした「変形と流動に関する科学」である．液体でも固体でも力を加えると変形したり流動したりするが，液体とも固体ともつかない物質(多くの食品はこれに相当)の変形や流動性について物理的に研究する学問とされている．多成分系である食品はその性質，組織構造がそれぞれ異なるため，口あたり，歯ごたえも多様である．すなわち，力を加えたときの物理的挙動が大きく異なる．テクスチャーを言葉で表現するだけでは客観性が乏しいため，食品のもつ物理的な性質(食品の物性)を粘性，弾性，塑性，粘弾性などの力学的性質を測定し，数値で表現する方法が用いられる．

A. 粘性

液体が水のように流れやすいか，水あめや蜂蜜のように流れにくいかを表す性

質が粘性である．流れに抵抗する性質（流体の内部に生ずる摩擦抵抗）を粘性といい，粘性の程度は粘度，粘性率，粘性係数などで表される．

(1) **ニュートン流動**　水，アルコール，植物油，スクロース（ショ糖）液，蜂蜜などの低分子で比較的単純な組成の液状食品は濃度，温度を一定にすれば，つねに一定の粘度を示す．このように，ずり速度（流体の速度）の大きさに関係なく一定の粘度を示す流体をニュートン流体という．

(2) **非ニュートン流動**　多糖やタンパク質などの高分子溶液やエマルション，サスペンションのようなコロイド分散系はずり応力とずり速度の比例関係がなり立たないため，非ニュートン流体（非ニュートン流体性食品）と呼ばれる．

また，粘稠（ねんちゅう）な食品には異常粘性が見られる．

(3) **チキソトロピー**　トマトケチャップやマヨネーズは長く静置すると容器を傾けても流れにくいが，激しく振ると流れやすくなる．このように振とうや撹拌によって流動性を増し，静置することにより流動しにくくなる現象をチキソトロピーという．粒子間に形成された構造が，振とうや撹拌により破壊され，流動性を増す．

(4) **レオペクシー**　ホイップクリームや卵白の泡立てなどのように，軽くかき混ぜたり，ゆすったりするとゲル化が促進される現象（粘性率の増大が見られる流動）をレオペクシーという．チキソトロピーと反対に粘度が増大する．

(5) **ダイラタンシー**　デンプンにひたひたの水を加えてゆっくりかき混ぜると流れやすいが，急激にかき混ぜると非常に硬くなる．このように，弱い力では流れるものが，強い力に対しては固体のように抵抗する現象をダイラタンシーという．

(6) **曳糸性**（えいしせい）　納豆やとろろ汁のように糸を引く性質のこと．適度な速度で引き上げると弾性的に伸びながら，液体のように流れ糸を引く．粘性と弾性が重なり合って起こる現象で，マックスウェル模型で示すことができる．

B. 弾性

ゴムひもやバネは引っぱった後，手を放すと瞬時にもとの形にもどる．このように，物体に外力を加えるとその力に比例して変形し，外力を除くと再びもとの形にもどる性質を弾性という．この性質をもつ物体を弾性体という．コンニャクは指で軽く押さえるとへこみ，離すともどる．このように外力による変形に対し，もとにもどろうとする物体内部の力を内部応力という．変形が小さかったら完全にもどるが，変形が限界（弾性限界）を超えるともとの状態までもどらない（図7.1）．また，降伏点を過ぎると外力を除いても変形はもどらない．ある範囲（線形性領域）において，加えた力と変形量は比例する（フックの法則）．

フックの法則：加えた力（応力）＝ 弾性率 × 変形量（ひずみ）

図7.1 延性破断(左)と脆性破断(右)のときの応力ひずみ曲線

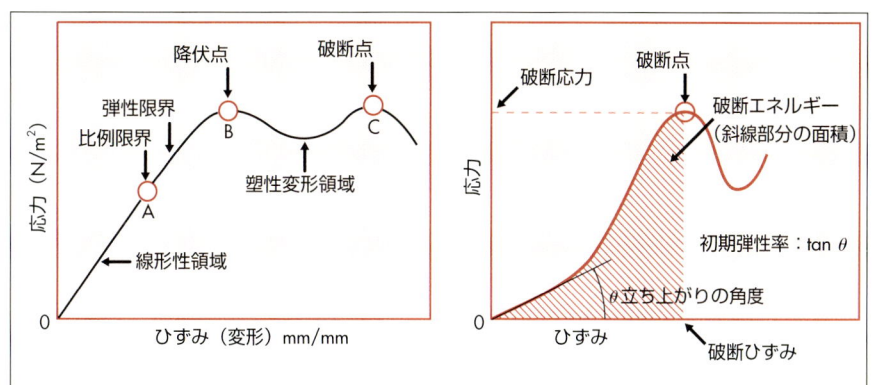

食品に一定速度で圧縮または伸長などの変形を与えると，座標の原点からA点までは応力とひずみが直線関係にある線形性領域（弾性部），続いて応力の増加に伴ってひずみが増加する領域（A－B），降伏点（B点）を過ぎると応力が増えないのにひずみが増加する塑性変形領域（B－C）になり，ついに破断する．C点を破断点という．

変形の大きさを数量的に表すのに，ひずみという概念を用いる．体積のひずみは圧縮，形の変形はずり（物体の上下の面に並行に力を加えた場合の変形）という．応力とひずみとの比を弾性率という．

C. 塑性

外力によって物質が変形しても，もとにもどらない性質を塑性という．すなわち，外力を加えたとき，破壊を起こすことなしに連続的に変形を起こし，しかもその変形が永久に保たれる性質のことで可塑性ともいう．ギョウザやパンなどのようにさまざまな形をつくることのできる性質のこと．マーガリンやショートニングは可塑性油脂である．

D. 粘弾性

多くの食品は粘性と弾性の性質をあわせもっている．この性質を粘弾性という．食品の粘弾性のようすを明らかにするためには，粘性と弾性の力学的模型を使い，その組み合わせで表現すると便利である．すなわち，弾性はバネで，粘性はダッシュポット（ピストンとシリンダーを組み合わせたもの）の粘性抵抗で表現し，これを並列に組み合わせたり（フォークト模型またはケルビン模型という），直列に組み合わせて（マックスウェル模型）粘弾性を解析する．実際の食品はもっと複雑なため，これらを組み合わせた3要素模型，4要素模型，多要素模型などで解析する．

a. 静的粘弾性

弾性のみをもつ固体は外力を加えたとき，時間的な遅れなしに変形し，外力を除くと瞬時に元の状態にもどる．これに対し，粘弾性をもつ固体は外力を加えたり，除いたりするときの応答が瞬時に起こらず，遅れが見られる．このように，力と変形のタイミングがずれる物質を粘弾性体という．

試料に一定の荷重，あるいはひずみ（変形）を与えて，試料の変形あるいは応力の時間的変化を測定する方法が静的粘弾性の測定であり，クリープと応力緩和がある．

試料に一定の応力を与えると，ひずみが時間の経過とともに増加する．この現象をクリープという．ひずみ-時間のグラフをクリープ曲線といい，瞬間変形部をフック弾性体，遅延変形部を1組または2組のフォークト粘弾性体，定常流動部をニュートン粘性体の模型に対応させて解析する．

一定のひずみを与えたあと，これを保つのに必要な応力は時間の経過とともに減少する．この現象を応力緩和という．最初の応力の$1/e$になるのに要する時間を緩和時間といい，応力の減少の速さを特徴づける緩和時間で粘弾性の特徴を表す．緩和時間が短ければ固体的であり，長ければ液体的である．

いずれも微小変形の範囲内で，応力とひずみが正比例関係にある線形性の領域においてのみ解析可能である．

b. 動的粘弾性

試料に振動を与えてひずみや応力を時間とともに周期的（正弦的）に変化させた場合に見られる粘弾性挙動を動的粘弾性という．弾性要素をG'（動的弾性率，貯蔵弾性率），粘性要素をG''（動的損失，損失弾性率）で表す．動的粘性率や，$\tan\delta$（損失正接，$G'' \div G'$）などの数値により食品が弾性的か粘性的かの程度を知ることができる．

E. 大変形の力学的性質

食品の粘弾性は微小変形領域で測定されるが，食品に力を加えて変形させ続ける，たとえば食品を圧縮したり，引っ張ったり，ねじったり，曲げたり，切ったり，かんだりすると，食品の変形は微小変形から大変形となり，ついに破断する現象が見られる．咀嚼は大変形を伴う．

a. 破断特性

食品を破断するまでの過程を応力ひずみ曲線として図7.1に示した．大変形を伴う破断現象は食品の構造，組織などに影響されるため，不均質な食品は測定時ばらつきが大きい．そのため，試料の形，大きさ，厚み，圧縮速度，プランジャーの形，サイズ，温度などを一定にして繰り返し測定する必要がある．破断様式はクッキー，せんべい，寒天ゼリーなど降伏点と破断点が一致している脆性破断（破断応力，破断ひずみ，破断エネルギー，初期弾性率などより破断特性を解析する）とチーズなど塑性変形した後に破断する延性破断の2つに大別できる．

b. テクスチャー特性

人間の咀嚼を模したテクスチャー測定機器を使い，プランジャーの上下運動を2回繰り返して，試料を変形・破壊し，図7.2のような記録曲線を得る．その測

図7.2 テクスチャーの記録曲線と解析方法

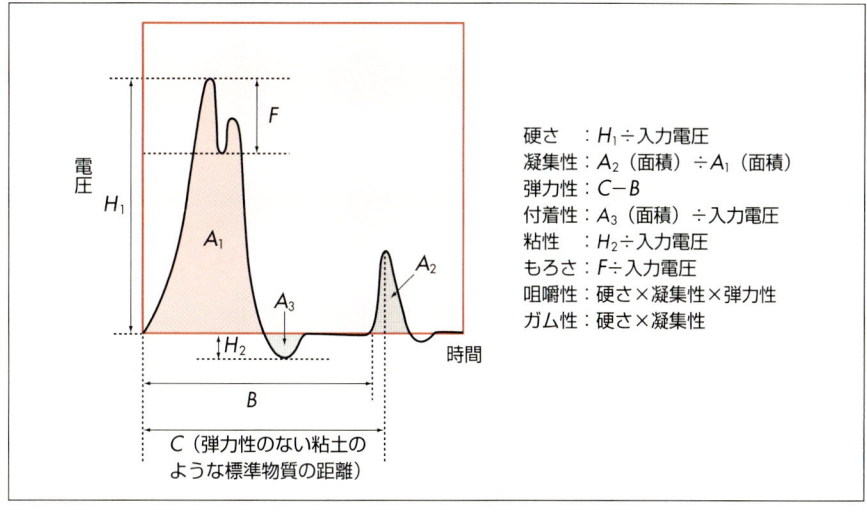

硬さ　　：$H_1 \div$ 入力電圧
凝集性　：A_2（面積）$\div A_1$（面積）
弾力性　：$C-B$
付着性　：A_3（面積）$\div$ 入力電圧
粘性　　：$H_2 \div$ 入力電圧
もろさ　：$F \div$ 入力電圧
咀嚼性　：硬さ×凝集性×弾力性
ガム性　：硬さ×凝集性

定値から食品の硬さ，凝集性，弾力性，付着性，もろさ，ガム性，咀嚼性などを求める．これらの数値は官能検査とよく対応している．

7.4 テクスチャー

　食品のテクスチャーとは，食品をさわったときの感触や，口中での口あたりに関する食品の物性をいう（テクスチャーの語源は織物，織り方，布地であり，手触り，感触，組織，構造など触感に関する言葉とされている）．ツェスニアクらはテクスチュロメーターを開発し，図7.2のようなテクスチャープロフィールを示したが，シャーマンは食べ物に対する感覚的評価は調理を含めた一連の食べる動作の中で行われるべきであるとして，①食べる前の印象，②口に入れたときの第一印象，③咀嚼中，④咀嚼後の口腔に残る印象の4段階に分けたテクスチャープロフィールを提案している．

　そのほか，小麦粉生地の物性を測定するエクステンソグラフ，小麦粉生地の混捏特性を測定するファリノグラフ，ならびにデンプンの糊化に伴う粘度変化を測定するアミログラフなどにより，食品の物性が明らかにされている．一方，ヒトの感覚的評価は心理的影響を受けるが，このような心理学的立場からレオロジーを研究するサイコレオロジーと呼ばれる分野が発達してきた．サイコレオロジーの立場からヒトの感覚的評価を数量化し，食品の物性との関係を解明する試みが行われている．

1) 食べ物の硬さ，弾力性，粘性など物理的性質（レオロジー）は，食感（テクスチャー）となって現れ，おいしさを決める重要な因子である．

2) コロイドは気体，液体，固体の微粒子が，気体，液体，固体に分散した状態をいい，その組み合わせにより，エマルション，サスペンション，ゾル，ゲル，泡などさまざまな形態のコロイドがある．食品にはコロイド状のものが多い．

3) レオロジーは物質の変形と流動に関する科学で，弾性，粘性，粘弾性，塑性などを取り扱う．

4) 弾性とは，物体に外力を加えたとき変形するが，反発力（応力）が生じ，外力を取り除くと元にもどる性質をいう．

5) 粘性とは流れに抵抗する性質をいう．ニュートン流動，非ニュートン流動，チキソトロピー，ダイラタンシー，曳糸性などがある．

6) 食品の多くは弾性と粘性の両方の性質をもつ．物体に外力を加えると変形する．外力を除くと弾性は回復するが，外力を加えたままだと流動する性質をいう．

7) 塑性とは，外力によって物体が変形し，外力を除いても変形したままで元にもどらない性質をいう．

8. 食品の官能検査

8.1 官能検査とは

　食品には3つの機能がある．一次機能の栄養機能，二次機能の感覚機能，そして三次機能の生体調節機能である（第3章「食品の機能性」参照）．官能検査とは，食品のもつ二次機能，すなわち味，におい（通常，快適なものを"匂い"，不快なものを"臭い"と表現する），物性あるいは色といった食品のおいしさを構成する諸性質をヒトの視覚，嗅覚，味覚といった種々の感覚を計測器として分析・評価する方法のことである．

　ヒトの感覚には個人差があり，また同一人物でもそのときの気分や環境によって感じ方が変わるため，ヒトを計測器とすることによって得られる結果は一見ばらばらのように見える．このため，官能検査の結果は信頼できないとする誤解も多い．しかしながら，試験環境を整え，適切な試験方法を選び，統計学や心理学の考え方を導入すると，ヒトの感覚は見事な計測器に変貌する．

　高度な分析機器が発達した今日にあっても，食品のもつ二次機能を分析・評価する場面では，しばしばヒトの感覚（視覚，聴覚，嗅覚，味覚，触覚）のほうが分析機器よりも優れた計測器として役だつ．たとえば，ヒトの嗅覚は，しばしばガスクロマトグラフィーなどの機器では検出できないほど微量のにおい成分を感知できる．また，個々の呈味成分やにおい成分の分析には機器分析のほうが威力を発揮するものの，食品の味，におい，色，形，咀嚼音，食感などの総合評価あるいは好みの評価となると，官能検査に頼らざるを得ないのが現実である．

8.2 官能検査の方法と結果の評価

　官能検査は，試験計画(検査目的の明確化，検査方法の選定など)→検査員集団(パネル)の選定と訓練→質問用紙(回答カード)の作成→検査試料の調製→検査の実施→検査結果の集計→統計解析(有意差の検定など)の一連の手順で行われる．個々の検査員の判定は単なる計測値の1つとして扱われ，検査員全員の判定結果を集計し，統計的な解析を行ってはじめて客観的な評価が下される．

A. 試験計画の重要性

　官能検査によって得られる結果の信頼性は，試験計画のよしあしによって左右されるといっても過言ではない．官能検査の試験計画に際して留意すべきおもな要件を以下に列挙する．これらの要件の1つでもおろそかにすると，信頼できる検査結果を得るのはむずかしくなる．

　①試験目的は何か　　　　　②最適な試験方法は
　③試験の日時と場所は　　　④検査員の選定・訓練方法は
　⑤温・湿度や照明は　　　　⑥質問用紙の形式は
　⑦試験試料の準備と提示のしかた(記号の付け方など)や手順は

B. 嗜好試験と識別試験

　官能検査は，その目的によって大きく嗜好試験(嗜好型官能検査)と識別試験(分析型官能検査)に分けられる．

a. 嗜好試験

　「どの調理法が消費者に好まれるか」「どのフレーバーが商品のイメージにふさわしいか」など，ヒトの好みや嗜好を調査する場合を嗜好試験という．嗜好試験の特徴は，得られる結果が食品や試料の品質特性に左右されるのではなく，判定するヒト(厳密には，たとえば「20歳代女性」など特定の集団)の嗜好に左右される点である．このため，得られる結果が正しいか否かを客観的に評価することはできない．嗜好試験では，少なくとも30～50名の検査員が必要であり，多いときには数百名の検査員を用いることもある．

b. 識別試験

　「保存によって味に変化は生じていないか」「素材を変えたことで，品質が変化していないか」など，食品の品質特性を比較・評価する場合を識別試験という．識別試験の特徴は，嗜好試験の場合とは逆に，得られる結果がヒトの嗜好に左右されるのではなく，試料の品質特性に左右される点であり，得られる結果が正しい

か否かを客観的に評価することが基本的に可能である．識別試験では，最低限10名程度の検査員が必要であり，20〜30名の検査員が得られれば理想的である．

c. 官能検査法の種類と特徴

官能検査の方法にはいくつかの種類があり，良好な結果を得るには検査の目的に応じた適切な方法を選択する必要がある．表8.1に代表的な方法とそれらが嗜好試験あるいは識別試験に適合するかどうかを示す．また，表8.2には比較する食品の数が2つの場合と3つ以上の場合とに分け，それぞれに対応する代表的な方法とそれらが提供する情報の種類（差の有無，差の大小，順位）を示す．以下に強制選択法，選択法，順位法，評点法および一対比較法の概要を記す．

a. 強制選択法

2つの食品の特性や好まれ方に差があるか否かを評価する場合に有用である．代表的なものに2点識別試験，2点嗜好試験，3点識別試験などがある．特性や好まれ方に差がある場合でも，その差の大小を知ることはできない．「わからない」「どちらともいえない」などの回答が許されないので，強制選択法と呼ばれて

表8.1 代表的な官能検査の方法と嗜好試験，識別試験への適合性

検査方法		適合性	
		嗜好試験	識別試験
強制選択法	2点嗜好試験	○	×
	2点識別試験	×	○
	3点識別試験	×	○
配偶法		×	○
選択法		○	△
順位法		○	○
評点法		○	○
一対比較法	シェッフェの一対比較法	△	○
	ブラッドリの一対比較法	△	○

注：○：適合する　△：場合によって適合する　×：適合しない

表8.2 比較する食品の数に応じた官能検査の方法とその特徴

比較する食品の数	相応する方法	差の有無[3]	差の大小[3]	順位[3]
2	強制選択法[1]	○	×	−
	一対比較法[2]	○	○	−
3以上	選択法	△	×	△
	順位法	△	×	○
	評点法	△	△	○
	一対比較法[2]	○	○	○

注：○：情報が得られる　△：情報が得られる場合もある　×：情報は得られない
[1] 強制選択法：2点嗜好試験，2点識別試験，3点識別試験など．
[2] 一対比較法：表8.1参照．
[3] 差の有無：差の有無に関する情報が得られるかどうか．
　　差の大小：差の大小に関する情報が得られるかどうか．
　　順位：順位に関する情報が得られるかどうか．

> ### 官能検査と統計用語
>
> ここで，官能検査でしばしば使われる「有意」，「有意水準」あるいは「危険率」などの用語の意味について説明しておく．たとえば，A，Bの2試料を用いた2点識別試験において，ある検査員が偶然にもBを選ぶ確率は2分の1，すなわち50％である．したがって，1人の検査員の回答だけを採用するのは極めて危険である．それでは，同じテストを2名の検査員で実施したらどうだろうか．2名とも偶然にBを選ぶ確率は25％である．検査員を3名にすれば，その確率は12.5％まで低下する．
>
> つまり，検査員の数を増やせば，偶然が作用する確率を下げることができる．しかしながら，検査員の数を無限に増やさないかぎり，その確率をゼロにすることはできない．それでは，現実問題として，偶然の作用する確率がどの程度小さければ，意味のある(すなわち，有意の)結果が得られたと判断してよいのだろうか．一般には，その確率が5％以下であれば，検査結果は偶然によるものではなく，有意のものであると判断されることが多い．この5％のことを有意水準あるいは危険率というのである．

いる．

(1) 2点識別試験（2点嗜好試験）　A，Bの2つの食品をそれぞれ1個ずつ提示し，どちらのにおいがより強いか(好ましいか)，どちらの味がより苦いか(好ましくないか)などを判断させるものである．2点識別試験については，差を識別しようとする対象の特性(におい，色，味など)を何にするかを決めないと適用できないのが欠点となっている．他方，2点嗜好試験では，必ずしも比較する特性を特定せずとも試験を実施できる．結果を集計し，既存の「2点識別，嗜好試験の検定表」(成書を参照)によって客観的評価を下す．

(2) 3点識別試験　A，Bの2つの食品を(A, A, B), (A, B, A), (A, B, B)のように3個を1組として提示し，「3個の試料のうち，2個は同じもので，1個は異なるものである．1個試料を選べ」と指示するものである．2点識別試験よりも微妙な品質の差を検出できる点，差を識別しようとする特性を決めなくとも適用できるのが利点である．逆に，差を与えている特性が明らかにならないのが欠点となっている．結果を集計し，既存の「3点識別試験の検定表」(成書を参照)によって客観的評価を下す．

b. 選択法

3つ以上の食品の間の品質や好まれ方を比較したいときに有用な方法の1つである．3つ以上の食品をランダムに提示し，「最もにおいの強いもの1つを選べ」「最も嫌いなもの1つを選べ」などと指示するもの．

c. 順位法

3つ以上の食品の間の品質や好まれ方を比較したいときに有用な方法の1つである．3つ以上（ただし，5～6種類までが限度）の食品を提示し，「においの強いものから順に並べ変えよ」「好きなものから順に並べ変えよ」などと指示するもの．食品の品質特性や好まれ方に明確な差があればあるほど，各検査員の回答する順序に高い一致性が認められるようになる．順位法の統計的な解析には，クレーマーの検定表やケンドールの一致性係数が用いられる（成書を参照）．

d. 評点法

採点法と呼ばれることもある．食品の品質や好まれ方を調べたいときや比較したいときに有用な方法の1つである．1つまたは複数の食品を提示し，それらの食品の品質や好みについて0～5，1～7，-3～+3などの数値尺度を使った評点を答えさせるもので，食品数が2つ以上の場合には，それらの間に差があるかどうか，差の大きさはどの程度かを同時にかつ簡便に知ることができるので，識別試験，嗜好試験のいかんを問わず，最も広く用いられている方法である．評点法の統計的な解析には一般に分散分析法が用いられる．

e. 一対比較法

3つ以上の食品間の品質を比較したいときに有用な方法の1つである．3つ以上（ただし，4～5種類が限度）の食品の2つずつを対にして提示し，総あたり制リーグ戦のように比較させるもの．シェッフェの方法，ブラッドレイの方法およびサーストンの方法があるが，食品の官能検査ではシェッフェの方法が広く活用されている（成書を参照）．統計的な解析には一般に分散分析法が用いられる．

嗜好尺度と嗜好意欲評価尺度

嗜好試験用の数値尺度の代表的なものに嗜好尺度（ヒドニック尺度，ヒドニックスケール）や嗜好意欲評価尺度がある．

嗜好尺度		嗜好意欲評価尺度	
9	最も好き	9	最も好きな食品に入る
8	かなり好き	8	いつもこれを食べたい
7	少し好き	7	機会があればいつも食べたい
6	やや好き	6	好きだからときどき食べたい
5	好きでも嫌いでもない	5	ときには好きだと思うこともある
4	やや嫌い	4	たまたま手に入れば食べてみる
3	少し嫌い	3	ほかに何もないときには食べる
2	かなり嫌い	2	もし強制されれば食べる
1	最も嫌い	1	おそらく食べる気にならない

D. 検査員集団（パネル）の選定

官能検査では，検査員として選ばれた人々の集団をパネルと呼ぶ．また，パネルを構成する個々の検査員をパネル・メンバーとかパネリストと呼ぶ．表8.3に嗜好試験に必要な嗜好型（主観型）パネルと，識別試験に必要な分析型（客観型）パネルの選定にあたって求められる要件を示す．

表8.3 嗜好型パネルと分析型パネルの要件と特徴

パネルの種類	パネルに求められる要件	パネル選定時の要件	適正人数
嗜好型（主観型）パネル	・自己の主観的な感情や好みをありのままに表現できる ・健康である ・検査に意欲的である	嗜好は，年齢や性別などによって左右されるため，ターゲットとする集団の嗜好を正しく代表するパネルを選定することが肝要	・少なくとも30〜50名 ・本格的な嗜好型検査では数百名．
分析型（客観型）パネル	・一定水準以上の能力（識別能力，公正・妥当・安定な判断能力など）を有し，自己の感覚による客観的な判断ができる ・健康である ・検査に意欲的である	検査の目的に応じた適切な能力テスト（閾値評価）によって適格者を選定することが肝要	・少なくとも10名程度 ・理想的には20〜30名

識別能力と閾値（いきち）

分析型パネルの識別能力は，通常，閾値で判定される．閾値とは，刺激の存在あるいは2つの刺激の差を感覚的に識別できるかどうかなどの境界（閾）となる刺激量のことで，以下の種類がある．

刺激閾値：検知閾値ともいう．被験者が刺激の存在を認知できる最小の刺激量のことである．

認知閾値：刺激の属性（種類）を認知できる最小の刺激量のこと．たとえば，刺激が甘味物質によるものであるならば，被験者が「甘い」と表現することのできる最小の刺激量のことである．

弁別閾値：識別閾値ともいう．被験者が2種の刺激の差を識別できる最小の刺激差のことである．

最終閾値：それ以上刺激を増しても被験者の感覚量が増加しない刺激量の上限のことである．

以上の各閾値の間には，以下の関係がある．

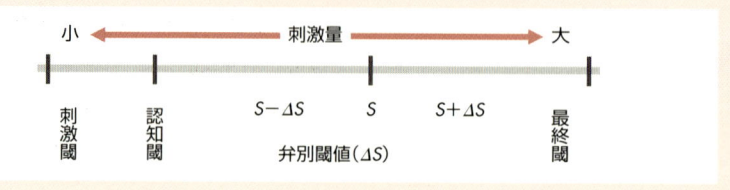

小 ←―――― 刺激量 ――――→ 大

刺激閾 — 認知閾 — $S-\Delta S$ — S — $S+\Delta S$ — 最終閾

弁別閾値（ΔS）

表8.4 感覚判断に影響を与える因子

因子	解説
検査員の健康状態	試験に対する関心(積極性,意欲)の有無なども含む.
検査実施時期,実施時刻	たとえば,食事直後の食味検査は不適切である.検査員が疲労している週明けや週末は避けるべきである.検査員が参加しやすい時刻,また,企画者側にとっても準備しやすい時刻を選ぶべきである.
検査場所の雰囲気	検査に打ち込める雰囲気,イライラさせない接し方や空間が必要である.
質問文,尋ね方	わかりやすい質問文,答えやすい尋ね方が肝要である.
検査員の疲労・順応の効果	刺激の連続または継続によって感覚の判断力は低下する.これは,感覚の疲労(感度の低下)または順応(感度の一時的変化)が起こるためである.とくに嗅覚検査では検査員が疲労しやすいので,欲張った検査は避けるべきである.
検査員の訓練の効果	訓練によって検査員の判断能力は向上する.
記号の効果	記号には,特定の意味やイメージをもつものがある.
順序の効果	どれを先に賞味するか,手にとるかで判定結果が変わるので,パネリストごとに提示順序を変えるなどの工夫が必要.
位置の効果	どの試料をどの位置に置くかで判定結果が変わるので,パネリストごとに提示位置を変えるなどの工夫が必要.
期待効果	特定の先入観が判定に影響することがある.官能検査用紙の作成などにあたっては,検査員に先入観を与えるような情報提供は極力避けるように留意すべきである.

E. 感覚判断に影響を与える因子

私たちの感覚判断には,種々の因子が影響するといわれているが,表8.4に列挙する因子は,官能検査の試験計画に際してとくに考慮すべきものである.

> 1) 官能検査とは,食品の感覚・嗜好機能を評価する基本的な手法である.
> 2) 官能検査ではヒトを一種の計測器として用いる.
> 3) 試験環境や試験方法を適切に整え,統計学や心理学の考え方を導入するとヒトの感覚は見事な計測器に変貌する.
> 4) 官能検査には嗜好試験(嗜好型官能検査)と識別試験(分析型官能検査)がある.
> 5) 官能検査の方法には強制選択法,順位法,評点法などの種類がある.
> 6) 良好な結果を得るには,検査の目的に応じた適切な方法を選択し,適切な検査員集団(パネル)を用いる必要がある.

9. 食品の規格と表示

　食品の安全性，栄養その他の食生活に関する問題に直面する現在，私たちは，食生活や健康に関する正しい知識をもち，みずからの判断で食を選択していくことが求められている．そのためには最新の科学的知見に基づく客観的な情報が提供されることが不可欠である．食品衛生法，農林物資の規格化等に関する法律（JAS法），食品表示法，不当景品類及び不当表示防止法，国民の健康の維持・増進の目的から制定された健康増進法，ならびに食品表示基準やその他民間の表示制度などに基づいて，私たちが毎日摂取する食品の内容や消費期限，品質などが表示され，消費者が食品を選択するための判断基準が提示されている．

9.1 規格

A. 国内規格

　わが国における食品の規格は，日本農林規格（Japanese Agricultural Standard；JAS）と食品衛生法により規定されている．

　日本農林規格（JAS規格）は農林物質（飲食料品，農産物，林産物，畜産物，水産物）の品質の改善，生産の合理化，取引の単純公正化，表示の適正化などを目的として制定されたものである．なお，2013年に公布された食品表示法に食品表示部分の記載は移行している．JAS規格を満たしていることが確認（格付）された製品には，JASマークを付けることができる．品位，成分，性能などの品質についてのJAS規格（一般JAS規格）を満たす製品につけられる「JASマーク」のほかに，特別な生産や製造方法，特色のある原材料（生産の方法）についてのJAS規格（特定JAS規格）を満たす製品につけられる「特定JASマーク」，有機JAS規格を満たす農産物などにつけられる「有機JASマーク」，ならびに生産情報公表JAS規格による生産法で生産された情報を公表している牛肉と豚肉につけられる「生産情報公表JASマ

ーク」がある．なお，製造から販売までの流通の工程を一貫して一定の温度を保っている加工食品には「定温管理流通JASマーク」がある．また，JAS規格とは関係ないが，地域食品認証マーク（ミニJASマーク）や地域特産品認証マーク（Eマーク）も採用されている．

一方，食品衛生法では，公衆衛生の観点から，販売する食品，添加物の製造，加工，使用，調理，保存の方法について基準を決め，成分の規格を制定している．さらに，牛乳・乳製品の規格基準と表示は，「乳及び乳製品の成分規格等に関する省令（乳等省令）」によって規定されている．

B. 国際規格（CODEX）

国際的な食品規格はFAO/WHO合同食品規格委員会（Joint FAO/WHO Codex Alimentarius Commission）において策定されている．ここで，策定されたコーデックス規格は，加盟各国の法制定に強制力はないが，食品貿易における紛争解決のための世界貿易機関（WTO）での裁定における判断基準とされるので，現実的には強制力をもっているといえる．コーデックス規格は8ステップを経由して決定され，コーデックス・アリメンタリウスといわれる規格集に収録される．現在約200品目が収録されている．

上記委員会にはいくつかの部会が設けられているが，表示に関連する部会には食品表示部会と，栄養・特殊用途食品部会の2つがある．食品表示部会は，食品全般に適用される表示の基準について検討する部会であり，栄養強調表示，健康強調表示などが検討されている．また，栄養・特殊用途食品部会は，食品の栄養に関する全般的な規格の検討および特定の栄養上の諸問題を検討している部会であり，ビタミン・ミネラル補助食品のガイドライン案などが検討されている．

9.2 表示

かつて，食品の表示は，JAS法，食品衛生法，健康増進法，不当景品類及び不当表示防止法，計量法などにまたがって規定されていたが，2015年の食品表示法の施行により一元化された．食品表示制度における表示項目は，表9.1に示すとおりである．

A. 期限表示

期限表示には，「消費期限」，「賞味期限」の2種類があり，製造者が独自に設定することになっている（表9.2）．

表9.1 食品表示法による表示項目

食品表示法による表示項目	名称	
	遺伝子組換え	
	原材料名	品質事項
	原料原産地名	
	内容量	
	原産地	
	原産国名	
	食品関連事業者など	
	添加物	衛生事項
	賞味・消費期限	
	保存方法	
	アレルゲン	
	製造所など	
	栄養成分表示	保健事項
	機能性表示食品	

表9.2 期限表示の種類

	適用	例
消費期限	定められた方法によって保存した場合において,腐敗・変敗その他の食品の劣化に伴う衛生上の危害が発生する恐れがないと認められる期限を示す年月日をいう.劣化しやすく,製造後,製造日を含めておおむね5日以内に消費すべき食品に表示が行われる.	弁当,調理パン,惣菜,生菓子類,食肉,生めん類など
賞味期限	定められた方法によって保存した場合,食品のすべての品質が十分保たれていると認められる期限を示す年月日である.ただし,当該期限を越えた場合であっても,これらの品質が保持されていることがあるものとしている.また,製造日から賞味期限までの期間が3か月を超えるものについては,「年月」で表示してもよい.賞味期限は消費期限表示の食品に比べ,品質が比較的劣化しにくい食品につけられる.	清涼飲料水,即席めん類,冷凍食品,ハム,ソーセージ,牛乳・乳製品など

B. 成分表示

a. 加工食品と生鮮食品

食品表示法により,食品表示基準が決められている.

生鮮食品では,名称と原産地の表示が義務付けられているが,水産物などでは漁獲した水域名または水揚げした港名か港の属する都道府県名を表示する.

加工食品のうち一般用加工食品では,名称,原材料名,添加物,内容量,消費期限または賞味期限,保存方法,製造業者の名称と住所を一括表示することが義務付けられている.輸入品は,輸入業者の名称と住所を表示しなければならない.

b. アレルゲンの表示方法

食物アレルギー物質を含む食品については,特定原材料(卵,乳,小麦,落花生,ソバ,エビ,カニ)の表示は義務付けられているが,特定原材料に準ずるもの(アワビ,オレンジ,大豆など20品目)については表示を推奨するものとしている.

c. 栄養成分表示

　表示しなければならない栄養成分は，①エネルギー，②タンパク質，③脂質，④炭水化物，⑤食塩相当量の5項目で，この順序で，その含有量とともに一括して表示しなければならない．なお，これ以外の栄養成分の表示も合わせて表示することができる．ここでいう，栄養成分とは，タンパク質，脂質，炭水化物，無機質（亜鉛，カリウム，カルシウム，クロム，セレン，鉄，銅，ナトリウム，マグネシウム，マンガン，ヨウ素，リン），13種類のビタミンに限定されている．

d. 栄養強調表示

　強調表示も規格に適合していれば認めている．すなわち，栄養成分の表示量が一定の値以上であれば，「含む(Caを含むなど)，補給できる(Caが補給できる)，高い(高タンパク質など)など」の表示，一定量以下であれば，「含まない(カロリー0など)，低(低脂肪など)」の表示ができるようになっている．本制度は，販売する食品の栄養成分，エネルギーについてなんらかの表示を行う場合の自己認証制度であり，表示しようとするものは，この表示基準にしたがって表示しなければならない．

e. 機能性表示食品

　野菜や果物などの生鮮食品や加工食品，サプリメントなどに，健康の維持・増進効果などを具体的に示すことができる．届け出制で，消費者庁長官に販売日の60日前までに必要事項を提出する．

f. 健康増進法

　健康増進法には，販売に供する食品につき乳児用，幼児用，妊産婦用，病者用，その他特別の用途に適する旨の表示(特別用途表示という)をする者は，消費者庁長官(内閣総理大臣より委任)の許可を受けなければならないと規定しており，このような表示をした食品を特別用途食品という(第2章参照)．

　特別用途食品のうち，特定保健用食品は，通常の食生活において特定の保健の目的で摂取する者に対して，体に脂肪がつきにくいなどの健康強調表示をした食品で，食品の保健の効果を個々の食品に対してその組成や成分などから総合的に審査したうえで許可されている．許可されたものには，オリゴ糖，食物繊維などを含む食品などお腹の調子を整える食品や血圧が高めの人のための食品，ミネラルの吸収を助ける食品，虫歯になりにくい食品などがある．なお，特定保健用食品は，食品衛生法に基づき，保健機能食品制度の規制も受けることになっている．

　保健機能食品制度は，食品衛生法により，「いわゆる健康食品」のうち，国の定めた一定の要件を満たす食品を保健機能食品として2001年4月に制定されたもので，国への許可などの必要性や目的，機能などのちがいにより，規格基準型で自己認証の「栄養機能食品」と個別に許可型の「特定保健用食品」に分類されている．制度化された背景には，食品に対する国の規制緩和政策や市場開放の動き，さ

らには食品規格の統一化など国際的な動向への対応や，国民の健康に対する関心の高まりがあり，消費者に対し，適切な情報を提供する必要性が高まったことがあげられる．これら食品は適切に摂取すれば，消費者の健康の維持増進や生活習慣病の予防などに寄与できる反面，表示される機能が広範囲であることから，その食品の機能を正確に把握しにくくなってきた．

g. 不当景品類及び不当表示防止法による規格，表示の規制

不当景品類及び不当表示防止法は，製品に不当な表示や過大な景品類の提供が行われると，消費者が商品・サービスを選択する際に悪い影響を与え，公正な競争が阻害されることから，独占禁止法の特例法として，1962年に制定された．

製品の情報は，消費者が選択する際の重要な判断材料となるものであることから，消費者に誤認される不当な表示を禁止している．違反すると排除命令がでる．

また，過大な虚偽の表示，誇大な広告などを規制（制度化）することにより，一般消費者の商品選択を保護し，業界が健全に発展するため，公正取引委員会の認定を受けて，業界が自主的に公正な競争のための規格や，表示内容などのルールをつくっている．これを公正競争規約といい，これに違反すると，公正取引委員会が排除命令を出せるため，強制力をもっている．

h. 計量法

計量法では，計量の基準を定め，適正な計量のほかに，政令で決められた食品については，計量の誤差は一定の範囲内であることが義務付けられている．また，容器や包装で密封された食品においては，その内容量を表示しなければならない．

i. いわゆる健康食品の表示

いわゆる健康食品そのものを規定した法律は日本にはない．国際的には，健康と疾病の中間状態の人に対して，食品と医薬品の中間的役割をするビタミン，無機質，アミノ酸などの栄養素などの補給を目的とした栄養補助食品やハーブ食品が健康食品に該当すると考えられている．

公益財団法人日本健康・栄養食品協会はわが国の健康食品に関して中心になって活動している民間団体である．協会はdietary supplementの日本語名称として「健康補助食品」を提案し，健康補助食品について規格基準（製品規格，製造・加工および栄養成分表示，容器包装の表示など）を設け，業者の申請により，商品ごとに審査を行い，適合する製品に健康補助食品の認定（JHFA（ジャファ））マークの表示を許可している．しかしながら，これらの認定・表示は安全性や内容物の真贋を中心としたものであり，科学的根拠に基づいた効果や機能を認定したものではない．

---

1) 食品表示法に基づいた食品の表示により，食品の選択の判断基準が消費者に提供される．
2) 規格には国内規格と国際規格がある．国内規格は，JAS規格と食品衛生法

により規定されている．国際規格は，FAO/WHO合同食品規格委員会(CODEX)で策定されている．

3) 健康増進法では，特別用途食品にかかわる許可が明示されている．

参考書

- 第4版・原著7版マクマリー生物有機化学 生化学編　J. McMurryほか著，菅原二三男監訳，丸善出版，2014
- 生化学 － 基礎と工学　左右田健次編著，化学同人，2001
- 農芸化学の事典　鈴木明憲ほか編，朝倉書店，2003
- 生体分子化学　杉本直己ほか著，講談社，2017
- 生体分子化学第2版　秋久俊博ほか編，共立出版，2008
- 日本食品大事典第3版　平宏和編，医歯薬出版，2013
- 新しい食品化学　川岸舜朗ほか著，三共出版，2000
- 3訂食品機能学　寺尾純二ほか著，光生館，2016
- 食物繊維の科学　辻啓介ほか編，朝倉書店，1997
- 新農産物利用学　加藤博通ほか著，朝倉書店，1987
- 改訂食用油脂　藤田哲著，幸書房，2011
- ビタミン総合事典　日本ビタミン学会編，朝倉書店，2010
- 概説 食品学 第2版　五十嵐脩編著，光生館，2006
- 色からみた食品のサイエンス　高宮和彦ほか編，サイエンスフォーラム，2004
- おいしさの科学　山野善正ほか編，朝倉書店，1994
- 新版総合調理科学辞典　日本調理科学会編，光生館，2006
- 新版 官能検査ハンドブック　日科技連官能検査委員会編，日科技連出版社，1973
- 統計的官能検査法　佐藤信著，日科技連出版社，1985
- 食品と水の科学　野口駿著，幸書房，1992
- 生命元素事典　桜井弘編，オーム社，2006

食品学 食べ物と健康 索引

2点識別試験（paired difference test）	189
2点嗜好試験（paired preference test）	189
3点識別試験（triangle difference test）	189
CA貯蔵（controlled atomosphere storage）	157
CODEX（Codex Alimentarius）	195
DHA（dodosahesanoic acid）→ドコサヘキサエン酸	
Eマーク（E mark）	195
HLB（hydrophilic-lipophilic balance）	181
IPA（icosapentaenoic acid）→イコサペンタエン酸	
JAS規格（Japanese Agricultural standard）→日本農林規格	
MA貯蔵（modified atomosphere storage）	157
n-3系列（n-3 series）	66
n-6系列（n-6 series）	66
n-9系列（n-9 series）	66
SPF豚（specific pathogen-free pig）	102
TBA価（thiobarbituric acid value）→チオバルビツール酸価	

ア

アイスクリーム類（ice cream）	84
あえる（dress / mix）	162
亜鉛（zinc）	7, 111
青葉アルコール（leaf alcohol）	136
アガロース（agarose）	49, 52
あく（scum）	175
アクチン（actin）	101, 168
アクロレイン（acrolein）	73
揚げる（frying / deep-fry）	163
アズキ（adzuki bean）	171
アスコルビン酸（ascorbic acid）	110, 130
アスタキサンチン（astaxanthin）	23
アスパラギン酸（aspartic acid）	130
アスパラギン酸プロテアーゼ（aspartate protease）	147
アスパルテーム（aspartame）	126, 129
アセサルフェームK（acesulfame K）	130
アセタール（acetal）	38
N-アセチルグルコサミン（N-acetylglucosamine）	52
アデノシルB$_{12}$（adenosyl B$_{12}$）	110
アノマー（anomer）	38
アマドリ転位化合物（amadori rearrangement）	150
アマニチン（amanitin）	138
アミグダリン（amygdalin）	138
p-アミノ安息香酸（p-aminobenzoic acid：PABA）	111
アミノ酸（amino acid）	88
アミノ酸価（amino acid score）	97
アミノ酸組成によるタンパク質（protein：the sum of amino acid residues）	7
アミノ酸評点パターン（amino acid scoring pattern）	97
アミログラフ（amylograph）	47, 185
アミロース（amylose）	44, 164
アミロペクチン（amylopectin）	44, 164
アラキドン酸（arachidonic acid）	28, 66, 68
アラビノース（arabinose）	40
アリイナーゼ（alliinase）	136
アリイン（alliin）	136
アリシン（allicin）	109, 135, 136
アリチアミン（allithiamin）	109
アリューロン層（aleurone layer）	54
アリルイソチオシアネート（allyl isothiocyanate）	132, 149
アルカロイド（alkaloid）	132
アルギン酸（alginic acid）	44, 49, 52, 167
アルダル酸（aldonic acid）	41
アルドース（aldose）	36
アルドヘキソース（aldohexose）	36
α化（gelatinization）	46, 145
α化米（precooked rice）	47
α-カロテン（α-carotene）	7, 119
α-ジカルボニル化合物（α-dicarbonyl compound）	151
α炭素（α-carbon）	88
α-デンプン（α-starch）	145, 164
αヘリックス（α-helix）	92
α-リノレン酸（α-linolenic acid）	66, 68
アルブミン（albumin）	94, 168, 171
アレルゲン（allergen）	140
泡（foam）	181
アンジオテンシンI（angiotensin I）	29
アンジオテンシンI変換酵素阻害ペプチド（angiotensin I-converting enzyme [ACE] -inhibiting peptide）	29
アンジオテンシンII（angiotensin II）	29
アンテイソ酸（anteiso acid）	64
アントシアニジン（anthocyanidin）	121
アントシアニン（anthocyanin）	23, 122
イエローイング（yellowing）	120
イオン結合（ionic bond）	93
イコサペンタエン酸（icosapentaenoic acid：IPA）	28, 68, 86, 173
異性化酵素（isomerase）	99
異性化糖（isomerized sugar）	127
イソ酸（iso acid）	64
イソチオシアネート（isothiocyanate）	132
イソバレルアルデヒド（isovaleraldehyde）	137
イソフムロン（isohumulon）	131
イソフラボン（Isoflavone）	23, 121
イソマルチュロース（isomaltulose）	128
イソマルトオリゴ糖（isomaltooligosaccharide）	21, 26
イソマルトース（isomaltose）	44
イソロイシン（isoleucine）	88
炒める（frying / panfry / stir-fry）	163
一次構造（primary strucutre）	92
一重項酸素（singlet oxygen）	22

一価不飽和脂肪酸（monounsaturated fatty acid）	65	化学的評価法（chemical assement）	97
一対比較法（paired comparison test）	191	核タンパク質（nucleoprotein）	94
一般成分（proximate component）	4	加工食品群（processed foods）	5
遺伝子組換え食品（genetically modified food）	196	加工油脂（modified fat）	77
イヌリン（inulin）	51	過酸化水素（hydrogen peroxide）	22
イノシトール（inositol）	111	過酸化物価（peroxide value：POV）	72
イノシン酸（inosinic acid）	130, 170, 178	可食部（edible portion）	8
イモ類（potatoes）	59, 166	加水分解酵素（hydrolase）	99
引火点（flashing point）	71	カゼイン（casein）	105, 168, 171
烏骨鶏卵（silky fow's egg）	104	カゼインホスホペプチド（casein phosphopeptide：CPP）	24
うちもも（inside round）	102	カゼインミセル（casein micelle）	105
うま味（umami）	126, 130	かた（chuck）	102
裏ごす（strain）	162	かたばら（flank or short plate）	102
うるち米（nonglutinous rice / nonwaxy rice）	164	かたロース（chuck loin / Boston butt）	102, 103
ウロン酸（uronic acid）	41	かつお節オリゴペプチド（dried-bonito oligopeptide）	29
曳糸性（spinnability）	182	活性化エネルギー（activation energy）	98
栄養価（nutritive value）	97	活性酸素（active oxygen）	22
栄養機能食品（food with nutrient function claims）	2	カップリングシュガー（coupling sugar）	26, 128
栄養補助食品（nutritional supplementary food）	198	カテキン（catechin）	23, 121
エキソペプチダーゼ（exopeptidase）	147	カテコールアミン（catecholamine）	110
エクステンソグラフ（extensograph）	185	カテプシン（cathepsin）	109
えぐ味（acridity）	126	果糖→フルクトース	
エステル交換反応（interesterification）	71	果糖ブドウ糖液糖（fructose-glucose liquid sugar）	128
エナンチオマー（enantiomer）	37	加熱乾燥法（oven drying method）	8
エネルギー（energy）	8	加熱調理操作（heat cooking）	160, 162
エピカテキン（epicatechin）	133	加熱による酸化（heat oxidation）	73
エピガロカテキン（epigallocatechin）	133	加熱変性（heat denaturation）	146
エピマー（epimer）	37	果皮（pericarp）	54
エポキシド（epoxide）	146	カフェイン（caffeine）	132
エマルション（emulsion）	180	カプサイシン（capsaicin）	30, 132
エマルシン（emulsin）	139	カプロン酸（caproic acid）	64
エルゴカルシフェロール（ergocalciferol）	110	ガラクタン（galactan）	167
エルゴステロール（ergosterol）	80, 117	ガラクツロン酸（galacturonic acid）	51, 147
塩化メチルメチオニンスルホニウム（methylmethioninesulfonium chloride）	111	ガラクトオリゴ糖（galactooligosaccharide）	21, 26
塩基性アミノ酸（basic amino acid）	88	ガラクトース（galactose）	39
塩蔵（salt preservation）	155	ガラクトマンナン（galactomannan）	44
エンドペプチダーゼ（endopeptidase）	147	カラゲナン（carrageenan）	168
オイゲノール（eugenol）	135	カラザ（chalaza）	104
オボトランスフェリン（ovotransferrin）	104	辛味（hot flavor）	126
オボムコイド（ovomucoid）	104	カラメル（caramel）	145
オボムチン（ovomucin）	105	カリウム（potassium）	7
オリゴ糖類（oligosaccharides）	25, 42	カルコン（chalcone）	121
オリーブ油（olive oil）	76	カルシウム（calcium）	7
オレイン酸（oleic acid）	66, 68	カルニチン（carnitine）	111
おろす（grate）	162	カールフィッシャー法（Karl-Fischer method）	9
温燻法（warm smoking）	157	カルボキシメチルセルロース（carboxymethylcellulose）	51

カ

解硬（resolution of rigor / rigor-off）	100, 170	カルボキシル基末端（carboxy terminal）	91
外水様卵白（outer-thin albumen）	104	カルボニル価（carbonyl value）	72
海藻多糖類（seaweed polysaccharide）	52	カルボニル化合物（carbonyl compound）	143, 149
海藻類（seaweeds）	61	カロテノイド（carotenoid）	23, 118
改訂日本食品アミノ酸組成表（Amino acid composition of Food Revised Edition）	5	カロテン類（carotenes）	23
解凍（thawing）	162	還元型ミオグロビン（reduced myoglobin）	124
灰分（ash）	11	還元剤（reducing agent）	149
カカオ脂（cacao fat）	77	乾式加熱（dry heating）	163
化学的味（chemical taste）	180	乾燥（drying）	153
		カンタキサンチン（canthaxanthin）	23

寒天（agar-agar）	52, 168
官能検査（sensory evaluation）	187
カンペステロール（campesterol）	69, 80
γ-アミノ酪酸（γ-aminobutyric acid：GABA）	30
γ-カロテン（γ-carotene）	119
γ線（γ-ray）	158
甘味（sweetness）	126
鹹味→塩味	
含硫アミノ酸（sulfur-containing amino acid）	88
緩和時間（relaxation time）	184
規格（standard）	194
規格基準型（standardized）	19
キクイモ（Canada potato / Jerusalem artichoke）	59
期限表示（labeling of date）	195
擬穀類（pseudocereals）	54
キサントフィル（xanthophyll）	119
キサントプロテイン反応（xanthoprotein reaction）	97
生地（ドウ）（dough）	58
基質特異性（substrate specificity）	99
キシルロース（xylulose）	40
キシロオリゴ糖（xylooligosaccharide）	21
キシロース（xylose）	40, 127
基礎食品群（basic foods）	14
キチン（chitin）	49, 52
拮抗阻害（competititve inhibition）	99
キトサン（chitosan）	49, 52
絹ごし豆腐（silk-strained soybean curd）	172
キヌレニン（kynurenine）	110
機能性食品（physiologically functional food）	19
機能性表示食品（foods with function claims）	16, 21
キノリン酸（quinolinic acid）	110
キノン（quinone）	118, 124, 148
義務表示（obligatory label）	195
キモシン（chymosin）	106, 147
キャッサバ（cassava）	59
牛脂（beef tallow）	77
球状タンパク質（globular protein）	94
急速冷凍（quick treezing）	156
吸着現象（adsorption phenomenon）	180
牛乳（cow's milk）	82
共役リノール酸（conjugated linoleic acid）	28
凝集（aggregation / cohesiveness）	180
強制選択法（forced selection method）	189
凝析（aggregation and eduction）	180
鏡像体（enantiomer）	37
強力粉（hard flour）	58
共力剤（synergist）	144
魚肉タンパク質（fish protein）	101
キラル炭素→不斉炭素	
切る（cut）	161
キレート剤（chelating agent）	144
キロミクロンレムナント（chylomicron remnant）	28
筋基質タンパク質（muscle stroma protein / connective tissue protein）	100
銀鏡反応（silver mirror reaction）	36
筋形質タンパク質（sarcoplasmic protein）	170
筋原線維タンパク質（myofibrillar protein）	100, 168
筋漿タンパク質（sarcoplasmic protein）	100, 168
金属味（metal taste）	126

グアーガム（guar gum）	51
5'-グアニル酸（5'-GMP）（5'-guanylic acid）	131, 167
クェルセチン（quercetin）	23
クエン酸（citric acid）	24, 130, 144
クエン酸リンゴカルシウム（calcium citrate malate：CCM）	24
クチナシ（gardenia）	118
p-クマル酸（p-coumaric acid）	123
苦味（bitter taste）	126
クラブ小麦（club wheat）	57
グリアジン（gliadin）	58
グリコーゲン（glycogen）	44, 47, 147
グリコシド結合（glycoside linkage）	42
グリシニン（glycinin）	172
グリセルアルデヒド（glyceraldehyde）	36
グリセロ糖脂質（glyceroglycolipid）	69
グリセロリン脂質（glycerophospholipid）	68
グリチルリチン（glycyrrhizin）	128
クリープ（creep）	184
クリプトキサンチン（cryptoxanthin）	7, 23, 119
クリーム（cream）	84
グリーンコンシューマ（green consumer）	3
グルカン（glucan）	44
グルコアミラーゼ（glucoamylase）	11
グルコシノレート（glucosinolate）	140
グルコシルスクロース（glucosylsucrose）	128
グルコース（glucose）	39, 126, 127
グルコースイソメラーゼ（glucose isomerase）	127
グルコマンナン（glucomannan）	44, 48, 51
グルタミン酸（glutamic acid）	167, 170, 178
グルタミン酸ナトリウム（sodium glutamate）	130
グルテニン（glutenin）	58
グルテリン（glutelin）	94
グルテン（gluten）	58, 165, 168
グレージング（glazing）	157
グロブリン（globulin）	94, 168, 171
クロロフィラーゼ（chlorophylase）	120
クロロフィル（chlorophyl）	119
燻煙（smoking）	157
ケイ皮酸メチル（methyl cinnamate）	135, 137
鶏卵（chicken egg / egg）	104, 171
計量法（measuring law）	195, 198
結合水（bound water）	33, 153
血糖値上昇抑制（reduction of increase in blood glucose value）	53
ケトース（ketose）	36
ゲニポシド酸（geniposid acid）	30
ケファリン（cephalin）	85
ゲラニオール（geraniol）	135
ゲル（gel）	181
ケルダール法（Kjeldahl method）	9
けん化価（saponification value）	72
健康増進法（Health Promotion Law）	16, 195, 197
健康補助食品（health supplementary food）	2
原子吸光光度法（atomic absorption spectrometry）	11
懸濁液（suspension）	181
抗う触（anticaries）	26
抗壊血病因子（anti-scurvy factor）	107
抗脚気因子（anti-beriberi factor）	107

高果糖液糖 (high-fructose liquid sugar)	128		サーデンペプチド (sardine peptide)	29
硬化油 (hardened oil)	71, 77		砂糖混合異性化液糖 (isomerized liquid sugar with sugar)	128
高級脂肪族アルコール (higher fatty alcohol)	69		サービング (serving)	15
抗酸化剤 (antioxidant)	144		サブユニット (subunit)	93
高次構造 (high-ordered structure)	92		サフラワーイエロー (safflower yellow)	122
合成抗酸化剤 (synthetic antioxidant)	144		サフラワー油 (safflower oil)	75
酵素 (enzyme)	98		サフラン (saffron)	118
香草 (aroma grass)	175		サプリメント→健康補助食品	
高速液体クロマトグラフィー (high-performance liquid chromatography)	11		サポニン (saponin)	69, 172
酵素的酸化 (enzymatic oxidation)	73		サーロイン (sirloin)	102
硬タンパク質 (scleroprotein)	94		酸アミド (acid amide)	132
高密度リポタンパク質 (high-density lipoprotein)	105		酸価 (acid value)	72
高メトキシルペクチン (high methoxylpectin)	51		酸化還元酵素 (oxidoreductase)	99
コエンザイム→補酵素			三次機能 (tertiary function)	18
凍り豆腐 (dried bean curd / kori-dofu)	173		三次構造 (tertiary structure)	92
糊化 (gelatinization)	46, 145		酸性アミノ酸 (acidic amino acid)	88
国際規格 (CODEX) (international standard [Codex Alimentarius])	195		酸味 (sour taste)	126
国内規格 (Japanese standard)	194		ジアシルグリセロール (diacylglycerol)	27, 63
国民健康・栄養調査 (national health and nutrition survey)	15		シアニジン (cyanidin)	122
穀類 (cereal)	54		シアノコバラミン (cyanocobalamin)	119
こす (filter / strain)	162		ジアリルジスルフィド (diallyldisulfide)	136, 149
骨格筋 (skeletal muscle)	101		塩味 (salty taste)	126, 130
骨粗鬆症 (osteoporosis)	110		紫外線 (ultraviolet ray)	158
骨軟化症 (osteomalacia)	110		色素タンパク質 (chromoprotein)	94, 100
コーデックス規格 (Codex Alimentarius)	195		識別試験 (differential test)	188
こねる (mix up / knead)	162		ジケトン (diketone)	118, 123
コハク酸 (succinic acid)	131, 170		嗜好型パネル (preference panel)	192
コバルト (cobalt)	111		嗜好試験 (preference test)	188
コーヒー酸 (caffeic acid)	123		嗜好成分 (favarite constitute)	118
糊粉層 (aleurone layer)	54		死後硬直 (rigor mortis)	100, 170
個別許可型 (individual permission)	19		脂質 (lipid)	10, 62
ゴマ油 (sesame oil)	76		——の自動酸化 (autoxidation of lipid)	34
小麦粉 (wheat flour)	165		——の劣化 (deterioration of lipid)	73
米 (rice)	55		脂質ペルオキシラジカル (lipid peroxyradical)	142
米粉 (rice flour)	165		システイン (cysteine)	146
米ヌカ油 (rice bran oil)	76, 78		システインプロテアーゼ (cysteine protease)	147
コラーゲン (collagen)	168		シス-バクセン酸 (cis-vaccenic acid)	68
コリン (choline)	111		ジスルフィド結合 (disulfide bond)	93
コレカルシフェロール (cholecalciferol)	110		七分づき (under-milled rice)	56
コレステロール (cholesterol)	7, 63, 87		湿式加熱 (wet heating)	163
コレステロール値上昇抑制 (reduction of increase in cholesterol value)	53		疾病リスク低減表示 (labeling for decrease in disease risk)	20
コロイド (colloid)	180		自動酸化 (autoxidation)	73, 142
コンアルブミン (conalbumin)	104		シトクロム (cytochrome)	100, 119
コンニャクイモ (konjac)	59		シニグリン (sinigrin)	132, 149
サ			ジブチルヒドロキシトルエン (dibutylated hydroxytoluene：BHT)	144
サイコレオロジー (psychorheology)	185		渋味 (astringency)	126
最大氷結晶温度（生成）帯 (temperature region for maximal freezing)	34, 156		ジプロピルジスルフィド (dipropyldisulfide)	136
酢酸イソアミル (isoamyl acetate)	135		脂肪酸 (fatty acid)	7, 63, 64
錯体 (complex)	123		ジホモ-γ-リノレン酸 (dihomo-γ-linolenic acid)	28
サスペンション (suspension)	181		ジャガイモ (potato)	59
サッカリン (saccharin)	126, 129		ジャガイモデンプン (potato starch)	168
雑穀類 (minor cereals / millets)	59		シュウ酸 (oxalic acid)	133
サツマイモ (sweet potato)	59		自由水 (free water)	33, 153
			酒石酸鉄吸光度法 (tartrate-iron absoption method)	11
			順位法 (ranking method)	191

条件付き特定保健用食品（qualified food for specified health uses）	21
硝酸態窒素量（nitrate-type nitrogen amount）	10
上新粉（non-glutinous rice four）	57
脂溶性色素（fat-soluble pigment）	63
脂溶性ビタミン（fat-soluble vitamin）	63
消費期限（use by date）	195, 196
賞味期限（minimum durability）	195, 196
醤油（soy sauce）	177
蒸留法（distilllation method）	9
食塩（kitchen salt / sodium chloride）	176
食塩相当量（sodium chloride equivalent）	12
食事バランスガイド（dietary balance guide）	14
食酢（vinegar）	177
食品衛生法（Food Sanitation Law）	195, 196
食品群（food group）	5
食品表示法（Food Labeling Act）	16, 194
食品添加物（food additive）	196
食品番号（food number）	7
植物ステロール（plant sterol）	27, 69, 80
植物性食品群（plant food）	6
植物性多糖類（plant polysaccharides）	52
植物油（plant oil）	75
食物繊維（dietary fiber）	11, 21, 25, 35, 52
食物連鎖（food chain）	1
ショートニング（shortening）	71, 78
白玉粉（glutinous rice flour）	57
心筋（cardiac muscle）	101
ジンゲロン（zingerone）	132
浸漬（soaking）	161
浸透圧（osmotic pressure）	155
水素結合（hydrogen bond）	93
水素添加油（hydrogenated oil）	77
水中油滴型エマルション（oil-in-water emulsion）	181
水分（moisture）	8, 31
水分活性（water activity：Aw）	33, 153
水溶性アナトー（water-soluble anatto）	125
膵リパーゼ（pancreatic lipase）	28
スクラロース（sucrarose）	130
スクロース（sucrose）	43, 126
スタキオース（stachyose）	44
スチグマステロール（stigmasterol）	69
ステアリン酸（stearic acid）	66, 68
ステビオシド（stevioside）	126, 128
ストレッカー分解反応（Strecker degradation reaction）	150
すね（shin）	102
スパイス（spice）	175
スーパーオキシド（superoxide）	22
スフィンゴ糖脂質（sphingoglycolipid）	68, 69
スフィンゴリン脂質（sphingophospholipid）	68
すりつぶす（mash / grind down）	162
スレオニン→トレオニン	
スローフード運動（slow food）	3
ゼアキサンチン（zeaxanthin）	23, 119
生活習慣病（life-style related disease）	2, 75
生体調節機能（regulatory function）	18
生体微量元素（biological trace element）	111
整腸作用（function for intestinal disorders）	26

静的粘弾性（static viscoelasticity）	183
精白米（polished rice）	56
生物価（biological value：BV）	97
生物学的評価法（biological evaluation method）	97
成分表示（labeling of components）	196
赤色筋（red muscle）	100
セスキテルペン（sesquiterpene）	135
セチルアルコール（cetyl alcohol）	69
ゼラチン（gelatin）	168, 176
セリンプロテアーゼ（serine protease）	147
セルロース（cellulose）	44, 47, 52
セレブロシド（cerebroside）	69, 85
セロビオース（cellobiose）	44
繊維状タンパク質（fibrous protein）	94
洗浄（washing）	161
選択法（selection method）	190
相乗効果（synergistic effect）	178
阻害剤（inhibitor）	99, 149
疎水結合（hydrophobic bond）	93
塑性（plasticity）	181, 183
そともも（outside round）	102, 103
ソラニン（solanine）	60, 138, 166
ゾル（sol）	181

タ

第一制限アミノ酸（first limiting amino acid）	98
大豆オリゴ糖（soybean oligosaccharide）	21
大豆油（soybean oil）	75
大腸がん発生抑制（inhibition of onset of large bowel cancer）	54
耐熱性α-アミラーゼ（thermostable α-amylase）	11
対比効果（contrast effect）	178
ダイラタンシー（dilatancy）	182
タウリン（taurine）	130
多価不飽和脂肪酸（polyunsaturated fatty acid）	65
炊く（burn / make a fire）	163
多相エマルション（multi-phase emulsion）	181
脱脂乳（defatted milk / skim milk）	83
ダッシュポット（dashpot）	183
脱離・付加酵素（lyase）	99
立塩法（brine salting method）	155
多糖類（polysaccharides）	44
タピオカデンプン（tapioka starch）	60
タール系色素（tar color）	125
短鎖脂肪酸（short-chain fatty acid）	25, 64
単純脂質（simple lipid）	63
単純タンパク質（simple protein）	93
炭水化物（carbohydrate）	11, 35
弾性（elasticity）	181, 182
単糖類（monosaccharides）	36
タンニン（tannin）	23, 133
タンパク質（protein）	9, 87
単分子層吸着水（single-molecular layer adsorption water）	33
血合筋（dark muscle）	100
チアミン（thiamin）	108
チアミン二リン酸（thiamin diphosphate：TPP）	108
地域食品認証マーク（mark for regional certification of food）	195

用語	ページ
チオバルビツール価（thiobarbiturate value）	72, 73
チキソトロピー（thixotropy）	182
チーズ（cheese）	84
窒素-タンパク質換算係数（nitrogen-to-protein conversion factor）	9
茶カテキン（tea catechin）	29
チャコニン（chaconine）	166
チャーニング（churning）	78
中間水分食品（intermediate moisture food）	34
中鎖脂肪酸（medium-chain fatty acid）	28, 64
中性アミノ酸（neutral amino acid）	88
中性脂肪（neutral fat）	63
中力粉（medium flour）	58
長鎖脂肪酸（long-chain fatty acid）	64
調理の基本操作（basic treatment for cooking）	160
チンダル現象（tyndall phenomenon）	180
テアニン（theanine）	130
テアフラビン（theaflavin）	149
呈色反応（color reaction）	96
低密度リポタンパク質（low-density lipoprotein）	105
デオキシリボース（deoxyribose）	40
テオブロミン（theobromine）	132
テクスチャー（texture）	167, 185
テクスチュロメーター（texturometer）	185
鉄（iron）	7, 111
テトロドトキシン（tetrodotoxin）	138
デュラム小麦（durum wheat）	57
デルフィニジン（delphinidin）	122
転移酵素（transeferase）	99
天然抗酸化剤（natural antioxidant）	144
デンプン（starch）	44, 45, 46, 47, 164, 168, 172
ドウ（dough）	58
銅（copper）	7
糖アルコール（sugar alcohol）	26, 40, 126, 127
糖エステル（sugar ester）	42
等温吸湿曲線（adsorption isotherm）	34
銅クロロフィリンナトリウム（copper sodium chlorophyllin）	125
凍結法（freezing method）	156
糖酸（sugar acid）	41
糖脂質（glycolipid）	68
糖質（sugar）	36
搗精（polishing）	54, 56
搗精度（degree of polishing rate）	56
糖蔵（sugar preservation）	155
糖タンパク質（glycoprotein）	94
動的粘弾性（dynamic viscoelasticity）	184
等電点（isoelectric point）	90, 94
等電点沈殿（isoelectric point precipitation）	96
豆乳（soy milk）	172
動物脂（animal fat）	77
動物性食品群（animal foods）	5
動物性多糖類（animal polysaccharides）	52
動物油（animal oil）	77
トウモロコシ（corn / maize）	58, 79
トウモロコシ油（corn oil）	76
糖輸送担体（sugar transporter）	27
特定保健用食品（food for specified health uses）	2, 16, 197
特別用途食品（food for special dietary uses）	16, 197
ドコサヘキサエン酸（docosahexaenoic acid：DHA）	28, 66, 68, 86, 173
トコフェロール（tocopherol）	7, 110, 144
杜仲茶（tochu tea）	30
ともばら（flank）	102
トランス脂肪酸（trans-type fatty acid）	67, 71
トリアシルグリセロール（triacylglycerol）	63
トリアシルグリセロール当量（triacylglycerol equivalents）	7
トリオース（triose）	36
トリグリセリド→トリアシルグリセロール	
トリプシンインヒビター（trypsin inhibitor）	105, 140, 172
トリプトファン（tryptophan）	88
トリメチルアミン（trimethylamine）	135, 137
トレオニン（threonine）	88
トレハロース（trehalose）	26, 44, 127
トロポニン（troponin）	101
トロポミオシン（tropomyosin）	101
トロンボキサン（thromboxane）	70
豚脂→ラード	

ナ

用語	ページ
ナイアシン（niacin）	7, 107, 109
ナタネ油（rapeseed oil）	75
ナトリウム（sodium）	7
生デンプン（raw starch）	145
難消化性多糖類（undigestible polysaccharide）	44, 47
難消化性デキストリン（undigestible dextrin）	21, 26
難溶性タンパク質（undissoluble protein）	94
にがり（bittern）	172
肉基質タンパク質→筋基質タンパク質	
ニコチンアミド（nicotinamide）	109
ニコチン（酸）アミドアデニンジヌクレオチド（nicotinamide adenine dinucleotide）	109
ニコチン（酸）アミドアデニンジヌクレオチドリン酸（nicotinamide adenine dinucleotide phosphate）	109
ニコチン酸（nicotinic acid）	109
二次機能（secondary function）	18
二次構造（secondary structure）	92
二次生成物（secondary product）	143
日本食品標準成分表（Standard Tables of Food Composition in Japan）	5
日本農林規格（Japanese Agricultural Standard：JAS）	194
二糖類（disaccharides）	42
ニトロソアミン（nitrosoamine）	151
ニトロソミオグロビン（nitrosomyoglobin）	124, 152
乳飲料（milk beverage）	83
乳化（emulsification）	71
乳果オリゴ糖（lactooligosaccharide）	21
乳酸（lactic acid）	130
乳酸菌飲料（lactic acid bacteria beverage）	84
乳濁液（emulsion）	180
乳等省令（ordinance of the Welfare and Labour office for milks）	195
乳糖不耐症（lactose intolerance）	43

語句	ページ
ニュートン流動（Newtonian flow）	182
煮る（boil / cook / simmere）	163
任意表示（optional label）	195
ニンヒドリン反応（ninhydrin reaction）	96
糠（bran）	54
ぬれ（wet）	180
ネック（neck）	102
熱燻法（hot somoking）	157
粘性（viscosity）	181
粘弾性（viscoelasticity）	181, 183
粘度（viscosity）	71
脳圧亢進（increase in cerebral pressure）	110

ハ

語句	ページ
胚（embryo）	104
胚芽（embryo bud / germ）	54
胚芽精米（well-milled rice with embryo）	56
廃棄率（refuse）	6
配糖体（glycoside）	23
胚乳（albumen / endosperm）	54
白色筋（white muscle）	100
薄力粉（soft flour）	58
パーシャルフリージング（partial freezing）	34
バジル（basil）	175
バター（butter）	78, 84
破断特性（rupture characterization）	184
発煙点（smoking point）	71
発酵食品（fermented food）	155
発酵乳（fermentated milk）	84
バナジウム（vanadium）	111
バニリルケトン（vanylketone）	132
バネ（spring）	183
パネル（panel）	188
パパイン（papain）	147
パーム核油（palm kernel oil）	28, 76
パーム油（palm oil）	76
ばら（flank）	103
パラチノース（palatinose）	26, 128
バリン（valine）	88
春小麦（spring wheat）	58
パルミチン酸（palmitic acid）	68
パン小麦（bread wheat）	57
半搗き米（half-milled rice）	56
半凍結法（partial freezing method）	156
半透性（semipearmeability）	180
パントテン酸（panthothenic acid）	7, 107, 110
ビウレット反応（biuret reaction）	97
ビオチン（biotin）	108, 110
非加熱調理操作（non-heating cook）	160
非還元性二糖（non-reducing disaccharide）	42
非拮抗阻害（non-competitive inhibition）	99
非酵素的褐変（non-enzymatic browning）	34, 149
ヒスチジン（histidine）	88
微生物定量法（microbiological assay）	11
ビタミン（vitamin）	107
ビタミン A（vitamin A）	7, 108, 110, 116
ビタミン B_1（vitamin B_1）	7, 107, 108, 117
ビタミン B_2（vitamin B_2）	7, 107, 109, 116, 117
ビタミン B_6（vitamin B_6）	7, 107, 109
ビタミン B_{12}（vitamin B_{12}）	7, 108, 110, 116
ビタミン C（vitamin C）	7, 12, 110, 117
ビタミン D（vitamin D）	7, 108, 110, 116
ビタミン D_2（vitamin D_2）	116
ビタミン E（vitamin E）	7, 12, 108, 110
ビタミン F（vitamin F）	111
ビタミン K（vitamin K）	12, 108, 111, 117
ビタミン K_2（vitamin K_2）	111
ビタミン K_3（vitamin K_3）	111
ビタミン P（vitamin P）	111
ビタミン U（vitamin U）	111
ビタミン様物質（vitamin-like substance）	111
ピータン（pidan）	104
必須アミノ酸（essential amino acid）	88
必須脂肪酸（essential fatty acid）	74
ヒドロキシラジカル（hydroxyl radical）	22
ヒドロペルオキシド（hydroperoxide）	73
非ニュートン流動（non-Newtonian flow）	182
ピネン（pinene）	135
ピペリジン（piperidine）	135, 137
ピペリン（piperine）	132
表示（labeling）	195
病者用特別用途食品（invalid food for special dietary uses）	16
評点法（scoring method）	191
ピラジン（pyrazine）	151
ピラノース（pyranose）	38
ピリドキサール 5'-リン酸（pyridoxal 5'-phosphate：PLP）	109
ピリドキシン（pyridoxine）	109
微量必須元素（essential trace element）	111
ヒレ（fillet）	102, 103
貧血症（anemia）	110
ファリノグラフ（farinograph）	185
ファロイジン（phalloidin）	138
フィッシャーの投影式（Fischer projection formula）	36
フィトール（phytol）	120
フィロキノン（phylloquinone）	111
風味調味料（favoring seasoning）	178
フェオフィチン（pheophytin）	120
フェニルアラニン（phenylalanine）	88
フェノール酸系（phenolic acids）	23
フェーリング反応（Fehling reaction）	36
フェルラ酸（ferulic acid）	123
フォトペーストグラフィー（photopastgraphy）	47
フォーリン・デニス法（Folin-Denis method）	11
不可欠アミノ酸→必須アミノ酸	
賦活剤（activator）	99
複合脂質（complex lipid）	63
複合タンパク質（conjugated protein）	94
副腎皮質ホルモン（adrenocortical hormone）	110
複素環式アミノ酸（heterocyclic amino acid）	88
フコイダン（fucoidan）	52
フコキサンチン（fucoxanthin）	23
不斉炭素（chiral carbon / asymmetric carbon）	36, 88
ブチルヒドロキシアニソール（butylated hydroxyanisole：BHA）	144
プテロイルグルタミン酸（pteroyl glutamic acid）	110

不当景品類及び不当表示防止法（Act against Unjustifiable Premiums and Misleading Representations）	195	変性（denaturation）	96
		変性剤（denaturring agent）	96
		変旋光（mutarotation）	39
ブドウ糖→グルコース		ペントース（pentose）	36
ブドウ果糖液糖（glucose-fructose liquid sugar）	128	便秘予防（acatharsia prevention）	54
フードマイレージ（food milage）	3	膨化（puffing／expansion）	165
不飽和脂肪酸（unsaturated fatty acid）	65	芳香族アミノ酸（aromatic amino acid）	88
フムロン（humulon）	131	放射線照射（radiation irradiation）	158
冬小麦（winter wheat）	58	飽和脂肪酸（saturated fatty acid）	65
不溶性食物繊維（insoluble dietary fiber）	11	ホエータンパク質（whey protein）	105, 106
ブラウン運動（Brownian movement）	180	保健機能食品（food with health claims）	2, 16, 197
フラクトオリゴ糖（fructooligosaccharide）	20, 26, 44, 52, 128	補酵素（coenzyme）	108
		補助因子（cofactor）	99
プラスミン（plasmin）	105	ホスビチン（phosvitin）	105
フラノース（furanose）	38	ホスファチジルコリン（phosphatidylcholine）	68
フラビンアデニンジヌクレオチド（flavin adenine dinucleotide：FAD）	109	ホスホセリン（phosphoserine）	24
		ホプキンス（Hopkins）	107
フラビンモノヌクレオチド(flavine mononucleotide：FMN)	109	ホモゲンチジン酸（homogentisic acid）	133, 175
		ホモ多糖類（homoglycans）	44
フラボノイド系（flavonoid）	23, 118, 121	ポリデキストロース（polydextrose）	21, 49, 52
ブランチング（blanching）	148, 157	ポリフェノール（polyphenol）	23, 144, 175
フルクタン（fructan）	44	ポリフェノールオキシダーゼ（polyphenol oxidase）	148, 167, 175
フルクトオリゴ糖→フラクトオリゴ糖			
フルクトース（fructose）	39, 127	ポリペプチド（polypeptide）	90
ブロイラー（broiler）	103	ポルフィリン（porphyrin）	118
プロスタグランジン（prostaglandin）	70	**マ**	
プロテアーゼ（protease）	109, 147, 175	マーガリン（margarine）	71, 78
プロトペクチン（protopectin）	147	撒塩法（salt-scattering method）	155
プロピオン酸（propionic acid）	53, 135	マグネシウム（magnesium）	7
プロビタミン A（provitamin A）	110, 116, 117, 119	混ぜる（mix）	162
ブロメライン（bromelain）	147	マルトース（maltose）	43, 127
プロラミン（prolamin）	94	マロン酸（malonic acid）	123
フンク（Funk）	107	マンガン（manganese）	7, 111
分散相（disperse phase）	180	マンニット（mannit／mammitol）	167
分散媒（disperse solvent）	180	マンヌロン酸（mannuronic acid）	52
分析型パネル（analytical panel）	192	マンノース（mannose）	40
粉末油脂（powdered shortening）	78	ミオグロビン（myoglobin）	100, 124
平滑筋（plain muscle／smooth muscle）	101	ミオシン（myosin）	101, 170
n-ヘキサナール（n-hexanal）	74	味細胞（taste cell）	126
ペクチン（pectin）	48, 51, 52, 168	味蕾（taste bud）	126
ペクチン酸（pectinic acid）	48, 147	ミロシナーゼ（myrosinase）	132, 149
ヘスペリジン（hesperidine）	111	無機質（mineral）	7, 107, 111
β-アミラーゼ活性（β-amylase activity）	166	蒸す（steam）	163
ベタイン（betaine）	130	ムスカリン（muscarine）	139
β-カロテン（β-carotene）	12, 110, 117, 119	メイラード反応（Maillard reaction）	150
β-カロテン含量（β-carotene content）	116	メタボリックシンドローム（metabolic syndrome）	75
β-グルカン（β-glucan）	30, 117	メタロプロテアーゼ（metalloprotease）	147
β-シトステロール（β-sitosterol）	69, 80	メチオニン（methionine）	88, 146
β-デンプン（β-starch）	145, 164	メチルメルカプタン（methylmercaptan）	135
β-ヒドロキシ酪酸（β-hyroxybutyric acid）	82	メチルリナマリン（methyllinamarin）	140
ヘテロ多糖類（heteroglycans）	44	メトミオグロビン（metmyoglobin）	124, 152
ペプチド（peptide）	90	メトミオクロモーゲン（metmyochromogen）	152
ヘプトース（heptose）	36	メナキノン（menaquinone）	111
ヘミアセタール（hemiacetal）	38	メラニン（melanin）	148
ヘミセルロース（hemicellulose）	48, 51, 52	メラノイジン（melanoidin）	150, 151
ヘモグロビン（hemoglobin）	100, 119	綿実油（cottonseed oil）	76
ペラルゴニジン（pelargonidin）	122	メントール（menthol）	135
ペルオキシダーゼ（peroxidase）	121	餅粉（glutinous rice cake flour）	57
変異原性物質（mutagen）	140		

もち米（glutinous rice / waxy rice）	165	リコピン（lycopene）	23, 119
モノアシルグリセロール（monoacylglycerol）	28, 63	リシン（リジン）（lysine）	88
モノテルペン（monoterpene）	135	リゾチーム（lysozyme）	105
木綿豆腐（momen-tofu / soybean curd）	172	立体異性体（stereoisomer）	37
もも（ham / round）	103	リナマリン（linamarin）	140
モリブデン（molybdeum）	111	リノール酸（linoleic acid）	66, 68
		リブロース（ribulose）	102

ヤ

焼く（broil / grill）	163	リポキシゲナーゼ（lipoxygenase）	74, 121, 147
ヤシ油→パーム油		リボース（ribose）	40
ヤマノイモ（Chinese yam / nagaimo）	59, 167	リポタンパク質（lipoprotein）	28, 94
夜盲症（night blindness）	110	リポタンパク質リパーゼ（lipoprotein lipase）	28
有害成分（toxic component）	118	リボフラビン（riboflavin）	109
有機JASマーク（organic JAS mark）	194	両性イオン（amphoretic ion / zwitter ion）	89
有効性アミノ酸（available amino acid）	151	履歴現象（phenomenon of hysteresis）	34
誘導脂質（derived lipid）	63	リンゴ酸（malic acid）	24, 130
油中水滴型エマルション（water-in-oil emulsion）	181	リン脂質（phospholipid）	63, 68
ゆでる（boil）	163	リンタンパク質（phosphoprotein）	94
湯引き（boiling briefly）	170	ルチン（rutin）	111
ユビキノン（ubiquinone）	111	ルテイン（lutein）	23
葉酸（folic acid）	7, 108, 110	冷燻法（cold smoking）	157
ヨウ素価（iodine value）	72	冷蔵法（cold storage method）	155
四次構造（quarternary structure）	92	冷凍（freezing）	162
		冷凍保存（freezing storage）	34

ラ

		レオペクシー（rheopexy）	182
		レオロジー（rheology）	181
酪酸（butyric acid）	53, 135	レクチン（lectin）	140
ラクトース（lactose）	43	レシチン（lecithin）	68, 85
ラクトスクロース（lactosucrose）	26	レーゼ・ゴットリーブ法（Roese-Gottlieb method）	10
ラクトペプチド（lactopeptide）	29	レチノール（retinol）	12, 110
ラジカル（radical）	142	レチノール活性当量（retinol equivalent：RE）	7
ラジカル開始反応（radical initiation reaction）	143	連続相（continuous phase）	180
ラジカル捕捉剤（radical scavenger）	144	レンチオニン（lenthionine）	135, 137
ラジカル連鎖反応（radical chain reaction）	146	レンチナン（lentinan）	30
ラード（lard）	77	レンネット→キモシン	
ラフィノース（raffinose）	44	ロイコトリエン（leukotriene）	70
卵黄（egg yolk）	104, 171	ロイシン（leucine）	88
卵黄係数（yolk index）	171	ロウ（wax）	70
卵殻（egg shell）	104, 171	老化（retrogradation）	46, 145
卵白（egg white）	104, 171	老化デンプン（retrograded starch）	47, 164
ランプ（rump）	102	ロース（loin）	103
力学的特性（dynamic properties）	180		

編者紹介

辻　英明（つじ　ひであき）
　1970年　京都大学農学部農芸化学科卒業
　現　在　岡山県立大学　学長

小西　洋太郎（こにし　ようたろう）
　1973年　大阪市立大学家政学部食物学科卒業
　現　在　畿央大学健康科学部健康栄養学科　特任教授

NDC 596　219p　26 cm

栄養科学シリーズNEXT

食品学　食べ物と健康

　　　2007年10月10日　第1刷発行
　　　2019年2月10日　第5刷発行

編　者　辻　英明・小西洋太郎
発行者　渡瀬昌彦
発行所　株式会社　講談社
　　　〒112-8001　東京都文京区音羽2-12-21
　　　　　　販　売　(03)5395-4415
　　　　　　業　務　(03)5395-3615
編　集　株式会社　講談社サイエンティフィク
　　　　代表　矢吹俊吉
　　　〒162-0825　東京都新宿区神楽坂2-14　ノービィビル
　　　　　　編　集　(03)3235-3701
印刷所　株式会社双文社印刷
製本所　株式会社国宝社

　落丁本・乱丁本は，購入書店名を明記のうえ，講談社業務宛にお送りください．送料小社負担にてお取り替えします．なお，この本の内容についてのお問い合わせは講談社サイエンティフィク宛にお願いいたします．
　定価はカバーに表示してあります．

© H. Tsuji and Y. Konishi, 2007

　本書のコピー，スキャン，デジタル化等の無断複製は著作権法上での例外を除き禁じられています．本書を代行業者等の第三者に依頼してスキャンやデジタル化することはたとえ個人や家庭内の利用でも著作権法違反です．

JCOPY〈(社)出版者著作権管理機構　委託出版物〉
複写される場合は，その都度事前に(社)出版者著作権管理機構（電話03-3513-6969，FAX 03-3513-6979，e-mail：info@jcopy.or.jp）の許諾を得てください．
Printed in Japan

ISBN978-4-06-155339-2

栄養科学シリーズ NEXT

公衆栄養学 第6版
酒井 徹/郡 俊之・編
B5・予224頁・本体(予)2,800円(税別)
ISBN 978-4-06-514067-3
近刊

給食経営管理論 第4版
幸林 友男/曽川 美佐子/神田 知子/市川 陽子・編
B5・予272頁・本体(予)3,000円(税別)
ISBN 978-4-06-514066-6
近刊

調理学実習 第2版
大谷 貴美子/饗庭 照美/松井 元子/村元 由佳利・編
B5・予176頁・本体(予)2,800円(税別)
ISBN 978-4-06-514095-6
近刊

分子栄養学
宮本 賢一/井上 裕康/桑波田 雅士/金子 一郎・編
B5・235頁・本体3,200円(税別)
ISBN 978-4-06-155397-2
新刊

医療概論
河田 光博/小澤 一史/渋谷 まさと・編
B5・176頁・2,400円(税別)
ISBN 978-4-06-155396-5

栄養教育論 第4版
笠原 賀子/斎藤トシ子・編
B5・215頁・本体2,800円(税別)
ISBN 978-4-06-155398-9
新刊

食品加工・保蔵学
海老原 清/渡邊 浩幸/竹内 弘幸・編
B5・207頁・本体2,600円(税別)
ISBN 978-4-06-155395-8

基礎調理学
大谷 貴美子/松井 元子・編
B5・175頁・本体2,600円(税別)
ISBN 978-4-06-155394-1

健康管理概論 第3版
東 あかね/關戸 啓子/久保 加織・編
B5・191頁・本体2,600円(税別)
ISBN 978-4-06-155391-0

公衆栄養学概論
友竹 浩之/郡 俊之・編
B5・171頁・本体2,600円(税別)
ISBN 978-4-06-155387-3

臨床栄養学概論
友竹 浩之/塚原 丘美・編
B5・192頁・本体2,600円(税別)
ISBN 978-4-06-155388-0

新・栄養学総論
友竹 浩之/桑波田 雅士・編
B5・176頁・本体2,600円(税別)
ISBN 978-4-06-155390-3

食品学総論 第3版
辻 英明/海老原 清/渡邊 浩幸/竹内 弘幸・編
B5・175頁・本体2,600円(税別)
ISBN 978-4-06-155386-6

食品学各論 第3版
小西 洋太郎/辻 英明/渡邊 浩幸/細谷 圭助・編
B5・175頁・本体2,600円(税別)
ISBN 978-4-06-155385-9

応用栄養学実習
木戸 康博/小林 ゆき子・編
A4・175頁・本体2,600円(税別)
ISBN 978-4-06-155375-0

公衆栄養学実習
金田 雅代/郡 俊之/酒井 徹/山本 茂・編
A4・142頁・本体2,600円(税別)
ISBN 978-4-06-155355-2

栄養教育論実習 第2版
片井 加奈子/川上 貴代/久保田 恵・編
A4・160頁・本体2,600円(税別)
ISBN 978-4-06-155381-1

献立作成の基本と実践
藤原 政嘉/河原 和枝・編
A4・151頁・本体2,400円(税別)
ISBN 978-4-06-155378-1

栄養生理学・生化学実験
加藤 秀夫/木戸 康博/桑波田 雅士・編
A4・174頁・本体2,800円(税別)
ISBN 978-4-06-155349-1

臨床栄養学実習 第2版
塚原 丘美・編
A4・173頁・2,700円(税別)
ISBN 978-4-06-155393-4

解剖生理学実習
森田 規之/河田 光博/松田 賢一・編
A4・180頁・本体2,900円(税別)
ISBN 978-4-06-155377-4

好評！既刊

- 基礎化学
- 基礎有機化学
- 基礎生物学
- 基礎統計学
- 栄養カウンセリング論 第2版
- 新・臨床栄養学
- 応用栄養学 第5版
- 食育・食生活論
- 生化学
- 栄養生化学
- 基礎栄養学 第3版
- スポーツ・運動栄養学 第3版
- 食品学
- 栄養薬学・薬理学入門
- 運動生理学 第2版
- 公衆衛生学 第3版
- 臨床医学入門 第2版
- 病理学
- 食品衛生学 第4版
- 解剖生理学 第2版

B5・2色刷・4色刷・141〜319頁・各本体2,200〜3,800円(税別)

東京都文京区音羽2-12-21
https://www.kspub.co.jp/

講談社

※表示価格は本体価格(税別)です。
消費税が別に加算されます。

編集 ☎03(3235)3701
販売 ☎03(5395)4415